Dr. med. Christian Schneider | Dr. Thore Haag

Die FITNESS DOCS

Bibliografische Information der Deutschen Nationalbibliothek:
Die Deutsche Nationalbibliothek verzeichnet diese Publikation in der Deutschen Nationalbibliografie.
Detaillierte bibliografische Daten sind im Internet über http://d-nb.de abrufbar.

Für Fragen und Anregungen
info@rivaverlag.de

Wichtiger Hinweis
Dieses Buch ist für Lernzwecke gedacht. Es stellt keinen Ersatz für eine individuelle medizinische Beratung dar und sollte auch nicht als solcher benutzt werden. Wenn Sie medizinischen Rat einholen wollen, konsultieren Sie bitte einen qualifizierten Arzt. Der Verlag und die Autoren haften für keine nachteiligen Auswirkungen, die in einem direkten oder indirekten Zusammenhang mit den Informationen stehen, die in diesem Buch enthalten sind.

Originalausgabe
1. Auflage 2021

Türkenstraße 89
80799 München
Tel.: 089 651285-0
Fax: 089 652096

Redaktion: Christoph Hellwig
Umschlaggestaltung: Sonja Vallant
Umschlagabbildungen: Bettina Theisinger
Fotos: alle Bilder von Bettina Theisinger, außer S. 27 shutterstock/vectorfusionart; S. 29 shutterstock/Jacob Lund; S. 31 shutterstock/Africa Studio; S. 41 shutterstock/UNIKYLUCKK; S. 42 shutterstock/fizkes; S. 84, 98, 118, 136, 172 shutterstock/MDGRPHCS; S. 95 shutterstock/Dmytro Vietrov
Illustrationen: S. 12 shutterstock/sciencepics; S. 14, 20 shutterstock/Crevis; S. 15 shutterstock/Olga Bolbot; S. 17 shutterstock/gritsalak karalak; S. 18 shutterstock/eranicle; S. 33 shutterstock/CGBear; S. 82o shutterstock/icon Stocker; S. 82u shutterstock/Viktorija Reuta; S. 83 shutterstock/The Leon King
Layout: Katja Muggli
Satz: Daniel Förster, Belgern
Druck: Firmengruppe APPL, aprinta Druck, Wemding
Printed in Germany

ISBN Print 978-3-7423-1510-6
ISBN E-Book (PDF) 978-3-7453-1177-8
ISBN E-Book (EPUB, Mobi) 978-3-7453-1178-5

Dr. med. Christian Schneider | Dr. Thore Haag

Die FITNESS DOCS

Beweglich und gesund
ein Leben lang

riva

INHALT

VORWORT

Dürfen wir uns vorstellen: Dr. med. Christian Schneider und Dr. Thore-Björn Haag – die Fitness-Docs. Was uns auszeichnet und berechtigt, Sie auf den Nutzen körperlicher Aktivität im Wandel der Zeit hinzuweisen, sind zum einen langjährige Tätigkeiten in der Orthopädie als Sportarzt des Jahres und betreuender Verbandsarzt der Bob- und Schlittenmannschaft sowie die Mitgliedschaft bei zahlreichen Spitzensportorganisationen (DOSB, IOC und EOC), zum anderen eine überdauernde Aktivität als Athlet, Spielanalyst, Team- und Personal-Trainer im Leistungssport Volleyball.

Jetzt fragen Sie sich bestimmt, was wir davon haben, Sie an unserem erworbenen Wissen in Buchform teilhaben zu lassen, zumal Ihnen auch andere Beiträge, Youtube-Videos und Podcasts als Leitfaden dienen können. Noch mehr interessieren wird Sie wahrscheinlich, was Sie selbst davon haben, dieses Buch zu lesen. Lassen Sie uns Ihnen Ihr Bedürfnis formulieren:

Sie möchten den Konsens zweier Experten, die das Thema mit unterschiedlichen Sichtweisen (der Medizin und der Sportwissenschaft) beäugen, hören, da Sie selbst oder nahestehende Personen, ja gefühlt die ganze Welt an Alterserscheinungen zu erkranken droht. Sie möchten ein Grundverständnis für den Wandel der Prozesse aufbauen, aber noch lieber direkt zur Tat schreiten und aktiv werden. Nun, da haben wir glücklicherweise etwas für Sie vorbereitet.

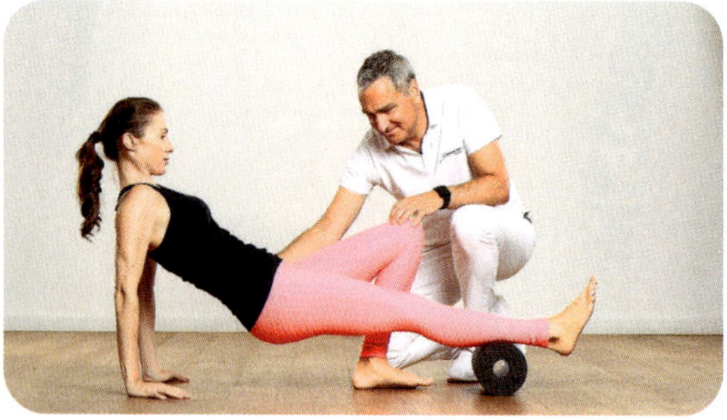

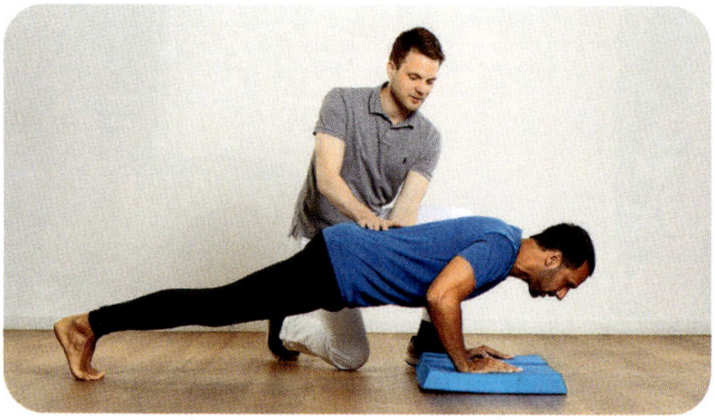

Training ist gut, Kontrolle ist besser. Scheuen Sie sich nicht, Rat von Experten einzuholen.

Dieser Ratgeber soll Ihnen einen Einblick in die verschiedenen Bedürfnisse des Körpers im Wandel der Zeit bieten und praktische Übungsansätze an die Hand geben, um Beschwerden vorzubeugen. Dafür werden Veränderungen aus orthopädischer und internistischer Sicht beleuchtet, die sich zum einen auf den Alterungsprozess an sich beziehen, zum anderen aber den sich wandelnden gesellschaftlichen Lebensstil berücksichtigen. Hierbei werden wir viele bereits mehrfach dokumentierte Gebiete nur anreißen, Ihnen aber weiterführende Quellen zur Verfügung stellen, sollten Sie sich in ein Thema intensiver einlesen wollen. Unser Fokus liegt viel mehr auf der Vermittlung eines Grundverständnisses und praxisbezogener Ansätze zum langfristigen Erhalt der Lebensqualität.

Auf den ersten Blick strotzt dieser Ratgeber geradezu vor Attraktivität und Lesespaß: Wir befassen uns mit Dingen, die keiner hören will, formulieren Hilfen, die anstrengend sind, und lehnen uns rebellisch gegen eine Dimension auf, die wir nicht bezwingen können. Wir hoffen jedoch, Ihnen mit diesem Ratgeber im möglichst spät endenden Kampf gegen das Altern etwas unterhaltsam beistehen zu können und wünschen Ihnen – frei nach Loriot –, dass auch Sie sich von Ihrem Alter nicht vorschreiben lassen, wann Sie ins Bett zu gehen haben. Viel Spaß!

Abschließend weisen wir darauf hin, dass die vor allem im praktisch orientierten Teil dieses Ratgebers genannten Übungen zur Prävention und Behandlung von Verletzungen keinen Ersatz für ein gut geplantes, angeleitetes Training darstellen. Besonders die stete Rückmeldung eines Trainers in Bezug zur Übungsausführung und der adäquaten Anpassung des Niveaus stellen wichtige Eckpfeiler eines Erfolg versprechenden Trainings dar. Dennoch kann mit der präsentierten Auswahl an Übungen ein Effekt erzielt werden, der sich positiv auf die Gesundheit des Muskel-, Bänder-, Sehnen- und Gelenkapparates während des Alterungsprozesses auswirkt und heutzutage im praxisbezogenen Umfeld als integrativer Bestandteil der jeweiligen Behandlung anzusehen ist. In keinem Falle ersetzen diese Übungen jedoch die Notwendigkeit eines Arztbesuches bei (länger) anhaltenden Beschwerden.

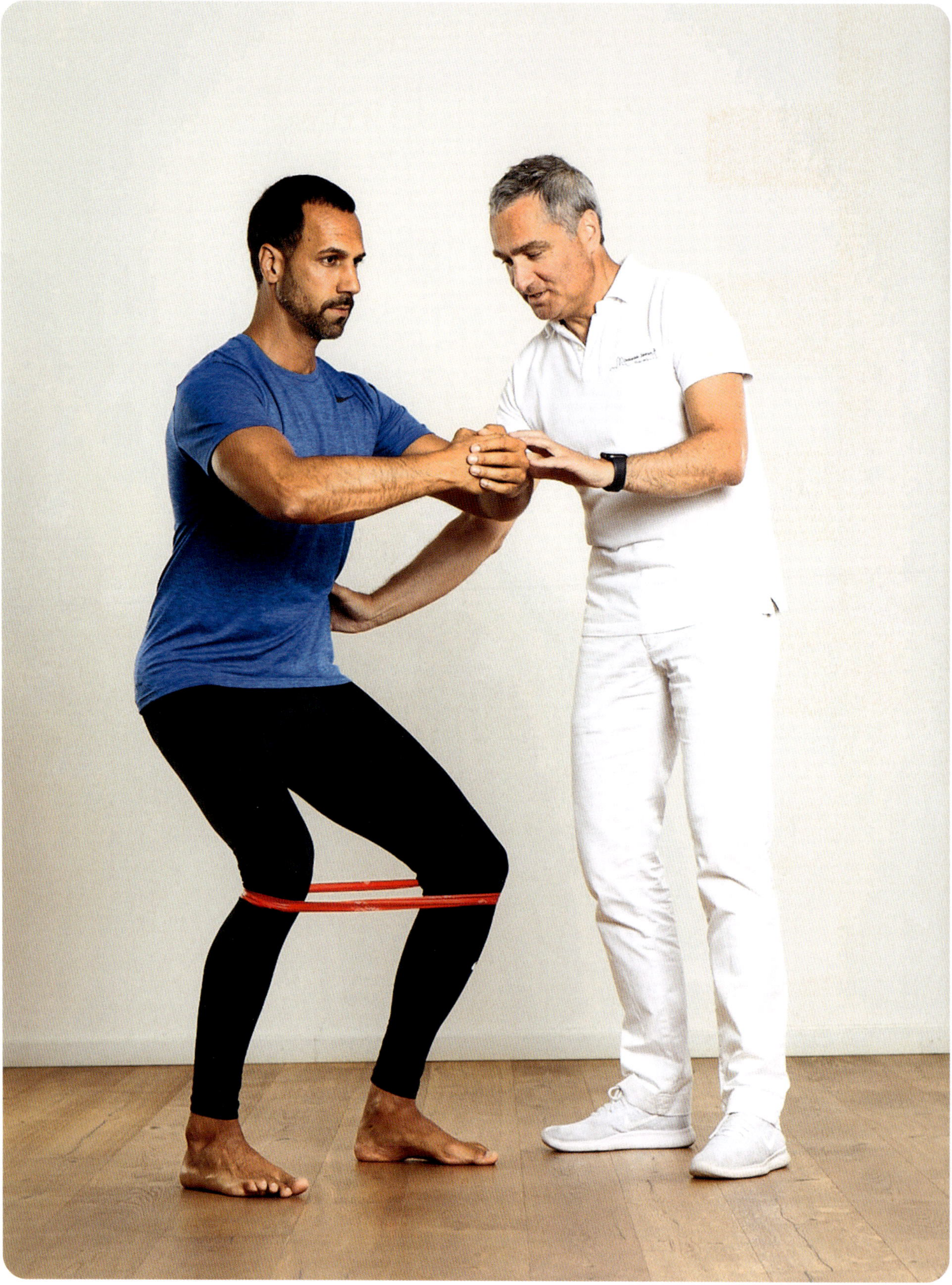

KAPITEL

1

WIE SICH UNSER KÖRPER IM LAUFE DER ZEIT VERÄNDERT

Schon seit geraumer Zeit wissen wir, dass früher alles besser war. Weniger CO_2, mehr Lametta und überhaupt ging es uns da prima. Hätte Goethe sie nicht zur Blütezeit seiner Jugend verfasst, die Leiden des alten Werthers wären wohl nicht zum Bestseller gereift. Rückenschmerzen, beginnende Weitsicht und der Sturm und Drang auf das stille Örtchen bilden nur begrenzt unterhaltsames Potenzial. Dabei ist es eine historische Tatsache, dass einige Dinge im Lebenslauf Zeit brauchen, um ihren Glanz gänzlich zu offenbaren (eine gute Traube, Freundschaften und die Weisheit, dass früher trotzdem alles besser war). Doch Sie ahnen es: Unser Körper gehört leider nicht dazu.

ALTERSBEDINGTE VERÄNDERUNGEN IN UNSEREM KÖRPER

Der Mensch ist in Bewegung, ganz gleich, ob beim Joggen im Park, bei der Arbeit im Büro oder beim Lesen eines guten Buches auf der Couch. In jeder Sekunde erneuern sich abertausende unterschiedliche Zellen unseres Körpers, tauschen Gase aus, durchlaufen Blutbahnen und altern. Aber wann ist man alt? Welche Veränderungen durchlebt man? Muss man Angst davor haben oder kann man vielleicht etwas tun?

Bekannterweise: jein. Bis zum heutigen Tag ist es der Menschheit nicht gelungen, den hoch individuellen Prozess des Alterns aufzuhalten. Doch auch wenn erste (negative) Veränderungen der Physiologie bereits ab dem 25. bis 30. Lebensalter einsetzen, sind die Tage längst noch nicht gezählt. Denn es wurden Wege gefunden, die Mechanismen zu entschleunigen beziehungsweise die Funktionalität des Körpers möglichst lange aufrechtzuerhalten. Unter anderem durch Bewegung und Training.

Humoristen zufolge ist man erst alt, wenn man sich die Schuhe zubindet und sich gleichzeitig fragt, was man noch alles erledigen kann, jetzt, wo man schon mal hier unten ist. Während die Kinder und Enkelkinder noch munter durch den Garten springen, wirkt für einen der Sonnenstuhl attraktiver als die Schaukel. Dabei lässt sich physiologisch erklären, wieso unser innerer Schweinehund immer größer und wir selbst immer kleiner werden.

> *»Es ist am Morgen vierfüßig, am Mittag zweifüßig, am Abend dreifüßig. Von allen Geschöpfen wechselt es allein mit der Zahl seiner Füße; aber eben wenn es die meisten Füße bewegt, sind Kraft und Schnelligkeit seiner Glieder ihm am geringsten.«*[1]

Schon die alten Griechen hatten beobachtet, dass sich im Verlauf der Zeit Kraft und Schnelligkeit verändern. Heutzutage wissen wir präziser, wieso wir uns mit 60 schwerer tun, der Sphinx davonzulaufen, als mit 25: Unsere mehr als 600 Muskeln, knapp 200 Knochen, zahllosen Sehnen und Bänder sowie zig Milliarden Nervenzellen, geradezu fast die gesamten Prozesse des menschlichen Körpers, verändern sich.

In den folgenden Kapiteln möchten wir in die altersbedingte körperliche Transformation ausgewählter Systeme blicken. Tatsächlich hilft hierbei ein Verständnis des Aufbaus der einzelnen Strukturen, welches wir jedoch nur übersichtlich darstellen werden, da seit dem Jahre 1444 bereits unzählige Aufbereitungen der Anatomie des Menschen schriftlich dokumentiert sind.

Veränderungen im Bewegungsapparat

In unserem Praxisalltag begegnen uns Patienten mit unterschiedlichsten Beschwerden von muskulären Disbalancen über Schmerzen am Sehnen- und Bandapparat bis hin zu Frakturen. Nicht immer müssen für Schmerzen oder Verletzungen tatsächlich Unfälle verantwortlich sein. Manchmal ist die Antwort auf die Frage der Ursache schlicht: Zeit. Lassen Sie uns die Veränderungen des Bewegungsapparates im Altersverlauf etwas näher betrachten.

Veränderung der Muskulatur

Um ein Verständnis für Veränderungen im Altersverlauf zu entwickeln, eignet sich ein Blick auf den strukturellen Aufbau unserer Muskulatur: Ein Muskel, der von einer dünnen Hülle (der Faszie) umgeben ist, besteht aus mehreren Muskelfaserbündeln. Diese wiederum sind aus einzelnen Muskelfasern zusammengesetzt, die ihrerseits aus sogenannten Sarkomeren bestehen – der kleinsten funktionellen Einheit. Klingt zwar komisch, ist aber so.

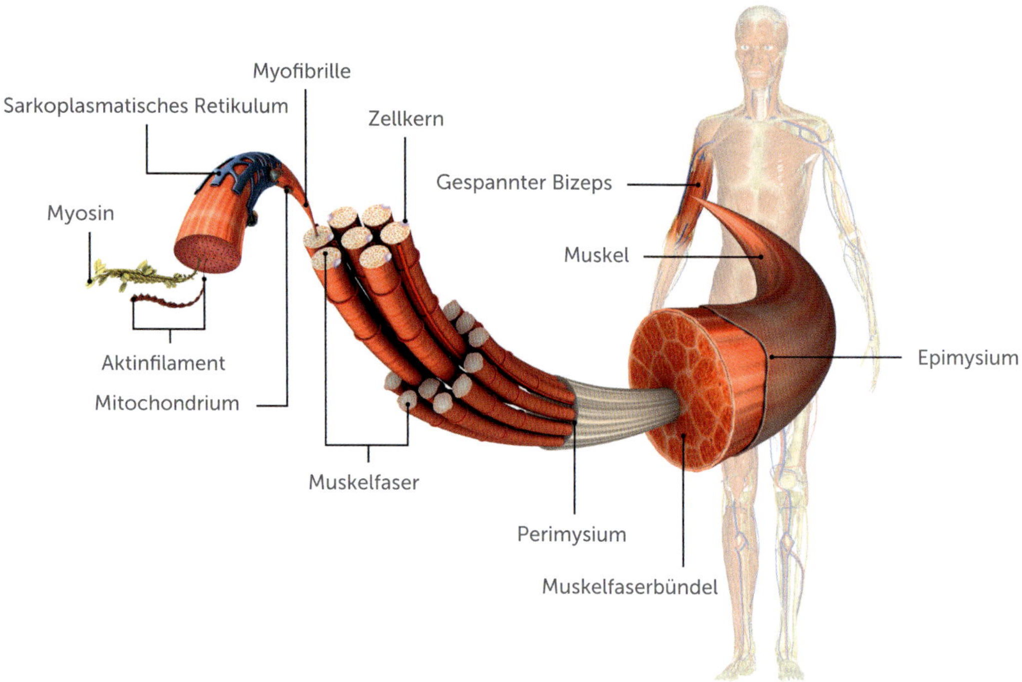

Die Muskulatur ist fein strukturiert und sehr komplex aufgebaut. Durch das Zusammenspiel der einzelnen Bestandteile wird eine Kontraktion und somit eine Bewegung des Körpers ermöglicht. Ein Nervenimpuls, der den Muskel erreicht, führt zu einer Kontraktion. Filamente gleiten ineinander und ermöglichen so Bewegungen unseres Körpers.

Verantwortlich für die Kontraktionsfähigkeit der Muskeln ist das Zusammenspiel aus Myosin- und Aktinfilamenten innerhalb der Sarkomere, die eine energetisch gesteuerte Verankerung des Myosins am Aktin erlauben. Um diese zu lösen und das Ineinandergleiten beider Filamente zu ermöglichen, bedarf es eines der wichtigsten Energiespeicher unseres Organismus: des Adenosintriphosphats (ATP). Dieses wird, sobald ein relevanter Impuls über eine Nervenbahn an den Muskel herangetragen wurde, aufgespalten und löst somit eine Verkürzung der Filamente beziehungsweise des Muskels aus. Nebenbei bemerkt: Das erklärt ebenfalls, wieso wir beim Eintreten des Todes in eine Starre verfallen. Der Körper ist nach seinem Ableben nicht mehr in der Lage, ATP zu synthetisieren, weshalb sich die Myosinköpfchen nicht mehr vom Aktin lösen können und die Muskulatur nicht mehr in der Lage ist, sich zu entspannen.

Ein Hauptgrund für orthopädische Degenerationen im Altersverlauf liegt in dem sich ändernden Verhältnis anaboler (aufbauender) zu kataboler (abbauender) Prozesse. Mit zunehmendem Alter erhöht sich die Freisetzung kataboler Moleküle (unter anderem Stresshormone oder Myostatin) bei gleichzeitiger Reduktion anaboler Hormone (unter anderem IGF-1 oder Testosteron), wodurch es zu einem Abbau der Muskelmasse beziehungsweise Verringerung der Anzahl an Muskelfasern kommt und sich Fettgewebe schneller anlagern kann. Muskelproteine werden folglich verstärkt abgebaut, während hingegen gleichzeitig weniger aufgebaut werden. Bemerkenswert ist, dass sich von den zwei existierenden Muskelfasertypen eher die schnellen (Typ-2) als die langsamen (Typ-1) zu verändern scheinen.

Im Alter sinkt durchschnittlich die Schnelligkeit, mit der sich die Muskulatur anspannen beziehungsweise mit der man auf Belastung reagieren kann. Zusätzlich verringert sich die Ansteuerbarkeit der Muskulatur im Alter, da die sogenannten Alpha-Motoneurone des Rückenmarks, die für das Ansprechen der Muskulatur zuständig sind, degenerieren. Die Muskulatur kann nicht mehr so gut genutzt werden wie in jüngeren Jahren und baut ab (atrophiert). Es fällt somit nicht nur schwerer, sie aufrechtzuerhalten, sondern ebenso, Muskeln durch Training aufzubauen. Deshalb gewinnt regelmäßiges und abwechslungsreiches Training (Kraft, Koordination und Kognition) im Alterungsprozess an Bedeutung.

Abbauprozesse verlaufen jedoch nicht gleichmäßig, da weder die Muskeln unseres Körpers über identische Voraussetzungen verfügen noch in gleichem Maße belastet werden. So können sich schleichend Disbalancen entwickeln, die in mehr oder weniger starken orthopädischen Beeinträchtigungen resultieren und sichtbar werden. Vergleichbar wäre dies mit dem Reifensatz eines Wagens, der anfangs identisch scheint, sich jedoch über die Zeit hinweg unterschiedlich abnutzt. Aus diesem Anlass haben findige Wissenschaftler sportmotorische und medizinische Tests konstruiert, die es erlauben, beschreibende Parameter körperlicher Bewegung zu erfassen. Betrachten Sie diese Untersuchungen als eine Art TÜV, den Sie im günstigsten Falle regelmäßig und in sinnvollen Zeitabständen wiederholen.

Aufbau unserer Gelenke

Muskeln spielen bei jeder Bewegung unseres Körpers die – im wahrsten Sinne des Wortes – tragende Rolle. Ohne sie könnten wir uns weder rühren noch atmen und infolgedessen nicht mal denken (die Geschichte lehrt uns: Muskulatur ist hier nur eine notwendige, aber nicht hinreichende Bedingung). Für unsere Bewegungen sind aber ebenso Gelenke verantwortlich, die uns – je nach anatomischem Aufbau – Handlungen in unterschiedlichen Ebenen erlauben. Man unterscheidet dabei drei Arten von Gelenken: echte, straffe und unechte. Letztere sind band-, knorpel- oder knochenhafte, teilweise funktionslose Verbindungen ohne Gelenkspalt (wie sie beispielsweise zwischen Schädelknochen, Elle und Speiche oder den Rippenknorpeln und dem Brustbein vorkommen).

Umschließende Bänder schränken straffe Gelenke in mehrere Bewegungsrichtungen ein, wodurch eine erhöhte Stabilität gewährleistet werden kann. Echte Gelenke, welche in einer Kapsel liegend den Großteil aller menschlichen Gelenke bilden, können hingegen, abhängig von ihrer Bauart, verschiedene Funktionen und Bewegungen ermöglichen.

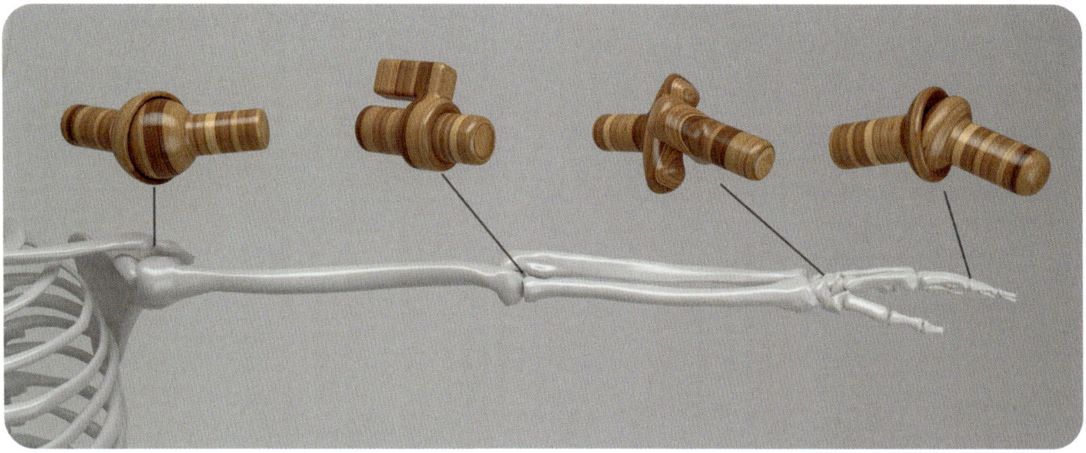

Funktionelle Anatomie: Am menschlichen Arm befinden sich gleich vier verschiedene Gelenktypen: Kugel,- Dreh-, Sattel- und Ei-Gelenk.

Der menschliche Körper besitzt eine Vielzahl unterschiedlicher Gelenktypen wie unter anderem Kugel-, Ei-, Nuss-, Scharnier- und Sattelgelenke. Die Freiheitsgrade, die Anzahl der Ebenen, in welchen wir uns bewegen können, unterscheidet sich unter den Gelenktypen. Das Kugelgelenk (zum Beispiel an der Schulter) erlaubt drei Freiheitsgrade und dadurch Bewegungen in sechs verschiedene Richtungen. Fingerglieder hingegen besitzen beispielsweise ein sogenanntes Scharniergelenk, welches Aktionen in nur einer Ebene zulässt. Sie werden feststellen, dass Rotationen des Zeigefingers sowie Seitneigungen der vorderen Glieder nicht möglich sind. Hingegen ist das Kugelgelenk der Schulter sehr frei (zum Leidwesen mancher orthopädischer Luxationspatienten) und ermöglicht uns Bewegungen in allen drei Ebenen. Das liegt daran, dass wir keinen engen Kapsel- und Bandapparat in der Schulter besitzen wie an den Fingern, sondern diese weitgehend muskulär stabilisiert wird. Die hauptsächlichen Bestandteile eines Gelenks unterscheiden sich nicht groß untereinander, sodass jedes Gelenk über einen Knorpel sowie einen Gelenkspalt (mit Synovialflüssigkeit) und einer Gelenkkapsel besteht. Zudem dienen Bänder, Sehnen und Muskeln der Befestigung des Gelenks. Hierdurch erlangen wir sowohl Bewegungsfreiheit als auch Stabilität. Ohne diese Struktur ist Bewegung für uns schwer vorstellbar.

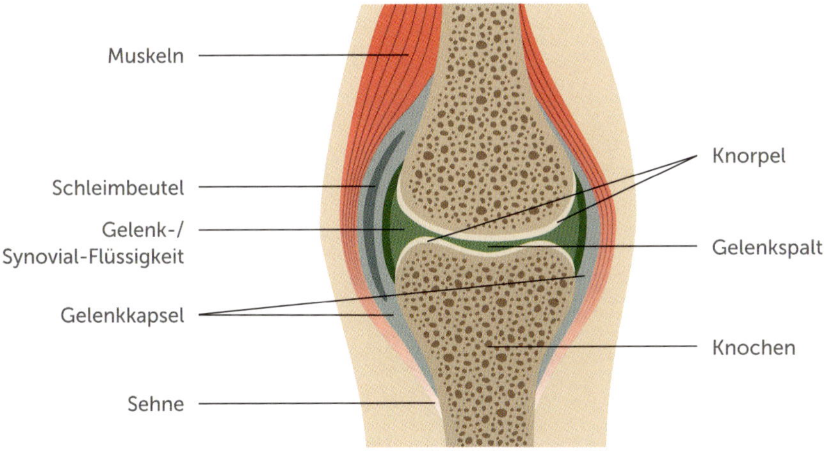

Die Grundstruktur eines Gelenks beinhaltet in der Regel Knorpel, einen Gelenkspalt und eine -kapsel sowie Muskeln, Sehnen und Bänder.

Die Notwendigkeit von Gelenken für Bewegung können wir mit einem Versuch verdeutlichen. Ganz gleich, ob Sie aufrecht stehen, sitzen oder liegen, haben Sie folgende Aufgabe: Versuchen Sie sich zu bewegen, ohne ein Gelenk zu verwenden (dabei schließen wir mal die Zunge oder Augen aus Anschaulichkeit aus). Es wird Ihnen schnell auffallen, dass dies nicht möglich ist. An jeder Bewegung unseres Körpers ist ein Gelenk beteiligt, seien es die Sprunggelenke, Knie und Hüfte beim Gehen, die Arme, Hände und Finger beim Lesen oder einfach nur die Wirbelsäule, wenn wir uns umsehen oder umdrehen wollen. Gelenke werden, ebenso wie Muskeln, Sehnen und Bänder, unzählige Male am Tag belastet[2] und beansprucht[3], je nach Bewegung. Das veranschaulicht, warum mit dem Alter die Gelenke beginnen, Verschleißerscheinungen aufzuweisen.

Neben der Abnutzung der Gelenkflächen und des am Gelenk beteiligten Knorpels spielt aber auch fehlende Bewegung oder Belastung eine entscheidende Rolle. Da wir im Alter dazu neigen, inaktiver zu werden, werden auch die Gelenke weniger bewegt. Dies hat zur Folge, dass weniger Gelenkflüssigkeit (Synovialflüssigkeit) gebildet wird, die essenziell für die Nährstoffversorgung des Gelenks ist. Zudem verlieren ebenfalls die umliegenden Strukturen (Knorpel, Sehnen und Bänder) an Elastizität. Dadurch kann der Bewegungsbereich des Gelenkes zunehmend eingeschränkt sein und es zu einer sogenannten Gelenksteife kommen. Sollte der Gelenkverschleiß über das (individuelle) altersentsprechende Maß hinausreichen, spricht man von einer Arthrose, deren Ursprung in vielerlei Gründen (von Übergewicht, genetischen Prädispositionen, Fehlstellungen oder als Folge von Unfällen oder Erkrankungen) liegen kann. Ob Sie an einer Arthrose leiden, kann Ihnen Ihr Orthopäde anhand einer Anamnese und bildgebenden Verfahren mitteilen.

Veränderung von Knorpeln, Sehnen und Bändern

Bei optimaler Belastung hält ein Knorpel ein Leben lang. Unfälle, zu wenig, zu viel oder falsche Belastungen können dazu führen, dass der Knorpel zerstört wird oder sich zurückbildet. Entgegen anderer Substanzen werden Knorpel nämlich nicht über eigene Blutgefäße versorgt, sondern sind abhängig von der sie umgebenden Synovialflüssigkeit.

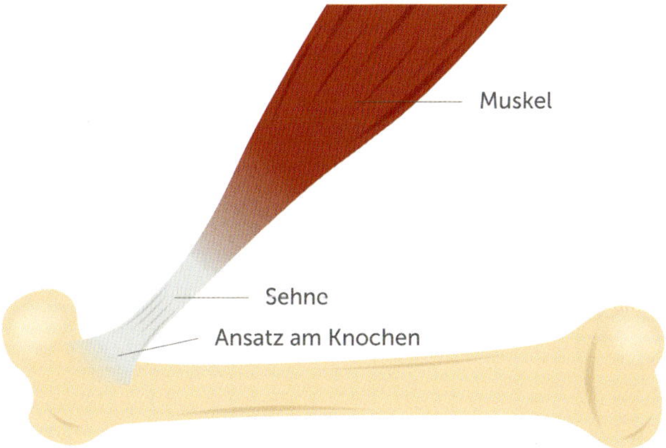

Funktionelle Einheit: Muskeln sind immer über Sehnen mit dem Knochen verbunden.

Diese schmiert wie bereits erwähnt das Gelenk und versorgt es mit Nährstoffen. Auch hier gilt aber wieder: Werden die Gelenke nicht regelmäßig bewegt und belastet, reduziert sich die Menge der gebildeten Synovialflüssigkeit beziehungsweise der abgegebenen Nährstoffe. Infolgedessen kann sich der Knorpel zurückbilden und legt Stellen der darunterliegenden, empfindlichen Knochenhaut frei.

Sehnen und Bänder halten Gelenke zusammen, verbinden Muskeln und Knochen und verleihen Gelenken Stabilität und Kraft. Während Sehnen überwiegend aus festen Kollagenfasern bestehen und Muskeln mit Knochen zur Kraftübertragung verbinden, besitzen Bänder zusätzlich elastische Fasern, die für ein gewisses Maß an Beweglichkeit sorgen und zwischen Knochen aufgespannt sind. Kollagen ist ein Eiweiß und Bestandteil aller Bindegewebe, welches Ihnen garantiert bereits in zahlreichen Beauty-Werbespots als Mittel gegen Hautalterung angepriesen wurde. Denn zumindest eines mag an den Aussagen der Kosmetikhersteller wissenschaftlich belegt sein: Die Bildung kollagener Strukturen nimmt im Alter ab. Für Sehnen und Bänder bedeutet dies, dass sich ihre Elastizität verringert beziehungsweise sich die Kollagenstruktur verändert (es werden mehr Glukose- und Pentosebrücken statt kovalenter Bindungen gebildet) und sich somit ebenfalls die biomechanischen Eigenschaften verändern. Das führt dazu, dass die maximale Toleranz einwirkender Kräfte im Alter sinkt, Sehnen und Bänder sind verletzungsanfälliger.

Veränderung der Knochen

Unser Skelett wiegt ungefähr zehn Kilogramm und besteht aus etwa 206 bis 212 einzelnen Knochen. Die Rolle des Größten unter ihnen nimmt der Oberschenkelknochen mit bis zu 50 Zentimetern ein. Der kleinste Knochen, der Steigbügel, ist einer der drei Gehörknöchelchen und befindet sich im Mittelohr. Neben der Stütz-, besitzen Knochen auch eine Schutzfunktion. Sie schützen das innerhalb der Wirbelsäule liegende Rückenmark und das weiche Gewebe des Körpers – darunter auch unsere Organe. Zudem ist unser Skelett ein wesentlicher Bestandteil des Metabolismus (Stoffwechsel), beispielsweise als Kalziumspeicher. Diese Stützpfeiler des Menschen folgen einem bestimmten, universellen Aufbau. Von außen nach innen reihen sich verschiedene Zellschichten aneinander. Das Innerste, der Markraum, wird von einer schwammartigen Trabekelstruktur, einer kompakten Schicht und abschließend von der Knochenhaut begrenzt. In einem dauerhaften auf- und abbauenden Zyklus werden Knochen durch sogenannte Osteoklasten und Osteoblasten erneuert.

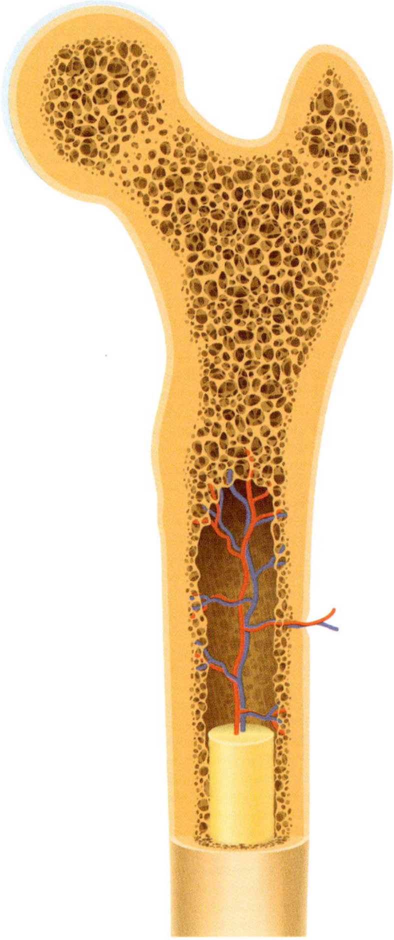

Allgemein können kurze und platte Knochen sowie Röhrenknochen, Sesambeine und pneumatische Knochen unterschieden werden. Prinzipiell werden jene aufgrund ihrer Funktion differenziert – Röhrenknochen beispielsweise zeichnen sich durch hohe Stabilität und ihre

Die innere Trabekelstruktur vieler Knochen ist ein Kompromiss aus Festigkeit, dynamischer Anpassung, Gewicht und großer stoffwechselaktiver Oberfläche.

Widerstandsfähigkeit gegenüber Druck- und Zugbelastungen aus und finden vor allem in den oberen und unteren Extremitäten Verwendung. Wirken jedoch zu hohe Kräfte auf unser Skelett, führt dies zu Makroschäden, welche in akuten Frakturen und Ermüdungsbrüchen resultieren können. Erstere treten spontan und sehr häufig auf, von letzteren hingegen sind in den meisten Fällen ältere Menschen mit dauerhaften Überlastungen betroffen. Ob es sich tatsächlich um eine Fraktur handelt, wird (ausgenommen offene Brüche) anhand von Röntgenbildern festgestellt.

Unabhängig der zuvor erwähnten Art des Bruches kann grundsätzlich in Frakturen mit einfacher, keilförmiger wie auch komplexer Morphologie unterteilt werden. Abhängig von der Schwere der Fraktur werden im Regelfall konservative Maßnahmen operativen Behandlungsmethoden vorgezogen. Im Idealfall setzt bei ausreichend Ruhe die Frakturheilung in fünf aufeinanderfolgenden Schritten ein. Nach der Bildung eines Blutergusses wird die Bruchstelle mit Bindegewebe gefüllt, das mit der Zeit in einen Faserknorpel umgewandelt wird. Bei ausreichender Versorgung tritt die Mineralisierung des Knorpels nach ungefähr sechs bis acht Wochen ein. Schlussendlich entsteht daraus wiederum normales, funktionsfähiges Knochenmaterial.

Knochen sind während des Alterns einem Wandel unterzogen: Eine verringerte Kalziumresorption, also Demineralisation im Alter führt zur Abnahme der Knorpelsubstanz beziehungsweise des Knochenmarks und birgt somit ein erhöhtes Frakturrisiko. Im gesamten Altersverlauf zeigt sich eine Abnahme der Biegefestigkeit um bis zu 20 Prozent und der Kompressionsfestigkeit um bis zu 50 Prozent. Für derartige Verringerungen der Knochendichte gelten unter anderem Bewegungsmangel, Eiweiß- und Mineralstoffwechselstörungen oder ein Vitamin-D-Mangel als Risikofaktoren. Knochen passen sich mechanischer Belastung an, indem bei erhöhtem Zug oder Druck Knochensubstanz gebildet wird (über sogenannte Osteoplasten). Eine konstante Verringerung der Belastung hat hingegen den Abbau des Materials zur Folge.

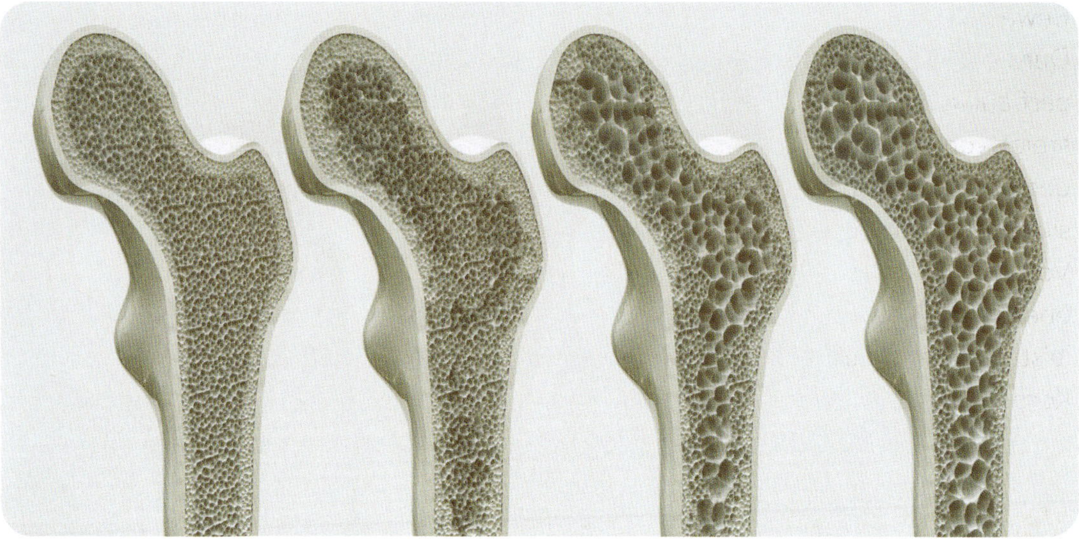

Im Altersverlauf nimmt die Dichte der Knochen und somit auch ihre strukturelle Stabilität ab. Besonders eine Erkrankung an Osteoporose kann den Abbau der Knochensubstanz beschleunigen.

Körperlichen Veränderungen mit Bewegung entgegenwirken

Es wäre eine falsche Schlussfolgerung, aufgrund der genannten Veränderungen die Last auf unsere Strukturen verringern zu wollen, um diesen keinen Schaden zuzufügen. Ganz im Gegenteil! Nur durch Bewegung und Training gewöhnen wir unseren Körper an Belastungen und bewirken Anpassungen. Strukturen, die wir nicht verwenden, sind besonders stark von katabolen Prozessen betroffen. Dies lässt sich auch an Heilungsprozessen des Körpers zeigen: Nach Frakturen (Knochenbrüchen) wird der Aufbau neuer Knochensubstanz durch (den Umständen entsprechende) Belastung angekurbelt. Daher versucht man, Patienten möglichst früh wieder an Bewegung zu gewöhnen. Dies wirkt dem Muskelabbau entgegen und fördert die Neubildung des Gewebes. Ein besonders beeindruckendes Beispiel ist die Behandlung nach Hüftprotheseneinsatz: Nach dieser sehr aufwendigen Operation werden Patienten in der Regel sogar noch am gleichen Tag passiv bewegt und kehren bereits nach ein bis drei Tagen zu selbständiger aktiver Bewegung zurück. Das verdeutlicht auf eindrucksvolle Weise, welchen Stellenwert Belastung für die Funktionalität unseres Körpers besitzt.

Bewegung hat noch zahlreiche andere Vorteile. Sie resultiert in einer regionalen Durchblutungserhöhung der Muskulatur, da diese einen gesteigerten Nährstoffbedarf aufweist. Dies hat zur Folge, dass das Herz schneller schlägt (das Schlagvolumen steigt von circa vier Liter je Minute auf bis zu 25 Liter pro Minute), um die Versorgung des Körpers mit Sauerstoff, Glukose, Stickstoffmonoxid und anderen Bausteinen sicherzustellen. Unsere Herzfrequenz steigt und unsere Atmung beschleunigt sich. Von diesem Prozess profitieren potenziell auch andere Bereiche des Körpers, die nun ebenfalls besser versorgt werden, wie innere Organe oder das Gehirn – wir werden leistungsfähiger und unsere Fokussierung steigt. Ergo: Sport ist für den gesamten Körper positiv.

Veränderungen im Organsystem

Nicht nur der orthopädische Aufbau des menschlichen Körpers ist einem Wandel unterzogen, auch Prozesse und Funktionsweisen der Organe verändern sich mit der Zeit. Da wir uns hauptsächlich mit orthopädischen Veränderungen und aktiven Maßnahmen zum Erhalt der Strukturen statt internistischen Entwicklungen befassen wollen, werden Veränderungen der Organe nur kurz angerissen. Diese sind wichtig, um Ihnen zu verdeutlichen, dass Veränderungen der bisher vorgestellten Anatomie auch auf Veränderungen internistischer Prozesse zurückzuführen sind, vorrangig aber, um unsere Position zu stärken, Ihnen Bewegung ans Herz zu legen.

Veränderungen im Gehirn

Den wohl merklichsten Einfluss auf unseren Alltag haben Veränderungen innerhalb unserer zentralen Schaltstelle: des Gehirns. Schon die leichte Reduktion der Gehirnmasse (an grauer und weißer Hirnsubstanz) im Alter führt zur Verlangsamung der Informationsverarbeitung, einer Verringerung der Plastizität und einer verringerten Kapazität des Gedächtnisses. Hierdurch sinkt die Fähigkeit der simultanen, selektiven Aufmerksamkeit und der Merkfähigkeit. Demzufolge fällt es schwerer, koordinativ anspruchsvolle Aufgaben bereits im frühen Alterungsprozess ab 30 Jahren zu lösen und neue Fertigkeiten zu erwerben. Verantwortlich dafür scheint nicht nur die Abnahme der Gehirnmasse zu sein, sondern ebenfalls die verminderte Synthese von Neurotransmittern, Botenstoffen, die unter anderem für die Reizweiterleitung verantwortlich sind (unter anderem Dopamin, Serotonin und Endorphine). Vergleichbar ist dies passenderweise mit einem alternden Postboten: Die Briefe werden immer langsamer zugestellt und landen auch immer seltener dort, wo sie hin sollen. Das heißt im Klartext: Das Nervensystem verändert sich. Bewegungen werden unpräziser, Reflexe langsamer, unsere Thermoregulation ist eingeschränkt und das Gehör sowie die Augen verschlechtern sich.

Das heißt jedoch nicht, dass man im Alter nichts mehr dazulernen könnte! Ganz im Gegenteil: Sich mit neuen Dingen auseinanderzusetzen, schafft Verbindungen in unserem Gehirn und wirkt somit dem Verfall entgegen. Ungebrauchte Areale bauen sich ab, während Aufgaben anderer Areale übernommen werden. Wenn Ihr Postbote also immer noch so schnell wie früher ist, dann hat er wohl eine neue Abkürzung entdeckt! Übrigens: Es hat sich gezeigt, dass sich sportliches Training positiv auf das Gehirn im Alter auswirken kann, da unter anderem ein erhöhter Puls für eine gesteigerte Sauerstoffversorgung im Blut und Gehirn sorgt. Eine gute Grundlagenausdauer kann langfristig gesehen den Blutdruck verringern und somit zahlreichen Herz-Kreislauf-Erkrankungen und vaskulärer Demenz entgegenwirken! Geistige und körperliche Gesundheit gehen folglich Hand in Hand.

Einfluss auf unsere Hormone

Mit dem Gehirn sind auch endokrinologische (hormonelle) Prozesse unseres Körpers verbunden. Durchschnittlich sinkt die Produktion von Hormonen im Altersverlauf. Das wohl bekannteste Beispiel sind die Wechseljahre der Frau, die durch ein rapides Abfallen des Östrogenspiegels verursacht werden und mit diversen Beschwerden einhergehen können. Analog hierzu fällt auch der Testosteronspiegel des Mannes, jedoch bei weitem nicht in derartiger Plötzlichkeit, sodass die meisten Veränderungen (unter anderem verringerte Libido und Muskelkraft sowie steigender Körperfettanteil) eher schleichend und über einen langen Zeitraum sichtbar werden. Aber auch der Spiegel anderer Stoffe wie Melatonin (Regulierung des Schlafrhythmus), Progesteron (Steroidhormon) oder Dehydroepiandrosteron (Prohormon) sinkt und hat starke Auswirkungen auf unser Verhalten, unser Wohlbefinden und körperliche Regelungsprozesse. Doch es gibt eine positive Nachricht: Auch hier lässt sich mit Bewegung etwas tun. Sport fördert die Bildung von Testosteron, Human Growth Hormones (unter anderem verantwortlich für den Fettstoffwechsel), Endorphinen und fördert den Umgang mit Cortisol. Sie ahnen schon, worauf das hinausläuft.

Veränderungen im Herzen

Den altersbedingten Veränderungen der Muskulatur unterworfen, aber als Zentralorgan weiteren Besonderheiten unterlegen, ist das Herz. Auch hier greifen katabole Prozesse, sodass sich im Alter die Größe der Hauptherzkammer und des linken Herzventrikels verringert, während das Myokard (der Herzmuskel) bei Männern sogar zur Vergrößerung neigt. Da sich die Stimulierbarkeit der Rezeptoren und die Reizweiterleitung innerhalb der Muskulatur verändern, wird das Herz anfälliger für Rhythmusstörungen (Brady- oder Tachykardien), die Anpassungsfähigkeit nimmt ab und die Ventrikel funktionieren nicht mehr zuverlässig. Obendrein sorgen Bindegewebsveränderung und Ablagerungen innerhalb der Koronararterien zu einer Verringerung des Blutflusses und einem erhöhten systolischen Blutdruck. Infolgedessen sinkt die maximale Belastbarkeit, was sich auch in der näherungsweisen Berechnung der maximalen Herzfrequenz ausdrückt: 220 minus Lebensalter. All diese Veränderungen führen zu schwerwiegenden Erkrankungen wie Herzinfarkten, Thrombosen, Schlaganfällen oder der koronaren Herzerkrankung, der bis dato häufigsten Todesursache westlicher Nationen. Höchste Zeit, die Beine in die Hand zu nehmen.

Aktuelle Empfehlungen zur effektiven Risikoreduktion (bis zu einem Drittel des Blutdrucks und des Cholesterins) verlangen nach drei bis vier Einheiten pro Woche moderaten Sports für jeweils 30 bis 40 Minuten. In Kapitel 2 werden wir uns ausgiebig Erfolg versprechenden Maßnahmen widmen. Es sei jedoch bereits vorweg gesagt, dass nicht immer erschöpfende Trainingseinheiten notwendig sind, um seinem Körper etwas Gutes zu tun. Auch ein ausgiebiger Spaziergang, das Vermeiden von Rolltreppen und das Radfahren zur Arbeit haben positive Wirkungen.

Veränderungen in der Lunge

Haben Sie sich auch schon gefragt, warum der Lungenfacharzt immer im vierten Stock ohne Aufzug sitzt? Schon den gesunden Menschen mit einer Lungenkapazität von sechs bis sechseinhalb Litern und einem Atemzugvolumen von circa einem halben Liter mag das bisweilen an die Belastungsgrenze bringen; und der taucht in der Regel nur bedingt oft bei Medizinern auf. Den erkrankten oder alternden Patienten jedoch erinnert das noch einmal eindrucksvoll daran, dass er hier zweifelsfrei richtig ist.

Denn im Alter geht die Anzahl an Alveolen, den kleinen Lungenbläschen, sowie die der Kapillaren zurück. Zusätzlich verliert die Lunge (genauer gesagt die Lungenfasern) an Flexibilität und Atemzugvolumen, wodurch weniger Sauerstoff ins Blut gelangt und die Atemfrequenz kompensatorisch erhöht werden muss. Aber damit nicht genug. Die Lunge wird im Laufe der Jahre auch anfälliger für Erkrankungen, da das Immunsystem (die Lymphozyten-Aktivität) nachlässt. Das ist besonders problematisch, da die Lunge nicht in der Lage ist, sich selbstständig von (chronischen) Erkrankungen zu erholen. Zwar bieten jüngste Funde von Stammzellen innerhalb der Lunge perspektivisch Grund zur Hoffnung, bis es aber tatsächlich so weit ist, können Jahre, wenn nicht Jahrzehnte vergehen. Ernüchterung bietet auch der Umstand, dass nicht mal Sport einen direkten positiven Einfluss auf die Lunge hat. Das heißt, es ist nicht davon auszugehen, dass sich Lungenfunktionswerte Erkrankter durch Sport verbessern. Aber: Physische Aktivität hat durchaus positive Effekte auf andere Systeme, die die Arbeit der Lunge unterstützen! Beispielsweise wirkt sich Sport positiv auf das Wohlbefinden aus und hilft bei der Tabakentwöhnung.

Veränderungen in den Nieren

Vor allem in Bezug auf die Wirksamkeit von Arznei ist das Wissen um Veränderungen des harnverarbeitenden Systems im Altersverlauf von hoher Bedeutung. Während die Nieren etwas an Gesamtgewicht verlieren, hypertrophiert ihr Tubulus. Dieser ist hauptsächlich für die Verarbeitung des Harnsubstrats, die anteilige Sekretion von Wasser (Elektrolyte), Glykogen und Proteinen, zuständig. Störungen in diesem Bereich können zu Dehydratation, einem erhöhten Körperfettanteil, verringerten Plasmavolumen und einer Reduktion des Gesamtkörperwassers sowie der Flüssigkeit des extrazellulären

Raumes führen. Das bedeutet, dass sich der Wasser- und Elektrolythaushalt, sowie der pH-Wert des Blutes verändern können. Zusätzlich spricht die Niere im Altersverlauf immer geringer auf das antidiuretische Hormon des Gehirns an, welches dafür verantwortlich ist, Flüssigkeiten im Körper zu behalten. Unterdessen verringert sich die Kapazität der Harnblase, sodass das Wasserlassen zuverlässig unzuverlässiger wird. Die sich vergrößernde Prostata und das damit einhergehende Erstarken des Blasenmuskels setzen dem Ganzen noch die Krone auf. Da unter anderem auch Medikamente über die Nieren ausgeschieden werden, können Fehlfunktionen in diesem System erhebliche Auswirkungen auf die Pharmakokinetik, das heißt die Dauer, die ein Wirkstoff im Körper verbleibt, aufweisen.

Weitere Veränderungen

Abschließend möchten wir etwas allgemeiner auf ein paar grundsätzliche Veränderungen hinweisen, die sich im Laufe unseres Lebens im Körper bemerkbar machen.

Mehrfach angesprochen wurde bereits der sich verändernde Stoffwechsel. Zusätzlich zu den sonstigen hormonellen und muskulären Veränderungen spielen hier ebenfalls die verminderte Dichte der Insulinrezeptoren und deren reduzierte Ansprechbarkeit eine entscheidende Rolle. Diese sollten den Abtransport des Blutzuckers in die Zellen regulieren und somit nicht nur Energie liefern, sondern auch einen erhöhten Blutzuckerspiegel (Hyperglykämie) verhindern. Vor allem in Kombination mit dem sinkenden Energiebedarf, dem verringerten Fettstoffwechsel und der damit verbundenen steigenden Wahrscheinlichkeit einer Gewichtszunahme erhöht dieser Umstand das Risiko an Diabetes zu erkranken – inklusive aller Nebenwirkungen des potenziellen Übergewichts.

Womit wir auch bei einem, im wahrsten Sinne des Wortes, massiven Problem des Alterns angelangt wären. Denn die Zunahme des Körpergewichts als Folge einer Aktivitätsreduktion und einer Verlangsamung des Stoffwechsels, als Opfer der katabolen Prozesskaskade und des Blutzuckers bleibt eines der größten Risikofaktoren zahlreicher Erkrankungen: von Arteriosklerose und Herz-Kreislauf-Erkrankungen über Alzheimer, Parkinson, Diabetes, Krebs, Gelenkverschleiß, hoher Belastung des Bewegungs- beziehungsweise Bandapparates bis zu Bluthochdruck. Der Spielraum bezüglich des Körpergewichts ist seitens der WHO allerdings recht großzügig gewählt. Diese definiert Übergewicht ab einem Body-Mass-Index von 25 Kilogramm je Quadratmeter und Adipositas ab 30. Das heißt, ein 1,80 Meter großer Mann würde ab einem Gewicht von 81 Kilogramm als übergewichtig und ab 97,2 Kilogramm als adipös eingestuft. Eine 1,65 Meter große Frau ab 68 Kilogramm beziehungsweise 82 Kilogramm.

Bevor Sie jedoch jetzt potenziell in Panik verfallen, wahnwitzige Diäten starten oder den Teufel an die Wand malen, lassen Sie sich abermals gesagt sein, dass bereits kleine sportliche Veränderungen des Alltags herausragend positive Effekte erzielen können. Bevor wir aber konkrete Hinweise geben, wie Sie aktiver werden können, möchten wir abschließend noch einen Blick auf unser Immunsystem werfen.

Die Produktion von Stammzellen der Immunabwehr (unter anderem T- und B-Lymphozyten) erfolgt im Knochenmark, während die Reifung mitunter an den Lymphknoten vollzogen wird. Beide Strukturen sind jedoch altersspezifischen Atrophien unterworfen. Das bedeutet, dass weniger Antikörper gebildet werden, während diese auch nicht mehr in gleichem Maße mutationsfähig sind wie noch in der Blüte der Jugend. B-Lymphozyten sind weniger in der Lage, sich fremden Erregern anzupassen, sondern versuchen, auf bereits bekannte Bausteine zurückzugreifen. Ein ständig mutierender Virus hat hier sichtbar bessere Karten. Somit steigt die Anfälligkeit für Infektionen und andere mehr oder minder schwerwiegende Erkrankungen.

Aber was wären wir für Autoren, wenn wir Sie nur in Angst und Schrecken versetzen wollten, ohne Ihnen ein paar Lichtblicke der Hoffnung zuteilwerden zu lassen? Deswegen geben wir Ihnen am Ende des Buches zahlreiche Übungshinweise, die Ihnen helfen, den körperlichen Veränderungen entgegenzuwirken. Oftmals sollte vor dem Einstieg in physische Aktivität aber eine medizinisch-sportwissenschaftliche Abklärung anhand unterschiedlicher Tests erfolgen.

Sportmedizinische Untersuchungen

Sportmedizinische Tests analysieren überwiegend die Gesundheit und Belastbarkeit des Organismus beziehungsweise ob erwartungsgerechte physiologische Reaktionen auf gezielte körperliche Beanspruchung erfolgen. So werden zum Beispiel über einen Laktatstufentest in Kombination mit einem Elektro-Kardiogramm (EKG) die Ausdauerleistungsfähigkeit und das Herz-Kreislauf-System getestet, während eine Spiroergometrie Aussagen über die Sauerstoffaufnahme der Lunge zulässt und eine Körperfettanalyse unter anderem das Verhältnis von Muskel- zu Fettmasse beurteilen kann. Man prüft sozusagen den Motor, das Leitungssystem, den Tank und alle serienmäßigen Extras des Wagens.

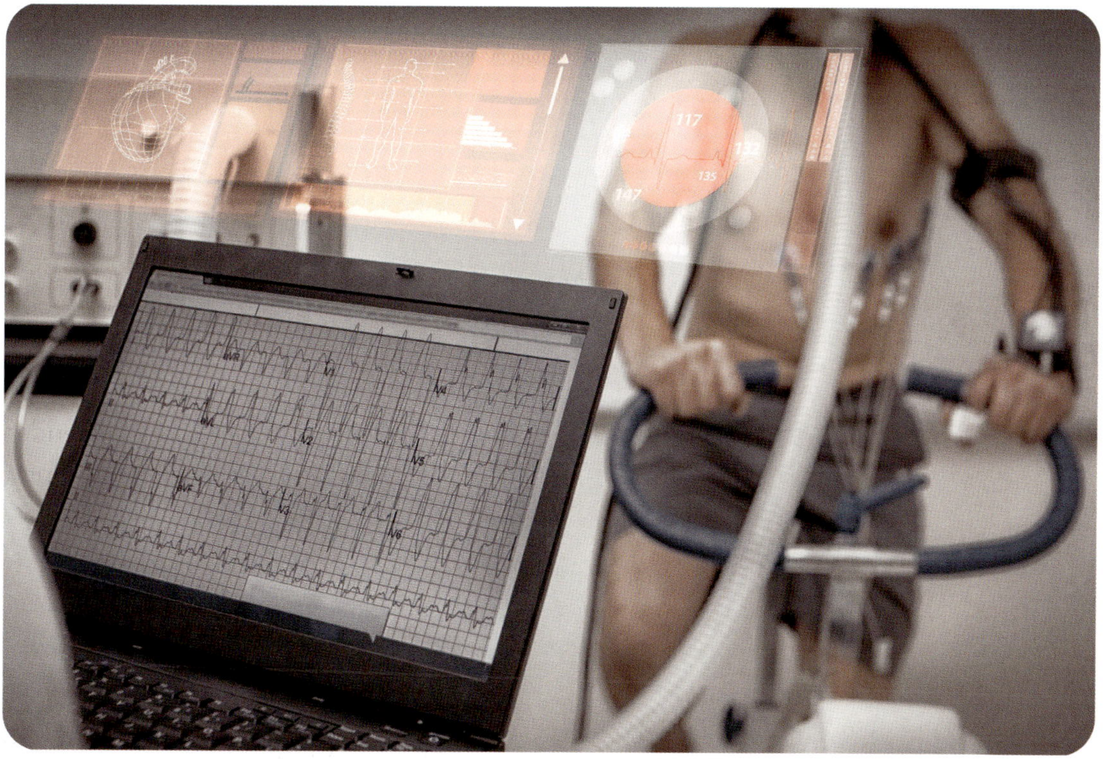

Sportmedizinische Leistungsdiagnostiken testen beispielsweise die Belastbarkeit des Herz-Kreislauf-Systems oder der Lunge.

Anhand dieser Parameter lassen sich anschließend individuelle Trainingsbereiche definieren, die im unerbittlichen Kampf gegen das Altern hilfreiche Orientierungsmaße darstellen. Besonders nach längeren Pausen sportlicher Aktivität (ab circa einem Jahr) empfiehlt es sich, die eigene Sporttauglichkeit durch sportmedizinische Untersuchungen von ärztlicher Seite bescheinigen zu lassen.

Funktionstests (zum Beispiel Krafttests oder spezielle Beweglichkeitstests) überprüfen annäherungsweise isoliert, ob in kleinen funktionellen Einheiten oder dem strukturellen Aufbau des Körpers Störungen beziehungsweise Schäden vorliegen. Es werden unterschiedliche Systeme getrennt voneinander beobachtet. In unserer Automobil-Analogie würden wir einzeln die Reifen auf Belastbarkeit beziehungsweise Schäden testen oder untersuchen, ob das Kupplungspedal ordnungsgemäß funktioniert.

Beim Menschen ist man über eine Muskelfunktionsdiagnostik oder Elektrodenableitungen in der Lage zu beurteilen, ob Muskulatur ansteuerbar ist beziehungsweise einen adäquaten Output generiert (Beurteilung der Maximalkraft oder der Geschwindigkeit des Kraftaufbaus). Oftmals fehlen hier jedoch Richtwerte, da die spezifischen Kennwerte eines Patienten vor einem Trauma unbekannt sind, sodass man nur den Vergleich zur unverletzten Seite heranziehen kann. Besonders bei Hochleistungssportlern können jedoch disziplinbedingte Anpassungen vorliegen, die von einer kontralateralen Muskelverteilung im Maße eins zu eins abweichen können, sodass der Vergleich zur gegenüberliegenden Seite nicht immer sinnvoll ist (zum Beispiel bei Wurf- und Schlagsportarten).

Daher kann es sich im Altersverlauf lohnen, hin und wieder motorische beziehungsweise sportmedizinische Tests durchzuführen, um über den gesamten Zeitverlauf Richtwerte der eigenen körperlichen Konstitution zur Verfügung zu haben.

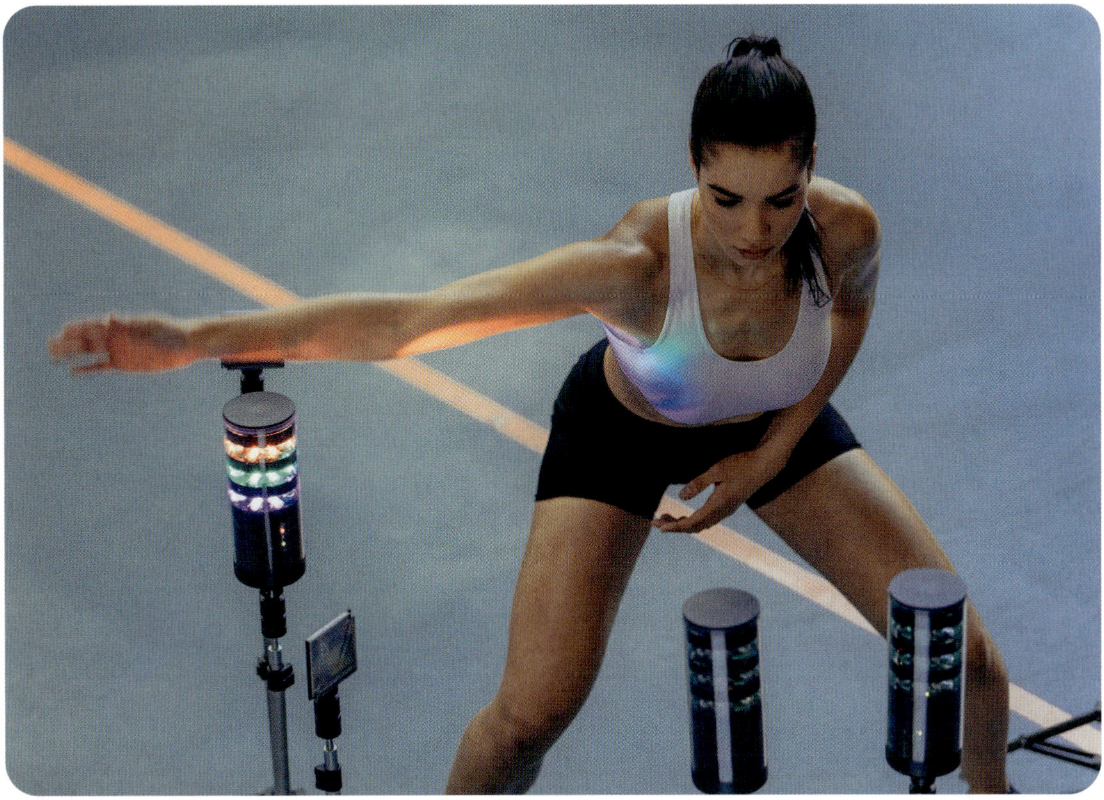

Bei funktionellen Tests handelt es sich um Untersuchungen, die das komplexe Zusammenspiel körperlicher Funktionen betrachten.

Funktionelle Tests gleichen in der Regel komplexen Bewegungsmustern, durch welche spezielle motorische Abläufe getestet werden sollen. Im Gegensatz zu Funktionstests wird vielmehr das Zusammenspiel mehrerer Systeme (überwiegend neuro-/muskulär) geprüft, statt sich annähernd isoliert auf einzelne Funktionen zu konzentrieren. Es wird angestrebt, sowohl die Kraft als auch die Ansteuerungsfähigkeit und Beweglichkeit der an Bewegung beteiligten Muskulatur zu erfassen. Denn auch wenn über Funktionstests bestätigt wurde, dass die Muskulatur ordnungsgemäß einsetzbar ist, müssen – besonders im sportlichen Umfeld aber auch bei Alltagsbewegungen – etwaige koordinative Fähigkeiten mitberücksichtigt werden.

Gerade in azyklischen Sportarten und jenen, die mit hoher Gegnerinteraktion einhergehen (vor allem Mannschaftssportarten wie Fußball, Basketball, Handball oder Volleyball), ist zur Leistungserbringung die reaktive Anpassung an sich ändernde Bedingungen ausschlaggebend. Daher reicht es nicht, nur isoliert das Schussbein oder den Wurfarm zu analysieren. Funktionelle Tests setzen hier an, indem sie Sportler und Patienten vor komplexere Bewegungsaufgaben stellen, die im besten Fall auch direkt an die Disziplin des Patienten beziehungsweise Sportlers angelehnt sind. Einfache Beispiele für die untere Extremität wären unter anderem Sprungtests in unterschiedlichen Varianten (einbeiniger/beidbeiniger Standweitsprung, seitlicher Sprung, Mehrfachsprung) oder statische und dynamische Stabilisationstests auf einem Bein. Derartige Untersuchungen spielen besonders in der Rehabilitation eine Rolle, wenn zu entscheiden ist, ob Sportler wieder aktiv in ihre Sportart zurückkehren können oder zunächst noch einzelne Systeme oder Bewegungsabläufe verbessern sollten.

Veränderungen der Muskulatur sind nicht nur für das Wohlbefinden, sondern gerade auch den Erhalt der Selbstständigkeit und Mobilität im Alter entscheidend. Vor allem da sich die relative Kraft, die wir aufbringen können, im Laufe der Zeit verringert. Verantwortlich hierfür sind unter anderem die bereits genannten veränderten Stoffwechselprozesse, sodass wir Muskeln verlieren, Körperfett aufbauen und die Körpermasse zunimmt. Diese Veränderungen messbar machen zu können erlaubt es uns, mit gezieltem Training dagegen anzugehen und auch den nächsten körperlichen TÜV ohne Beanstandungen zu überstehen.

LEBENSSTILBEDINGTE VERÄNDERUNGEN

In Anbetracht des nicht unerheblichen technischen Wandels der letzten Jahrzehnte haben sich unsere Lebensbedingungen dramatisch verändert. Eine Vielzahl der Berufe ist heutzutage digitalisiert und findet überwiegend an Computern und Laptops im Sitzen statt, Streaming-Dienste und Plattformen erübrigen einem den Gang an die frische Luft und Lieferdienste bieten alle Bequemlichkeit, die es für einen, zwei, drei oder vier gemütliche Abende pro Woche auf der Couch benötigt. Diese Veränderungen unseres Lebensstils haben drastische Auswirkungen auf unseren körperlichen – und wie wir zeigen werden auch geistigen – Zustand. Die weltweite Vernetzung, Entwicklungen der Filmbranche samt aller spektakulärer Spezialeffekte und nicht zuletzt die Möbelindustrie vermochten uns dabei zu unterstützen, im Laufe der Jahrzehnte ein immer anmutigeres Biotop vor dem Fernseher oder anderer elektronischer Medien zu errichten. Dabei raten uns Unternehmen durch Werbesendungen zunehmend zu symptomatischer Behandlung statt Ursachenbeseitigung: »Deutschland ist zweitgrößter Zuckerkonsument der Welt – deshalb brauchen wir eine Zahnpasta, die unsere Zähne gut schützt.« Das ist fast so, als würde jemand mit der geistreichen Idee aufwarten, Waffengewalt an Schulen damit in den Griff kriegen zu wollen, indem er Lehrer bewaffnet.

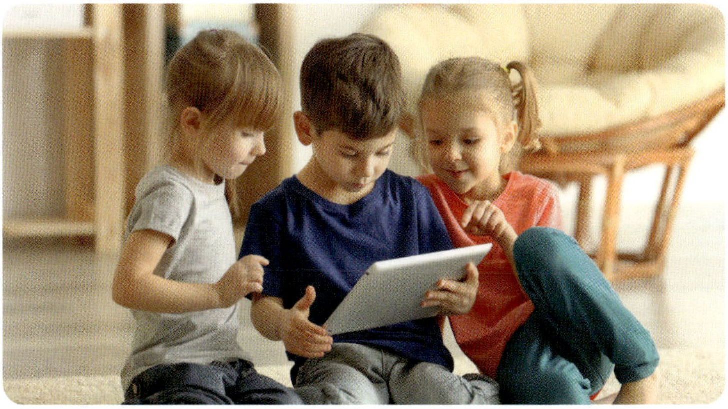

Die zunehmende Digitalisierung verändert unseren Lebensstil – mit weitreichenden Auswirkungen auf unseren Körper und unsere Wahrnehmung.

Unternehmen suggerieren uns so auf subtile Weise, dass wir nicht unser Verhalten ändern müssen, sondern lediglich Produkte oder Dienstleistungen der entsprechenden Firma in Anspruch nehmen sollten, um negativen Folgen unseres Handelns zu entgehen. Sie adressieren mit erstaunlicher Effizienz unsere Gemütlichkeit und das Gefühl, alles oder zumindest vieles richtig zu machen. Denn die Wahrheit ist oftmals unbequem und der Mensch ein Gewohnheitstier. Wieso also Zucker reduzieren, wenn man sich auch ganz einfach besser schützen kann, ohne auf etwaigen Genuss zu verzichten? Wir haben leider keine Ratschläge, die Ihnen erlauben würden, den Rest Ihres Lebens mit Chips und Co. auf der Couch zu verbleiben. Ganz im Gegenteil: Unsere Tipps sind unglaublich anstrengend und erschreckend aktiv.

An diesem Punkt möchten wir uns anekdotisch-argumentativ der Hilfe eines bekannten Prager Schriftstellers bedienen, der seines Zeichens sportlich ausgesprochen aktiv als Schwimmer war und dem nicht selten folgender Ausspruch zugeschrieben wird: Wege entstehen dadurch, dass man sie geht. Dieser zugegeben wenig kafkaesk wirkende Ausspruch kann in Kombination mit bekanntem Werk über Metamorphose desselbigen Autors (im oberflächlichen Sinne der gefährdenden Alters- und Alltagswirklichkeit) zu einem uns dienlichen Bonmot für den Sport zweckentfremdet werden: Allez hopp!

Denn das Lümmeln auf unserem Sofa, so entspannend und verdient es von Zeit zu Zeit auch sein mag, fördert Inaktivität. Wenn wir uns weniger bewegen, baut sich Muskulatur ab, der Grundumsatz (die Gesamtenergie, die wir pro Tag in Ruhe verbrauchen) verringert sich und wir neigen zu Übergewicht. Das wiederum reduziert ebenfalls die Motivation, physisch aktiv zu werden, da wir mehr Gewicht mit weniger Muskelkraft bewegen müssen. Es fällt uns schwerer und wird bedeutend anstrengender. Der Teufelskreis ist perfekt. Deswegen sei uns an dieser Stelle der moralische Zeigefinger gegönnt, der Sie auf die Risiken langer Sitzperioden hinweist: Sie erhöhen das Risiko ernstzunehmender chronischer Erkrankungen (Diabetes, Adipositas, kardiovaskuläre Erkrankungen), die lebensbedrohlichen Charakter aufweisen und mindestens die Lebensqualität nachhaltig beeinträchtigen.

Richtiges Sitzen heißt Bewegung

Doch damit nicht genug. Es existieren noch weitere verhaltensbezogene Risikofaktoren für Erkrankungsbilder, mit denen wir uns im Alltag der Neuzeit konfrontiert sehen. Noch inmitten der Gefahr, der Schwerkraft und Trägheit sitzenderweise zum Opfer zu fallen, lauert schon ein weiterer Bösewicht auf seine Chance, sich uns zu eigen zu machen: das elektronische Endgerät. Ganz gleich in welcher Form es uns erscheint, sei es Handy, Laptop oder ein PC, verführt es uns doch auf subtile Weise, vor ihm zu buckeln. Und während sich der Alltag immer weiter digitalisiert, krümmen wir uns zuerst vor Arbeit, dann vor Schmerz. Doch auch dafür gibt es Heilmittel. Frohe Kunde ist zu verbreiten, dass sich bereits heldenhafte Erscheinungen den Weg in die Büros bahnen, den ewigen Kampf gegen die schlechte Haltung für uns zu fechten.

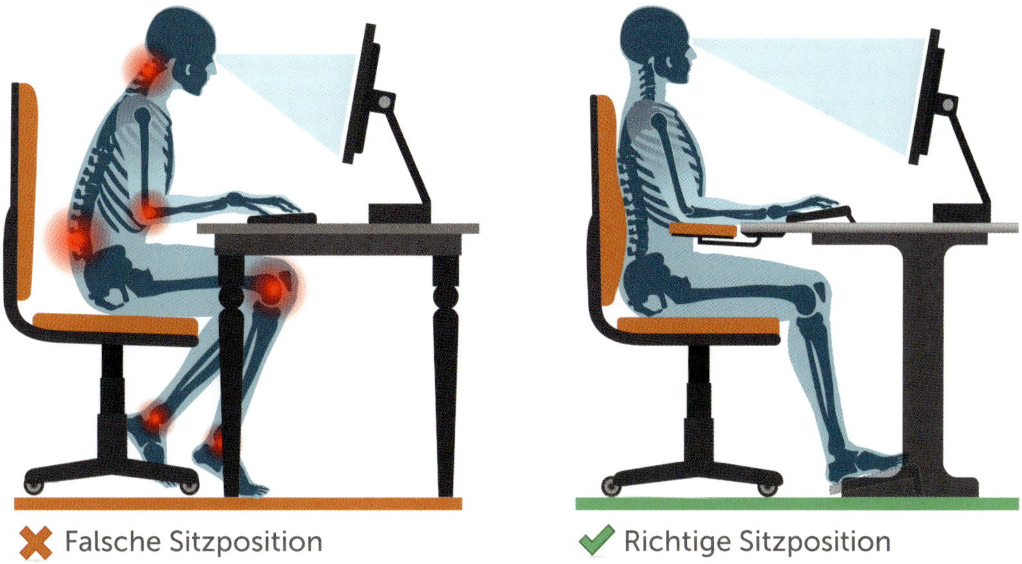

Durch eine falsche Sitzposition können gesundheitliche Probleme entstehen. Achten Sie auf abwechslungsreiche Sitzpositionen, um vor allem Rückenbeschwerden zu vermeiden.

Orthopädische Stühle, höhenverstellbare Schreibtische und sogenanntes betriebliche/s Gesundheitsförderung/-management (BGF/BGM). Dabei ist BGF in jedem Fall der Ritter in strahlender Rüstung, da es sich hierbei in der Regel um Kooperationen mit Krankenversicherungen handelt, die präventive Aktivität Angestellter finanziell unterstützen.

Das heißt im Klartext: Arbeitgeber können bis zu 600 Euro pro Jahr pro Mitarbeiter steuerfrei zur Prävention erbringen (für Kurse, die seitens der Zentralen Prüfstelle für Prävention anerkannt sind oder zumindest dem Leitfaden Prävention genügen). Hierfür haben sich auch bereits zahlreiche externe Anbieter etabliert, da bisher lediglich Physiotherapeuten, Ärzte oder Sportwissenschaftler für derartige Angebote zertifiziert werden können. In derartigen Kursen werden Sie unter anderem nicht nur sportlich angeleitet, etwas gegen die muskulären Strapazen des alltäglichen Medienkonsums zu unternehmen, sondern erfahren auch viel Wissenswertes darüber, wie Sie Ihren Arbeitsplatz korrekt einrichten.

Stellen Sie Ihre Sitzhöhe zu Hause oder am Arbeitsplatz so ein, dass Sie Ihre Schultern entspannen und Ihre Unterarme locker auf der Stuhllehne oder dem Tisch in einem 90-Grad-Winkel zu den Oberarmen aufliegen. Achten Sie darauf, dass Sie genügend Beinfreiheit besitzen. Da der Anpressdruck der Kniescheibe bei einer 90-Grad-Stellung der Ober- und Unterschenkel am höchsten ist, versuchen Sie diese Stellung zu vermeiden. Es ist ratsam, den Bildschirm so hoch einzustellen, dass Sie sich nicht nach vorn überbeugen müssen, aber niedrig genug, dass ihr Blick leicht gesenkt ist. Da Sie nicht den ganzen Tag in ein und derselben Position verharren, versuchen Sie sich den Arbeitsplatz in einer entspannten Haltung einzurichten und bleiben Sie aktiv.

Alkohol- und Tabakkonsum

Bevor wir nun dazu übergehen, Ihnen konkrete Hinweise zu geben, wie Sie während des Alterns fit bleiben, müssen wir den Einfluss des Konsums von Alkohol und Tabak zumindest qualitativ einordnen. Diesen erschöpfend aufgearbeiteten Themen werden wir uns nur grob und in aller Kürze widmen, da deren Folgen allgemein bekannt sein sollten. Bedeutend in diesem Kontext sind nicht nur die Auswirkungen auf unseren Stoffwechsel, sondern mitunter auch deren aktivitätsreduzierender Effekt.

Alkoholkonsum hemmt Wachstumshormone, die für den Muskelaufbau zuständig sind, und dehydriert den Körper. Zudem belastet er die Leber, die ihrerseits eigentlich mit dem Abbau von Laktat (einem Nebenprodukt intensiver muskulärer Arbeit) beschäftigt wäre, was dazu führt, dass wir langsamer regenerieren. Zusätzlich enthält Alkohol zahlreiche Kalorien und beeinträchtigt unsere koordinativen Fähigkeiten.

Aber auch Tabak ist nennenswert schädigend, weil er nicht nur die Bronchien verstopft, sondern sich das eingeatmete Kohlenstoffmonoxid direkt an unser Hämoglobin heftet. Hierdurch ist neben der Sauerstoffaufnahme ebenfalls der -Transport gestört und führt zu verminderter Leistungsfähigkeit. Zusätzlich steigert Nikotin die Herzfrequenz und belastet somit das kardiovaskuläre System.

Im Zuge der Digitalisierung und der beeindruckenden Schnelllebigkeit der Gesellschaft im Sinne der beruflichen Selbstverwirklichung, mit Jet-Setting, internationaler Erreichbarkeit und dem Druck der Informationsflut, darf man durchaus seinem Körper mal eine Pause gönnen, sonst wachsen einem graue Haare, bevor man alt ist. Unser Tipp, um den lebensstilbedingten Veränderungen entgegenzutreten: Rollen Sie gelegentlich Ihre Yogamatte aus, schnüren Sie sich Ihre Laufschuhe oder gönnen Sie sich ein anstrengendes Krafttraining und begrüßen Sie den Sport wie einen alten Freund. Ihr Körper wird es Ihnen danken.

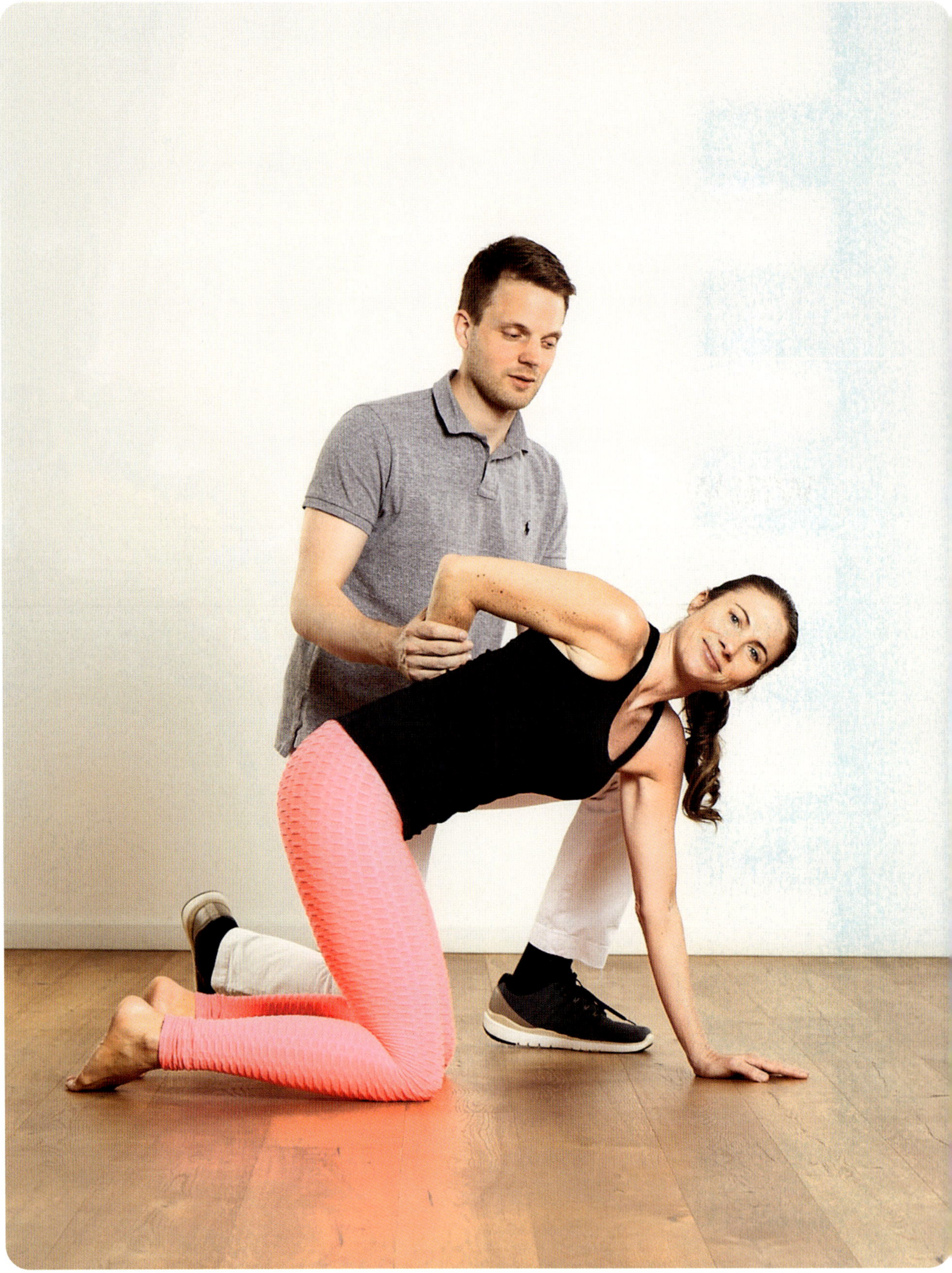

KAPITEL

2

WIE WIR DEN ALTERUNGSPROZESS AUFHALTEN KÖNNEN

Nun geht es ans Eingemachte. Die Frage aller Fragen, auf die Sie schon seit unzähligen Seiten hinlesen, wird endlich gestellt: Wie kann man den Alterungsprozess aufhalten? Ohne Werbeunterbrechungen oder Weltformeln kommen wir direkt zum Punkt, der Sie nicht überraschen wird: durch Bewegung. Dabei muss gesagt werden, dass »aufhalten« nur in sehr wenigen Fällen zutreffend erscheint. Einigen wir uns auf »verlangsamen«. Ja, langsam ist gut.

DEN KÖRPER DURCH BEWEGUNG GESUND HALTEN

Die Weltgesundheitsorganisation (World Health Organization, WHO), die in Zeiten der Virus-Pandemien aktuell mehr denn je gefordert ist, hat sogenannte Gesundheitsminimalprogramme definiert. Hintergrund ist nicht nur die Gesunderhaltung des Bewegungsapparates, sondern auch der geistigen und psychischen Verfassung. Denn Sport beziehungsweise physische Aktivität besitzt – im richtigen Maße – nachweislich zahlreiche positive Effekte in Bezug auf unsere Wahrnehmung, Motivation und Willenskraft sowie auf das Immun- und Hormonsystem.

Unzählige Male haben wir Sie schon darauf hingewiesen, dass Sport ein probates Mittel sei, unterschiedlichsten Alterserscheinungen aktiv zu begegnen. Aber die Antwort auf das »Warum« sind wir Ihnen noch schuldig.

Bewegung beansprucht unsere Muskulatur, die infolge der ansteigenden Belastung einen erhöhten Energie- und Nährstoffbedarf decken muss. Um dies zu bewerkstelligen, werden zahlreiche unterschiedliche Prozesse in Gang gesetzt, die den gesamten menschlichen Organismus ankurbeln. Jeder, der einmal vier Stockwerke zu Fuß die Treppen hinaufgehetzt ist, weil er drohte, zu spät zum Termin zu erscheinen, kennt das: Unser Herz rast, wir kommen aus der Puste und unsere Gesichtszüge entgleisen. Das liegt daran, dass diverse Stoffe, die wir benötigen, um unser System am Laufen zu halten (wie Sauerstoff, Glykogen oder Hormone), nur einen einzigen Transportweg nutzen können: die Blutbahn. Damit das Blut im Belastungsfall aber auch schnell dahin kommt, wo es hin soll, muss der einzige Motor, den wir haben (unser Herz), schneller arbeiten; unsere Herzfrequenz steigt. Da wir zusätzlich bei erhöhter Muskelarbeit einen erhöhten Bedarf an Sauerstoff und einen Überschuss an Kohlenstoffdioxid in uns aufbauen, muss auch unser einziger Sauerstoffzulieferer (die Lunge) schneller arbeiten; unsere Atmung beschleunigt sich von circa 15 Atemzügen pro Minute auf über 40.

Die gute Nachricht: Unser Körper reagiert auf Belastung mit Anpassung. Belastung trainiert unseren Herzmuskel, er wird größer (erhöhtes Schlagvolumen) und stärker und ist somit in der Lage, mehr Blut umzuwälzen. Das normale Herz hat eine Masse von circa 300 Gramm und besitzt ein Schlagvolumen von circa 70 Millilitern. Bei einem gut trainierten Ausdauersportler kann die Herzmasse auf bis zu 500 Gramm ansteigen und dabei ein Schlagvolumen von 140 Millilitern entwickeln. Hinzu kommt, dass mit dem erhöhten Herzvolumen ebenfalls eine erhöhte Sauerstoffaufnahme einhergeht, die wiederum eine bessere Versorgung mit Sauerstoff (nicht nur im Belastungsfall) garantiert. Das erklärt auch, wieso der Ruhepuls sportlich aktiver Menschen geringer ist als der inaktiver; und je langsamer das Herz schlägt, desto besser wird es selbst mit Nährstoffen versorgt. Darüber hinaus möchten wir aber gern noch auf ein paar andere positive Effekte körperlicher Aktivität hinweisen, derer man sich vielleicht nicht immer unmittelbar bewusst ist.

Stärkerer Blutfluss lässt Konzentration und Fokussierung steigen

Der erhöhte Blutfluss versorgt all unsere Systeme (Muskeln, Gelenke, Sehnen, Bänder, Knochen und Organe) mit mehr Nährstoffen, so auch das Gehirn. Um arbeiten zu können, beziehungsweise den energetischen Bedarf zu decken, benötigt es die ständige Zufuhr von Sauerstoff und Glukose, da seine eigenen Speicher eine sehr geringe Kapazität besitzen. Unterbindet man diese, wird der Mensch bereits innerhalb weniger Sekunden bewusstlos. Im Gegenzug dazu verbessert ein erhöhter Blutfluss innerhalb des Gehirns die Energiezufuhr und damit die Leistungsfähigkeit, Konzentration und Fokussierung. Darüber hinaus wird die Ausschüttung von Neurotransmittern (zum Beispiel Stickstoffmonoxid) erhöht, denen nachgesagt wird, zahlreiche unterschiedliche Systeme des Körpers positiv beeinflussen zu können, wie zum Beispiel das Immunsystem, die Entspannung der Blutgefäße oder den Schlaf.

Mehr Ausdauer führt zu weniger Müdigkeit und schnellerer Regeneration

Ausdauer, oder der synonym verwendete Begriff Ermüdungswiderstandsfähigkeit, bezeichnet die Fähigkeit, die Energieversorgung des Körpers bei Belastung möglichst lange aufrechtzuerhalten. Dies geschieht energetisch zunächst überwiegend über die Sauerstoffversorgung (bei niedriger Intensität) oder, wenn diese aufgrund zu hoher Intensität nicht mehr ausreichend gewährleistet ist, durch antioxidative Prozesse. Letztere haben den Nachteil, dass sich Nebenprodukte – oder besser gesagt: energetische Zwischenspeicher (zum Beispiel Laktat) – anreichern, die früher oder später zum Leistungsabbruch führen. Ein erhöhtes Schlagvolumen und eine bessere Sauerstoffaufnahme unseres Herzens unter Belastung ermöglichen, die energetische Versorgung länger über oxidative Prozesse zu gewährleisten, verlängern also die Zeit bis wir ermüden.

Körperliche Aktivitäten regen den Fettstoffwechsel an

Schon die antiken Griechen und Römer verwendeten tierische (Schweineschmalz, Butter, Sahne) und pflanzliche Fette (vor allem Oliven) zum Verfeinern ihrer Speisen oder in Kosmetika. So hat der Geschmacksträger seinen Siegeszug lange vor der Diskussion um naturbelassene Qualität bereits in Stein gemeißelt. Auch galt eine gewisse körperliche Rundung als erstrebenswert. Denn Fette sind bedeutende Energieträger und wichtig für diverse Aufgaben innerhalb unseres Körpers.

Gänzlich unabhängig gesellschaftlich-konventioneller Schönheitsideale der Moderne hat das Ankurbeln des Fettstoffwechsels allerdings einen bedeutenden Vorteil für Ihre Gesundheit, der damaligen Gelehrten noch verborgen blieb. Es lässt sich nämlich ein erhöhtes Risiko zahlreicher Zivilisationskrankheiten mit viszeralem Bauchfett in Verbindung bringen, so zum Beispiel Herzinfarkt, Bluthochdruck, Schlaganfall, Diabetes oder Krebs. Da Fett jedoch ein lebensnotwendiger Baustein unseres Systems ist, empfiehlt die Deutsche Gesellschaft für Ernährung bis zu 30 Prozent des täglichen Gesamtbedarfs an

Energie über diesen energiereichen Nährstoffträger abzudecken. Wenn Sie dies mit einem gering bis moderat intensiven Trainingsprogramm koppeln, können Sie, auch ohne sich durch endlos lange anstrengende Trainingseinheiten oder Diäten zu quälen, den Fettstoffwechsel anregen und langfristig Erkrankungen vorbeugen.

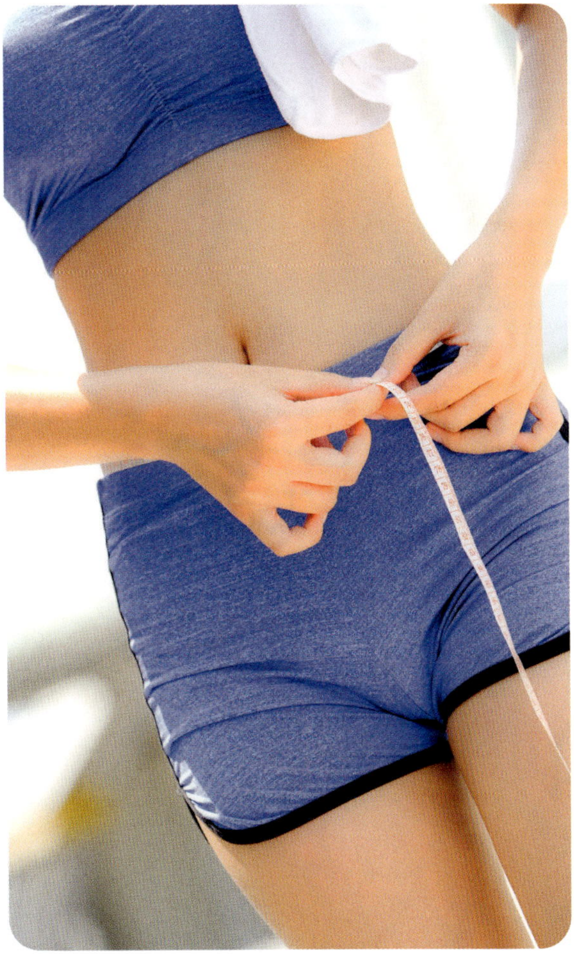

Sportliche Aktivitäten regen den Fettstoffwechsel an. Bereits leichtes regelmäßiges Training kann helfen, langfristig Erkrankungen vorzubeugen.

Mit Freude am Sport den Stress reduzieren

Sport hilft auf unterschiedliche Arten, Stress zu reduzieren. Zum einen ist während der Bewegung der Motorcortex des Gehirns besonders aktiv, weshalb anderen Bereichen, die zeitweise ursächlich für Stress sind (wie zum Beispiel der präfrontale Cortex), weniger Ressourcen zugeordnet werden. Zum anderen schütten wir bei der Ausübung Hormone aus, die den aufgrund der Stresssituation vorhandenen Hormonen Cortisol, Adrenalin und Noradrenalin entgegensteuern: Endorphine und Serotonin, die in uns ein befriedigendes, wohliges Gefühl auslösen. Entscheidend ist jedoch, dass Sie einen Sport ausüben, der Ihnen Spaß bereitet und diesen dann nicht übertreiben. Die Richtlinien der WHO gelten hier als verlässliche Kontrollparameter.

Stärkung der koordinativen Fähigkeiten

Koordination ist als abstrakter und summativer Begriff schwer zu fassen. Er beschreibt hauptsächlich das Zusammenspiel des zentralen Nervensystems, der Skelettmuskulatur und unserer Sinneswahrnehmung anhand verschiedener weniger abstrakter Begrifflichkeiten (Differenzierungs-, Orientierungs-, Rhythmisierungs-, Kopplungs-, Umstellungs-, Reaktions-, Gleichgewichts- und Antizipationsfähigkeit). Wenn wir über eine Stufe stolpern, überhört haben, den Müll vor die Tür zu bringen, weil wir gerade mit etwas anderem beschäftigt sind, oder uns im Wald verlaufen haben, dann ist aller Wahrscheinlichkeit nach ein Missverhältnis in einem oder mehreren der angesprochenen Systeme situativ vorhanden gewesen. Dabei ist es mit den koordinativen Fähigkeiten wie mit Shakespeares Phrasen: Sie sind uns in Fleisch und Blut übergegangen, ohne dass wir uns des Ausmaßes vollkommen bewusst wären.

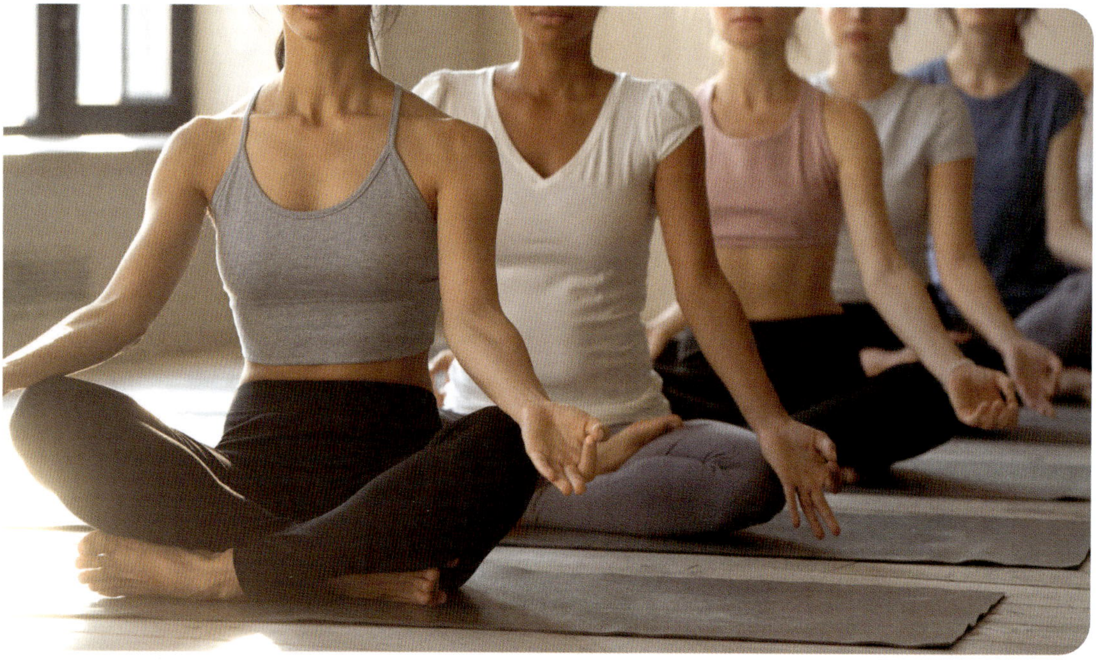

Sport reduziert Stress nachweislich und wirkt entspannend.

Jedes Mal, wenn Ihr Gleichgewicht schon bessere Tage gesehen hat, Sie wegen Licht und Lärm – komme was wolle – kein Auge zu machen oder bei einem eingängigen Beat Ihre Füße still sind oder nicht sind, dann spielt Ihnen ihre Koordination übel mit.

Ergo: Sport, beziehungsweise gezieltes Training, ist summa summarum ein probates Mittel gegen zahlreiche Nebenerscheinungen des Zugewinns an Weisheit und Lebenserfahrung. Viel mehr noch: Physische Aktivität kann im Koordinatensystem Ihres Lebens die Abszisse (Lebensdauer) sowie die Ordinate (Lebensqualität) bedeutend erweitern! Lassen Sie uns unsere Aussagen mit ein paar Zahlen aus der Wissenschaft untermauern:

Kollegen haben herausgefunden, dass man schon mit 15 Minuten Sport pro Tag die Lebenserwartung durchschnittlich um circa drei Jahre verlängern kann.[4] Wenn man dies 40 Jahre lang durchhält, hat man 150 Tage Lebenszeit geopfert, um Sport zu treiben, aber knapp 1100 Tage gewonnen! Das kann sich sehen lassen.

Eine andere Studie[5] analysiert spezifische Sportarten nach ihrem Einfluss auf die Lebenserwartung. Demnach wirken sich Joggen und Radfahren mit mehr als drei Jahren positiv auf die Lebenszeit aus, Fußball sogar mit fünf Jahren und Schlagsportarten (Tennis, Badminton) mit unglaublichen neun bis zehn Jahren. Es zeigt sich, dass bereits die Hälfte des empfohlenen Umfangs an körperlicher Aktivität positive Effekte auf die Sterblichkeitsrate und in diesem Sinne körperliche Funktionen ausübt. Bevor Sie sich jetzt jedoch blindlings in ein sportliches Abenteuer stürzen, möchten wir Sie an dieser Stelle nochmals darauf hinweisen, dass (besonders nach langen Sportpausen) eine medizinische Abklärung im Vornherein ratsam ist. Welches Maß das Richtige ist? Bleiben Sie dran.

WIE VIEL WIR UNS WENIGSTENS BEWEGEN SOLLTEN

Während in der Nachkriegszeit hierzulande »aus dem Fenster schauen« noch zu den beliebtesten Freizeitbeschäftigungen gehörte, kam Anfang der 1980er-Jahre in den USA James Fixx, der Erfinder des Wortes *Jogging*, nach einem Lauf zu Tode. Wie wir mehrfach herausgearbeitet haben, ist Untätigkeit zwar keine Lösung, zu viel scheint aber offenbar ebenfalls schädlich zu sein. Die Dosis macht das Gift. Die WHO empfiehlt Erwachsenen im Alter von 18 bis 64 Jahren regelmäßige körperliche Aktivität.[6] Dabei sollte ein Mindestmaß von 150 Minuten pro Woche ausdauerorientierten Sports mit moderater Intensität (zum Beispiel fünfmal 30 Minuten) nicht unterschritten werden. Darüber hinaus ist die Vermeidung längerer Sitzphasen und eine progressive Steigerung der sportlichen Aktivität angeraten. Im günstigen Fall ergänzen Sie dieses Schema mit einem gezielten Muskelkräftigungstraining für zwei Tage pro Woche auf insgesamt 300 Minuten Training pro Woche.

Die Ratschläge für ältere Menschen orientieren sich an den soeben gegebenen Leitlinien, sollten aber zusätzlich mit weiteren Übungen ergänzt werden, die auf altersbezogene körperliche Veränderungen maßgeschneidert sind. Bei Mobilitätseinschränkungen sollte an ungefähr drei Tagen pro Woche ein Programm zur Sturzprävention durchgeführt werden. Ebenso hilfreich sind Übungen zum Erhalt und Erwerb der Gelenkmobilität. In den folgenden Kapiteln werden wir Ihnen exakt solche Übungen vorstellen. Generell gilt jedoch: Bewegen Sie sich nur so viel, wie es die gesundheitliche Situation zulässt.

Aber wie schaffen es dann Extremsportler, 50 Marathonläufe an 50 aufeinanderfolgenden Tagen hinter sich zu bringen? Die Antwort liegt in langjährigem, konstantem und gut geplantem Training. Zur Gesunderhaltung im Alter ist ein derartiges Aktivitätspensum vielleicht überambitioniert. Aber wenn Sie lediglich fünfmal in der Woche nur ein Zehntel der Marathondistanz in einem gemütlichen Tempo von acht Kilometern pro Stunde laufen (etwas schneller als strammes Gehen), sind Sie bereits voll im Soll des WHO-Minimalprogramms.

ALLTAGSBEWEGUNGEN RICHTIG AUSFÜHREN

Bevor wir Ihnen Übungstipps für alltägliche Bewegungen verraten, möchten wir Ihnen noch ein paar Ratschläge aus der Praxis mitgeben, die uns in unserem Alltag mit Patienten immer wieder begegnen und sich auf grundlegende Regeln des Trainings beziehen.

› **Niemals unaufgewärmt trainieren:** Bevor Sie sich belasten, sollten Sie Ihr System langsam auf Arbeitstemperatur bringen. Ein Kaltstart beansprucht sowohl die beteiligte Muskulatur als auch das Herz-Kreislauf-System übermäßig und kann gravierende Folgen haben. Bereiten Sie sich circa 15 Minuten auf die anstehende Belastung vor, indem Sie zunächst zehn Minuten Ihren Kreislauf in Schwung bringen (locker Joggen, Radfahren oder Rudern) und anschließend Ihre Gelenke mobilisieren. Hierzu finden Sie ab Seite 81 ein paar gelenkspezifische Übungen.

› **Cool-down nicht vergessen:** So wichtig wie die Vorbereitung ist auch die Nachbereitung. Nachdem Sie Ihren Körper durch physische Aktivität beansprucht haben, sollten Sie ihm auch die Zeit geben, sich langsam wieder an die Normalbedingungen anzugleichen. Am besten setzen Sie zum Abschluss eine fünfminütige Ausdauereinheit in entspanntem Tempo an und dehnen Sie sich anschließend ausgiebig. Das hilft Ihrem Organismus, sich zu entspannen und unterstützt zudem die Regeneration.

› **Rumpf anspannen:** Achten Sie bei ausnahmslos jeder Übung auf die Aktivierung der rumpfumgebenden Muskulatur, um die einzelnen Bereiche der Wirbelsäule (Hals-, Brust- und Lendenwirbelsäule) anzusteuern und Robustheit zu erlangen. Bevor Sie eine Trainingsübung beginnen, gehen Sie folgendermaßen vor: Ziehen Sie ihr Kinn nach hinten (Doppelkinnposition), ziehen Sie die Schulterblätter nach hinten unten und spannen Sie die untere Bauchmuskulatur an (Hüfte aufrichten). Diese drei Schritte während jeder Trainingsübung einzuhalten, ist unglaublich anstrengend, aber effektiv, trainiert Ihre Haltung und kann Sie vor Verletzungen schützen.

- **Qualität vor Quantität:** Die orthopädisch sinnvolle beziehungsweise saubere Ausführung von Bewegungen ist ein vielfach unterschätztes Kriterium erfolgreichen Trainings. Ohne Wissen über unsere Anatomie oder biomechanische Wirkprinzipien des Körpers laufen wir Gefahr, unsere Gelenke, Sehnen und Bänder nachhaltig zu schädigen. Daher ist es unbedingt notwendig, dass Sie sich zumindest zu Beginn Ihres Trainings die korrekten Bewegungsausführungen von einem Experten zeigen und sich anleiten lassen. Dabei ist wichtig zu beachten – vor allem wenn man im Fitnessstudio Rat sucht –, dass nicht jeder Sporttreibende Experte ist; wenden Sie sich an das Personal!

- **Weniger Wiederholungen, mehr Serien:** Wiederholungen beschreibt im Trainingskontext die Anzahl an Durchführungen einer Übung pro Serie. Zehn Wiederholungen à drei Serien bedeutet also, dass Sie eine Übung zehnmal durchführen sollen und nach einer kurzen Pause eine neue Serie starten. Im Sinne der Bewegungsqualität empfiehlt es sich, vor allem auch im rehabilitativen Training, die Anzahl an Wiederholungen zu reduzieren, aber dafür die Serienzahl zu erhöhen. Das lässt Ihnen die Möglichkeit, sich auf wenige (vier bis sechs) Wiederholungen zu fokussieren, die Qualität der Ausführung zu erhöhen und die Rumpfspannung problemlos aufrecht zu erhalten. Statt des traditionellen Muskelaufbaukonzepts von zehn bis zwölf Wiederholungen bei drei Serien und 90 bis 120 Sekunden Pause zwischen den Serien, versuchen Sie doch mal, Ihre Belastung etwas zu verändern: sechs Wiederholungen bei sechs bis acht Serien und 60 Sekunden Pause.

- **Übungen für den Rumpf immer einbauen:** Der Rumpf ist an der Kompensation beziehungsweise Übertragung von außen einwirkenden Kräften maßgeblich beteiligt. Daher ist es nicht nur während des Trainings, sondern vor allem für den Alltag wichtig, Stabilität zu gewährleisten. Nicht selten werden wir fragend angeblickt, wenn Sprunggelenkspatienten mit uns Stützübungen für den Rumpf trainieren. Doch die Kraft der wirbelsäulennahen Muskulatur bildet die Grundlage für die Ganzkörperkontrolle. Zu einem guten Trainingsprogramm gehört immer auch die eine oder andere Übung für Bauch- und Rückenmuskulatur.

DAS A BIS Z DER ALLTAGSOPTIMIERUNGEN

Mit diesen alphabetisch sortierten Tätigkeiten möchten wir Sie mit einem Augenzwinkern auf die eine oder andere Optimierungsmöglichkeit des Alltags hinweisen. Aufgepasst!

ABWASCHEN: Eine Aufgabe, die die wenigsten von uns besonders interessant finden und sicherlich in dem einen oder anderen Haushalt für Diskussionen sorgt. Achten Sie auf einen geraden Rücken und beugen Sie vor allem Ihre Knie, wenn Sie widerwillig manuell Ihre Spülmaschine einräumen.

ARBEITEN: Sie arbeiten tagein, tagaus sitzend am Schreibtisch? Versuchen Sie, stündlich Ihren Kreislauf in Schwung zu bringen: Aufstehen, sich strecken, den Oberkörper drehen, die Arme heben. All dies bringt Abwechslung in den monotonen Alltag. Oft bewirkt bereits das Verändern der Sitzposition wahre Wunder. Anstatt sich dauerhaft nur gekrümmt über die Tischfläche zu beugen, bietet das »am Stuhl lungern« eine sehr gute Alternative für Ihren Rücken. Die Haltemuskulatur an der Wirbelsäule kann sich dadurch – ähnlich wie beim Schlafen – entspannen und teilweise regenerieren. Wichtig in Bezug auf die Sitzposition: Abwechslung!

AUTOFAHREN: Ihnen steht eine lange Autofahrt bevor? Das Einlegen von Pausen ist hierbei besonders wichtig und nicht nur ausschlaggebend für Ihre Konzentration. Ihr Rücken wird sich ebenso bedanken. Das Ändern der Sitzposition ist hier nur sehr schwierig möglich. Nutzen Sie deswegen den Rastplatz – vor allem Hampelmänner am Parkplatz zählen zu den effektivsten Muntermachern.

BODEN KEHREN: In jedem Eck sammelt sich mittlerweile der Staub an? Beim Kehren gilt es zu beachten, den Rücken regelmäßig zu entlasten. Also nicht alles nur im Stehen reinigen. Wenn Sie sich ab und an hinknien, wird das Kreuz minimal belastet. Bitte denken Sie jedoch daran, ebenso nicht zu lange auf allen Vieren herumzuturnen – Ihre Kniescheiben werden es Ihnen danken. Wer clever ist, steigt zuvor bereits auf den Staubsauger um.

BÜGELN: Hierbei kommt es wie immer auf Abwechslung an! Also möglichst viele verschiedene Kleidungsstücke bügeln. Spaß beiseite, Abwechslung in Ihrer Körperhaltung, darum geht's! Mal den Rücken beugen, mal ganz durchstrecken. Ebenso mal die Hand- und Armposition verändern, den »Bügelarm« wechseln und das Bügelbrett, falls möglich, auf Höhe des Bauchnabels einstellen. Erfahrene Profibügler machen währenddessen einen Einbeinstand – ohne dabei Löcher in die Kleider zu brennen, versteht sich natürlich.

COUCHING: Die optimale Sitzposition auf der Couch, ein Rätsel für sich! Wichtig dabei ist, nicht zu lange auf einer Seite zu verharren, denn sonst schläft zuerst der Arm und dann man selbst ein. Auch mal auf dem Bauch liegen bietet Abwechslung, selbst wenn es für die Wirbelsäule etwas strapaziöser ausfällt. Ach was, runter von der Couch und ab an die frische Luft!

COMPUTER SPIELEN: Beim Computer spielen ist darauf zu achten, dass man eher nach unten sieht, um seine Halswirbelsäule zu entlasten, statt dauerhaft nach oben auf den Schirm zu blicken. Richten Sie sich Ihren Platz am besten ein wie in der Abbildung auf Seite 33 dargestellt. Ebenso sollten Sie darüber nachdenken, sich einen bequemen Stuhl mit Nackenstütze zuzulegen.

DOPPELKLICKEN: Haben Sie gewusst, dass eine dauerhafte falsche Hand- und Armposition beim Doppelklicken auf der Maus zu ernsthaften Verletzungen führen kann? Konstantes Abwinkeln der Hand kann zu Entzündungen führen, die sich über den ganzen Arm hinweg bis zur Schulter verlagern können. Versuchen Sie deshalb, eine neutrale Position im Handgelenk beizubehalten und, falls möglich, auch mal die Hand zu wechseln. Dies ist zwar schwieriger, strengt aber gleichzeitig auch die grauen Zellen an!

DUSCHEN: Nicht selten gibt es in Haushalten statt einer Dusche lediglich eine Badewanne mit Duschvorhang. Sollte dies auch für Sie zutreffen, so sollten Sie darauf achten, genügend Möglichkeiten zum Festhalten sowie zum Ein- und Aussteigen in die Badewanne zu haben. Ein kleiner Tritt davor kann Wunder bewirken. Zudem sollten Sie sich für Ihre Badewanne eine rutschfeste Unterlage besorgen, denn gerade im Alter wird es schwerer, sich abzufangen, sollten Sie ausrutschen – mit vielleicht katastrophalen Folgen. Hier sollten Sie nicht am falschen Ende sparen.

EINKAUFEN: Einkäufe werden oft zu Fuß erledigt. Dabei kann das dauerhaft einseitige Tragen von Tüten oder Taschen zu Verspannungen und Schmerzen führen. Versuchen Sie daher, das Gewicht gleichmäßig auf beide Seiten zu verteilen. Scheuen Sie bei kleineren Einkäufen im Supermarkt den Griff zum Einkaufswagen nicht und machen Sie sich am besten mit einem Rucksack gewappnet auf den Weg zum Einkaufen.

ESSEN: Die Hand zum Mund – und nicht andersherum. Ziel ist, einerseits aufrecht zu sitzen und andererseits die Halswirbelsäule gerade zu halten. Dadurch werden Schmerzen und Verspannungen vorgebeugt und Sie machen beim nächsten Knigge-Kurs eine gute Figur!

FENSTER PUTZEN: Im Sommer fallen ungeputzte Fenster besonders auf. Sowohl mit großen als auch kleinen Bewegungen wird der gesamte Muskelapparat der Arme und des Oberkörpers trainiert. Machen Sie zwischendurch auch ruhig eine Pause und vergessen Sie die Außenseite nicht – es sei denn, Sie befinden sich in einem Hochhaus.

FLIESENLEGEN: Ihr neues Badezimmer ist fast fertig? Sie müssen nur noch den Boden legen? Dann tun Sie dies, aber bitte legen Sie sich ein Polster oder weiche Pads unter Ihre Knie. Die konstante Belastung, die auf die geringe Fläche der Kniescheiben wirkt, kann auf Dauer zu Knochen- und Knorpelschäden führen.

GÄRTNERN: Gärtnerei – ein Hobby an der frischen Luft. Was kann es Besseres geben? Achten Sie darauf, nicht die ganze Zeit am Boden zu knien. Gehen Sie ruhig mal in die Hocke und setzen Sie sich beim Unkrautjäten ins Gras. Außerdem kann es hilfreich sein, häufig kurze Pausen einzulegen und sich bei schweren Arbeiten einfach mal helfen zu lassen. Ihre Gelenke werden sich bedanken.

GEHEN: Haben Sie sich schon mal Gedanken darüber gemacht, wie Sie eigentlich gehen? Blicken Sie mal zu Boden und analysieren Sie Ihr Gangmuster. Würden Sie sich eher als Ente oder als Supermodel bezeichnen? Oder schleifen Sie monatlich die Sohlen Ihrer Schuhe ab? Achten Sie auf ein gleichmäßiges Gangmuster, versuchen Sie, die Beine beim Gehen nicht zu stark zu überkreuzen und die Füße minimal nach außen zu rotieren.

HANDYNUTZUNG: Das Handy – der kleine Bildschirm, der mittlerweile auf jede Frage eine Antwort hat. Vor allem die Halswirbelsäule und der Daumen entwickeln sich zu Problemzonen. Versuchen Sie, nicht dauerhaft in einer einzigen Position zu verharren. Besonders in öffentlichen Verkehrsmitteln sind viele Menschen zu beobachten, die ihren Blick gesenkt mit dem Kinn auf der Brust haben. Gerne mal entspannt zurücklehnen, die hintere Nackenmuskulatur anspannen und ein Doppelkinn machen. Dadurch können sich verkrampfte Strukturen entspannen. Bevor man im Daumen Schmerzen bekommt, sollte man einfach mal die anderen neun verfügbaren Finger in Betracht ziehen. Oder ein gutes Buch zur Hand nehmen.

HEBEN: Beim Heben kommt es vor allem darauf an, einen möglichst geraden, neutralen Rücken beizubehalten und die starke Beinmuskulatur arbeiten zu lassen. Mit gestreckten Armen und gebeugten Knien kann man auch schwerere Lasten effektiv und schonend aufheben. Dennoch sollte man sich nicht überschätzen. Lieber den starken Nachbarn von nebenan um Hilfe bitten.

HINLEGEN: Wenn Sie sich in Ihr Bett legen, achten Sie darauf, dass sich Ihre Wirbelsäule in ihrer natürlichen Doppel-S-Form befindet. Wenn Sie auf der Seite liegen, platzieren Sie ein flaches Polster zwischen Matratze und seitliche Bauchmuskulatur und verwenden Sie kein hohes Kissen, um die Wirbelsäule zu entlasten. Lassen Sie sich von Ihrem Partner bestätigen, dass Ihre Wirbelsäule von der Seite betrachtet eine neutrale Position einnimmt. Sollten Sie bereits unter Rückenbeschwerden leiden, ist es ratsam, sich beim Kauf einer Matratze ausreichend Zeit zu nehmen. Testen Sie diese vorher ausgiebig!

IMPFEN: Kein Muss, jedoch sollte eines beachtet werden: Impfen und Sport vertragen sich in unmittelbarem Abstand nicht vollkommen problemfrei. Körperliche Anstrengung kann zu Kopf- und Gliederschmerzen sowie auch Fieber führen. Besser einen Tag Pause machen, dann ist man auf der sicheren Seite.

INNEHALTEN: Sie haben gerade eine Minute? Nutzen Sie diese Zeit für etwas Aktivität. Lieber liegen und gehen als sitzen und stehen. Dieser Spruch bezieht sich vor allem auf die Statik der Wirbelsäule. Unser zentraler Stützpfeiler wird durch eine sogenannte passive Stabilisierung gehalten. Dies bedeutet, dass körpereigenes Wasser beim Liegen und Sporttreiben von den Bandscheiben aufgenommen wird und dadurch die Wirbelkörper voneinander wegdrückt. Der umliegende Bandapparat, der nicht dehnbar ist, kommt dadurch auf Spannung und es entsteht eine unabhängige Stabilisation. Bei zu vielem Sitzen und Stehen hingegen wird dieses Wasser aus den Bandscheiben herausgedrückt, was dazu führt, dass besagte umliegende Bänder keine stabilisierende Funktion mehr ausüben können. Dadurch muss die umliegende Muskulatur jene Aufgabe übernehmen – dies kostet viel Kraft und ist auf Dauer ermüdend, was wiederum schneller zu Verletzungen führt.

JOGGEN: Laufen ist zum Volkssport avanciert, da man ihn in der Regel überall unproblematisch ausführen kann. Es gibt jedoch ein paar Hinweise, die man beachten sollte, damit man – unabhängig davon, ob man nur gelegentlich oder sehr regelmäßig läuft – langfristig beschwerdefrei bleibt. Wichtig ist ein Warm-up, welches knapp zehn bis 15 Minuten dauern sollte und gelenkspezifisch ausgerichtet ist. Tipps zum Aufwärmen der unteren Extremität erhalten Sie im abschließenden Kapitel dieses Buches (siehe ab Seite 85). Aber auch nach der Belastung sollten Sie den Körper bewusst runterfahren und ihn bei der Regeneration unterstützen, zum Beispiel durch lockeres Gehen oder Stretching-Routinen. Während des Joggens gilt, besonders dem Abrollen des Fußes Beachtung zu schenken, um einwirkende Kräfte optimal abzufangen. Ebenfalls sollte man darauf achten, die Beinachse gerade zu halten und weder in eine Varus- (O-Beine) noch in eine Valgus-Stellung (X-Beine) zu fallen. Besonders bei längeren Läufen ist die Gefahr groß, dass das Becken nach vorn kippt, sodass die Lendenwirbelsäule beim Laufen stärker belastet wird. Ein gezieltes Training der hüftumgreifenden Muskulatur, besonders der Mobilität, kann diesem entgegenwirken.

JUSTIEREN: Schon mal überlegt, etwas an sich selbst zu justieren? Beginnen Sie am besten damit, sich Ihre Bewegungsmuster mal genauer anzusehen. Wie landen Sie beispielsweise nach einem kleinen Sprung? Bewegen sich Ihre Knie parallel zueinander oder bemerken Sie, dass Sie leicht nach innen oder außen knicken? Solch kleine Veränderungen können zu schmerzhaften Verletzungen führen. Kontrollieren Sie auch bei den einfachsten Übungen Ihre Knie- und Sprunggelenkstellung und achten Sie vor allem bei den sich ständig wiederholenden Bewegungen Ihres Alltags auf Verbesserungsmöglichkeiten.

KAUEN: Eine der natürlichsten täglichen Aktivitäten. Jedoch kann man auch hier einiges falsch machen. So sollte das einseitige Kauen auf Dauer vermieden werden, da dadurch ein Ungleichgewicht der Kiefermuskulatur entsteht und dies schlussendlich zu Verspannungen, Kopfschmerzen und Beschwerden beim Essen führen kann. Es empfiehlt sich, des Öfteren die Kauseite zu wechseln und hin und wieder nicht nur die Nackenmuskulatur, sondern auch die Kaumuskulatur beim Physiotherapeuten zur Sprache zu bringen.

KOCHEN: Wie man sich abwechslungsreich ernährt und warum das sinnvoll ist, können Sie in zahlreichen Ratgebern nachlesen. Hier möchten wir uns aber darauf fokussieren, wie Sie am besten kochen und gleichzeitig Ihrem Körper etwas Gutes tun können. Sie sollten darauf achten, dass Sie nicht andauernd in vorgebeugter Haltung arbeiten, sollte Ihre Küchenarbeitsplatte zu niedrig sein. Zum Schneiden setzen Sie sich ruhig ab und zu mal hin oder richten Sie sich alle fünf bis zehn Minuten bewusst langsam auf. Sollten Sie keinen Tisch in der Nähe haben, können Sie sich Ihr Schneidebrett zum Beispiel durch Kochbücher erhöhen. Und wenn Ihnen beim Rühren langweilig wird, stellen Sie sich dabei auf ein Bein und trainieren so gleichzeitig Koordination und Stabilität!

LERNEN: Lernen ist für manche ein sehr leidiges Thema. Probieren Sie mal, nebenbei Kniebeugen oder Sit-ups zu machen. Kombinieren Sie sowohl körperliche als auch geistige Weiterbildung und bleiben Sie dadurch fit. Der Wandsitz ist beispielsweise eine sehr gute statische Übung für die Bein- und Rumpfmuskulatur und erlaubt zeitgleich das Lesen eines guten Schmökers.

LESEN: Zeitungen, Magazine oder Bücher zu lesen, besonders vor dem Einschlafen, ist ein gutes Ritual, um die Ruhephase des Körpers einzuleiten. Oftmals findet man sich jedoch in muskulär angespannter Haltung wieder, sei es zum Beispiel durch ein zu hohes Kissen oder eine Seitenlage beim Lesen. Versuchen Sie daher so oft es geht, Ihre Stellung beim Lesen zu ändern oder finden Sie eine Position, in der Sie eine gänzlich entspannte Haltung einnehmen können.

MASSIEREN: Obwohl Sie beim Massieren jemand anderem etwas Gutes tun, sollten Sie hierbei nicht sich selbst vergessen. Bevor Ihre Hände, Arme und Schultern krampfen, ist es ratsam, diese mit rotierenden Bewegungen zu lockern und zu entspannen. Nutzen Sie dynamische Techniken, Ihr eigenes Körpergewicht und Ihre Ellbogen. Wer es fernöstlich möchte, sollte sich aber von einem Profi beraten und zeigen lassen, wie man seine Füße korrekt einsetzt.

MASSKRUGSTEMMEN: Die entscheidende olympische Disziplin seit 1810 in München auf der Wiesn. Hierbei ist die richtige Ausführung enorm wichtig. Erster Schritt: fester stabiler Stand, hüftbreit, Blick entschlossen gerade aus. Zweiter Schritt: beide Schultern hochziehen, nach hinten führen und absenken, um dadurch Spannung im Rücken, den Schultern und der Brust zu generieren. Dritter Schritt: den Krug mit fast gestrecktem Arm nach vorn bringen und halten. Vierter Schritt: ruhige Atmung beibehalten und nicht anmerken lassen, dass dem baldigen respiratorischen Versagen nur die muskuläre Ermüdung vorauseilt.

NIESEN: Hektisches Verreißen der Halswirbelsäule tritt beim ruckartigen Niesen immer häufiger auf. Vermeiden Sie diese Bewegung, da Verletzungen und Verspannungen im Nackenbereich negative Auswirkungen auf die gesamte Wirbelsäule haben können. Zusätzlich kann es bei unteren Rückenbeschwerden helfen, beim Niesen leicht in die Knie zu gehen. Diese Schonhaltung entlastet die Wirbelsäule im Gegenzug zu der plötzlichen Anspannung der Bauchmuskulatur.

OBST ESSEN: Eine abwechslungsreiche Ernährung ist notwendig für eine ausreichende Versorgung mit allen Nährstoffen, die unser Körper täglich benötigt. Äpfel und Birnen zum Beispiel enthalten Ballaststoffe für die Verdauung, Erdbeeren, Himbeeren und schwarze Johannisbeeren Eisen und Magnesium und Zitrusfrüchte sind für Ihren hohen Vitamin-C Gehalt bekannt. Greifen Sie zu und beherzigen Sie die auch heute noch gültige Regel für Obst oder Gemüse: fünf Portionen pro Tag!

PAUSIEREN: Statt nur jeden siebten Tag zu ruhen, sollten Sie im irdischen Arbeitsalltag öfter mal für einen kurzen Moment innehalten. Atmen Sie ein paar Mal tief durch, gönnen Sie sich einen kurzen Spaziergang und beißen Sie in einen Apfel. Aber Vorsicht: Zu viel Genuss und Sie könnten rausfliegen.

QUARANTÄNE: Isolation bedeutet nicht, dass man nicht aktiv etwas für seine Gesundheit unternehmen kann! In den letzten Jahren hat sich das Training mit eigenem Körpergewicht zum regelrechten Trend entwickelt. Selbst in Fitnessstudios, in denen Hanteln und Trainingsmaschinen zur Verfügung stehen, sieht man immer häufiger Sportler, die freie Übungen absolvieren. Auch auf Onlineplattformen und Streamingdiensten findet man zahlreiche Trainingstipps.

RASENMÄHEN: Hierbei ist zu beachten, dass die Arme nicht vollkommen durchgestreckt sind und man einen geraden Rücken hat. Wenn möglich, sollte man den Griff des Rasenmähers etwas höher stellen, um nicht den Rumpf in ständiger Vorhalte zu belasten. Bei größeren Gärten empfiehlt sich durchaus ein fahrbarer Rasenmäher, der nicht nur Zeit spart, sondern auch Ihren Rücken schont.

RUCKSÄCKE: Sehr häufig kann man beobachten, wie ein Rucksack ganz locker über nur eine Schulter gelegt mit sich herumgetragen wird. Oft beginnen Kinder schon sehr früh in der Schule damit. Aber Achtung: Auf Dauer kann dies zu muskulären Disbalancen und Beschwerden im Schultergürtel sowie der gesamten Wirbelsäule führen. Seien Sie cool bis ins hohe Alter, indem Sie fit bleiben und Rucksäcke entsprechend richtig tragen.

SITZEN: Lange Sitzphasen sind in unserer Gesellschaft nicht immer zu vermeiden. Gerade der statische Verbleib in einer (potenziell gekrümmten) Körperhaltung stellt erwiesenermaßen einen Risikofaktor für orthopädische Beschwerden vor allem des Rückens dar. Um dem vorzubeugen, hilft neben allen passiven Maßnahmen wie Lendenstützen, Lehnen oder Sitzkissen vor allem eines: Bewegung. Viele Utensilien zielen darauf ab, Ihnen ein bewegtes Sitzen zu ermöglichen. Dabei kann man den Körper auch bewusst auf lange Sitzphasen durch Training der Muskulatur vorbereiten. Wie Sie dies am besten tun, zeigen wir in unseren Übungstipps (siehe ab Seite 118).

TELEFONIEREN: Schon mal versucht, auf einem Bein zu telefonieren? Oder sich währenddessen zu dehnen und zu strecken? Das bringt Abwechslung in einen straffen Alltag. In Zeiten der Pandemie wird Ihr Chef derartige Gesundheitsmaßnahmen während eines Videocalls auch billigen.

UMBAUEN: Sie wollen Ihre Wohnung renovieren? Eine Wand einreißen? Achten Sie hierbei neben dem Gehörschutz auch auf Ihre körperliche Gesundheit. Bewaffnen Sie sich mit einem Vorschlaghammer und nutzen Sie das volle Bewegungsausmaß Ihrer Schulter aus. Jedoch sollten Sie sich im Vorhinein etwas aufwärmen. Hierfür empfiehlt sich Schulterkreisen und Schulterheben sowie das Vor- und Zurückführen der Schulterblätter. Auch das Streichen der Wände kann belastend für die obere Extremität werden. Besorgen Sie sich adäquates Equipment oder planen Sie viele Pausen ein, um Ihre Sehnen und Bänder vor Überlastung zu schützen.

UMZIEHEN: Versuchen Sie, das monotone Kleiderwechseln mal etwas schwerer zu machen. Einbeiniges Anziehen eines Pullovers beispielsweise kann bei häufigem Probieren zu einer interessanten Aufgabenstellung werden. Durch das Eliminieren des visuellen Inputs beim Überziehen über den Kopf muss sich der Körper vermehrt auf die Tiefensensibilität der Beine verlassen.

VERBEUGEN: Beim Verbeugen ist es zweckmäßig, diese Bewegung in einer langsamen konstanten Form durchzuführen. Bei ruckartigem Verreißen kann Ihnen ein Hexenschuss einfahren, welcher weitere Verspannungen und Verletzungen mit sich ziehen kann. Das Abtreten von der Bühne könnte sonst nicht nur peinlich aussehen, sondern auch dauerhaft sein.

WANDERN: Wandern ist zwar eine sehr häufig betriebene Sportart, sollte jedoch nicht unterschätzt werden. Das dauerhafte, leicht nach vorn gebeugte Marschieren mit manchmal sogar etwas mehr Gepäck kann aufgrund der hohen Belastung zu Wirbelsäulenbeschwerden führen. Sie können die Belastung der Wirbelsäule reduzieren, indem Sie Ihre Reise mit einem geeigneten Rucksack und Wanderstöcken antreten. Letztere helfen beim Abstützen und eignen sich hervorragend für das Bergabgehen.

XYLOPHONIEREN: Wenn Sie sich mal wieder Ihren musikalischen Vorlieben hingeben, so bedenken Sie: Winkeln Sie Ihre Ellbogen leicht an, führen Sie die Schlägel in einer durchgehenden Bewegung von der Schulter ausgehend und halten Sie dabei eine neutrale Position in Ihrer Wirbelsäule. Vergessen Sie nicht, dabei Spaß zu suggerieren.

YOGA: Youtube bietet eine enorme Auswahl an Anleitungsvideos für Yogainteressierte, die Sie zu Hause spielend nachmachen können. Bevor Sie sich jedoch als Einsteiger voller Effet an die anspruchsvollen Beweglichkeitsübungen machen, sollten Sie sich zunächst gut aufwärmen oder bewusst ein Einstiegsprogramm auswählen.

ZEICHNEN: Man zeichnet bekanntlich mit der Hand, nicht mit der Nase. Aufrechtes Sitzen schadet auch hierbei nicht. Wenn möglich, kann man das Zeichenblatt erhöhen oder sogar an einer Staffelei befestigen.

ZÄHNEPUTZEN: Eine eintönige, aber wichtige tägliche Aufgabe. Warum kombinieren Sie nicht das Notwendige mit ein paar herausfordernden Übungen? Stellen Sie sich eine Minute nur auf ein Bein und versuchen Sie, das andere Bein bis auf 90 Grad (Rumpf-Oberschenkel-Winkel) anzuheben. Erschweren können Sie dies noch, indem Sie sich auf eine weiche Unterlage, wie zum Beispiel ein mehrfach gefaltetes Handtuch, einen Bademantel oder Ihren Wäschesack stellen. Durch die höhere Anforderung an Ihr Gleichgewicht trainieren Sie während des Zähneputzens so spielend leicht Ihre Ganzkörperstabilität. Denn auch mit Training ist es wie mit dem täglichen Zähneputzen: Es kommt auf die Konstanz an!

FITNESS FÖRDERN

Der Begriff *Fitness* ist im Deutschen geprägt von körperlicher Aktivität, ganz im Sinne des Gesundheitssports, und ist ebenso als Breitensport zu verstehen. Fitness ist im Gegensatz zum Leistungssportgedanken zunächst dem Lebenskontext untergeordnet. Fitness hilft, andere Lebensbereiche, wie zum Beispiel Arbeit und Soziales, durchzuführen. Jedoch ist das Erreichen der Ziele im Fitnesssport denen anderer Bereiche nachgestellt.

Fitness zu fördern kann vieles bedeuten: noch bis ins hohe Alter zu Fuß einkaufen gehen, nicht an Rückenschmerzen zu erkranken, mit 45 Jahren noch einmal einen Marathon laufen oder nach einem Kreuzbandriss wieder mit den Kumpels trainieren zu können. Sie werden gemerkt haben, dass sich drei unterschiedliche Motive herausarbeiten lassen, die entscheidend sind für die Definition von Fitness: die gesundheitliche Ausrichtung, ein körperbezogener Ansatz oder soziale Motive, um weiter an gesellschaftlichen Aktivitäten teilhaben zu können. Je nach Ziel richtet sich Ihr Training unterschiedlich aus und folgt bestimmten Grundsätzen. Sie sollten sich zunächst die Frage stellen: »Was möchte ich erreichen?«

Das folgende Kapitel beschäftigt sich mit ein paar dieser Trainingsgrundsätze und gibt Ihnen hilfreiche Tipps für das Erreichen der eigenen Ziele und der Gesunderhaltung. Dabei ist zu beachten, dass die genannten Prinzipien als Handlungsorientierungen zu verstehen sind, die im Einzelfall auch abgeändert werden können beziehungsweise müssen.

Grundsätze des Trainings

Grundsätzlich gilt: Bewegung ist positiv. Während heutzutage Patienten nach Hüftprothese-Operationen bereits noch am selben Tag passiv bewegt werden, sollten sich gesunde erwachsene Menschen mindesten 60 Minuten pro Woche aktiv sportlich betätigen. Es kommt vor allem auf das richtige Ausmaß an und wie die individuellen körperlichen

Umstände sind. Doch wenig ist so entmutigend, wie regelmäßig zu trainieren, aber mit ausbleibenden Erfolgen konfrontiert zu sein. Daher sollte Training immer an klaren Zielen ausgerichtet sein und auch dementsprechend geplant werden.

Dabei neigen wir in Zeiten der internationalen Vernetzung dazu, uns utopische Ziele zu setzen, ganz nach dem Vorbild: »Was der kann, kann ich schon lange!« Doch selten hat jemand in einer Woche zehn Kilogramm Fett abgenommen oder ohne (unerlaubte) Hilfsmittel zehn Kilogramm Muskelmasse aufgebaut. Versuchen Sie, sich realistische Ziele zu setzen – und viele. Planen Sie kleine Schritte. Denn Ziele zu erfüllen, gibt uns ein gewisses Maß an Zufriedenheit, indem es unser internes Belohnungssystem ankurbelt. Unser Gehirn schüttet Dopamin aus und wir erhalten einen neuen Motivationsschub.

Worauf sollte man also im Training achten?

1. Kontinuierliche Belastung

Wie bei vielen Dingen im Leben (sei es Zähneputzen, Sprachen lernen oder das Rühren beim Milchreiskochen) erreichen wir Fortschritte besonders durch eines: Konstanz. Nur die stete Ausführung beziehungsweise das regelmäßige Wiederholen bringt uns ans Ziel. Statt ein einziges Mal für zehn Stunden zu trainieren, sollten Sie lieber über 15 Tage verteilt jeweils eine Stunde die Hufe schwingen. Drei Tage in der Woche aktiv zu sein, kann bereits zu bedeutenden Erfolgen führen. Dabei hängt die konsistente Durchführbarkeit

TRAININGSTIPP

Geeignete Trainingsziele sind realistisch, zielführend und bringen in kleinen Schritten ans übergeordnete Gesamtziel.

stark mit der Intensität der Handlung zusammen. Das Atmen benötigt einen energetisch gesehen relativ geringen Aufwand, deswegen können und sollten wir dies 24 Stunden am Tag weiterführen. Treppensteigen hat im Vergleich dazu einen hohen energetischen Bedarf, da zahlreiche Muskeln bewegt werden und Arbeit verrichten. Deshalb sollten wir hin und wieder Pausen einlegen, um uns zu regenerieren. Wenn wir uns an die Belastung gewöhnen wollen, sollten wir aber, sobald die Reserven wieder ausreichend gefüllt sind, erneut zur Tat schreiten, um unseren höchst adaptiven Körper erneut mit Beanspruchung zu konfrontieren. Denn unser Körper kann sich sowohl an Aktivität als auch Inaktivität gewöhnen! Kontinuierliche Belastung ist wichtig, um unseren Motor und unsere Motivation am Laufen zu halten.

2. Zyklische Gestaltung der Belastungen (Periodisierung)

Erholung beziehungsweise Pausenzeiten sind unzertrennlich mit Training verbunden. Während Bewegung und Aktivität greifen wir unsere Reserven und Strukturen an und müssen Ihnen ausreichend Zeit zur Aufstockung gewähren. Denn Muskeln wachsen in der Pause! Auch hier spielt die Intensität der Belastung eine große Rolle: Haben wir uns intensiv beansprucht, benötigen Strukturen und Stoffwechselprozesse deutlich mehr Zeit zur Regeneration. Kurze Trainingsprogramm mit mittlerer Intensität, die als Morgen- oder Abendroutine vorgesehen sind, dürfen jedoch auch täglich trainiert werden.

Im Spitzensport existieren zahlreiche diagnostische Marker (zum Beispiel Blutparameter, Muskelkraft, motorische Tests), die Aufschluss darüber geben, ob und wie sehr ein Körper beansprucht ist. Durch die enge Betreuung von Trainern, Physiotherapeuten und Ärzten sind Sportler so in der Lage, ihr Training optimal zu timen. Für unseren alltäglichen Gebrauch ist unser subjektives Empfinden oft schon ausreichend: Wenn Sie Muskelkater haben, gönnen Sie sich einen Tag Pause und steigen Sie mit dem intensiveren Training erst wieder ein, wenn die Muskelschmerzen verschwunden sind und Sie sich gut fühlen. Indes können Sie durch sehr moderates Training (zum Beispiel lockeres Joggen, Spazierengehen, entspanntes Radfahren) die Regenerationsprozesse unterstützen oder aber Sie trainieren andere Muskelpartien. Sollten Sie zu früh wieder einsteigen, laufen Sie Gefahr, Strukturen nachhaltig zu schädigen.

3. Trainingswirksame Reize setzen

Wir belasten uns bewusst, damit wir unserem Körper seine Grenzen aufzeigen und diese erweitern können. Je nach körperlicher Konstitution sind jedoch andere Aufgaben zu bewältigen, um Anpassungen hervorzurufen. Diskuswerfer Robert Harting werden Sie damit nicht mehr trainieren können, ein T-Shirt zu zerreißen. Für unsereins ist das eine nicht zu bewältigende Herausforderung. Wir können Ihnen nicht konkret sagen, mit welcher Kraft Sie zum Beispiel am Gymnastikband ziehen müssen, um Ihre Muskulatur bestens zu beanspruchen. Aber wir können Ihnen eine Orientierung auf Basis trainingsspezifischer Normative geben, die es Ihnen ermöglichen sollte, ein paar Schritte selbst zu laufen.

Im Sport beziehen sich Richtlinien im Regelfall auf die MVC (*maximum voluntary contraction*), also die maximal willkürliche Kontraktionsfähigkeit der Muskulatur beziehungsweise dessen Kraft-Output. Man misst die Kraft, die ein Muskel maximal aufbringen kann, und definiert anschließend Trainingsbereiche. So hat sich zum Beispiel für den Muskelaufbau eine Intensität von 60 Prozent der MVC etabliert. Dies ist gleichbedeutend mit zehn bis zwölf Wiederholungen einer Trainingsübung. Wenn Sie ein Gewicht maximal zwölfmal bewegen können, befinden Sie sich in diesem Trainingsbereich und werden aller Wahrscheinlichkeit nach am Folgetag Muskelkater entwickeln. Das ist ein gutes Zeichen! Da diese Anzahl an Wiederholungen selten ausreicht, einen wirksamen Reiz zu setzen, sollten Sie nach einer kurzen Pause die identische Übung erneut ausführen. Für Muskelaufbautraining hat sich so zum Beispiel ein Trainingsnormativ von zehn bis zwölf Wiederholungen, mit 90 bis 120 Sekunden Pause und drei Serien etabliert. Diese Vorgehensweise ist sicherlich nicht allgemeingültig, sollte Ihnen aber für Ihr eigenständiges Training zu Hause und die ersten Schritte eine gute Orientierung liefern.

4. Steigerung der Belastungsanforderungen

Der Mensch ist in der Lage, sich an Belastung zu gewöhnen. Während Ihnen anfangs der Anblick Ihrer Laufschuhe zunächst noch bedrohlich und reizlos erscheinen mag, werden Sie mit der Zeit gegenseitige Toleranz entwickeln. Ja, vielleicht werden Sie sogar ein bisschen Spaß daran haben, sich mit ihnen aktiv auseinanderzusetzen. Woran das liegt? An

Adaptationsprozessen. Wenn wir uns regelmäßig belasten, passt sich unser Organismus an. Unser Stoffwechsel reagiert schneller auf Belastungsänderungen, unsere Muskeln bilden mehr Fasern und können besser genutzt werden und unsere Ausdauer (auch: Ermüdungswiderstandsfähigkeit) erhöht sich. All dies hat zur Folge, dass wir merklich aktiver werden. Es fällt mit der Zeit immer leichter, von der Couch aufzustehen, bis zu dem Punkt, an dem die Couch nur noch der Erholung des Sports dient. Doch mit der physischen Anpassung wird unser Training zeitgleich ineffektiver.

Die identische Belastung führt infolge des Trainings zu einer geringeren Beanspruchung. Während Sie anfangs noch zehn Liegestütze mit Ihrem Körpergewicht durchführen können, sind es bald vielleicht schon 20. Wenn Sie jedoch weiterhin immer nur zehn Liegestütze machen, agieren Sie unterhalb Ihrer muskulären Möglichkeiten. Die Muskulatur wird weniger beansprucht und das Training somit weniger effektiv. Deswegen sollten wir (vorausgesetzt wir möchten Fortschritte erzielen und nicht nur unseren Zustand erhalten) die Belastung langsam steigern. Wir würden Ihnen sehr gern konkrete Hinweise liefern, wie Sie dies zu bewerkstelligen haben. Allerdings ist die Anpassung des Körpers ein hochindividueller Prozess und abhängig von Faktoren wie Genetik, Erfahrung mit Sport und Alter. Wenn Sie mit Ihrem Training allein nicht mehr weiterkommen, sollten Sie sich den Rat eines Experten (Sportwissenschaftlers, Fitnesstrainers) holen, der mit Ihnen individuell arbeiten kann. Er wird Ihnen helfen, die Belastung angemessen zu steigern, ohne ihre anatomischen Strukturen zu gefährden.

5. Andersartige Trainingsreize

Stellen Sie sich vor, Sie würden zehn Jahre lang immer nur ein und dasselbe Buch lesen. Wie oft würden Sie das durchhalten und wie viel würden Sie dazulernen? Sicherlich erfahren Sie beim zweiten oder dritten Mal kleine Details, die Sie anfänglich übersehen haben. Sie beginnen, ein paar Wörter zu überfliegen und eventuell ganze Absätze zu überspringen, bis Sie nach dem vierten oder fünften Mal schlussendlich keine neuen Erkenntnisse gewinnen können. Wie viel Mehrwert würden Sie generieren, wenn Sie ein weiteres Buch desselben Autors lesen würden, zum Beispiel Kurzgeschichten oder eine Autobiografie? Sie würden verstehen, in welcher Epoche das Schaustück spielt, unter welchen Umständen der Autor gelebt hat und welche politischen Einflüsse sein Schreiben bestimmten. Sie würden Abschnitte neu interpretieren und Zusammenhänge neu knüpfen. So ähnlich verhält es sich mit Adaptationen durch Sport.

Monotonie im Training bringt Ihnen zum Anfang Sicherheit in der Bewegungsausführung unabhängig der Sportart. In jeder Disziplin benötigen Sie jedoch eine variable Verfügbarkeit der erlernten Bewegungsmuster, da sich die Anforderungen der Sportart konsequent ändern. Hier kommen andersartige Trainingsreize ins Spiel, die durch veränderte Rahmenbedingungen neue Reize auf Ihr System ausüben und Sie dazu zwingen, anpassungsfähig zu bleiben. Spielen Sie zum Beispiel eine Partie Tennis mal nicht mit Ihrem starken Arm, einen Satz bis acht oder starten ihn bereits beim Stand von vier zu vier. Sie können beim Joggen neue Schuhe tragen, beim Golf mit dem 9er-Eisen Putten üben, beim Speerwurf den Anlauf verlängern oder mit Flossen schwimmen. So stellen Sie Ihren Körper vor neue, unbekannte Aufgaben, an denen er wachsen kann.

6. Altersgemäße Belastung

Alles hat seine Zeit und nachdem wir Sie über strukturelle Veränderungen im Alterungsprozess bereits aufgeklärt haben, werden Sie nun volles Verständnis dafür entwickelt haben. Versuchen Sie, auch wenn es uns manchmal schwerfallen mag, mit den Jahren zu akzeptieren, dass Sie vielleicht immer längere Aufwärmphasen benötigen, um auf Touren zu kommen. Mit dem Schwinden der Muskelkraft werden neue Baustellen offengelegt, um die es sich zu kümmern beziehungsweise die es zu berücksichtigen gilt. Sie werden im Alter von 60 Jahren sehr wahrscheinlich weder die 100 Meter in unter zehn Sekunden laufen noch Ihren einstigen Hochsprungrekord knacken. Aber lassen Sie sich nicht entmutigen. Es existieren keine klaren Grenzen, wann Sie welche Sportart nicht mehr ausführen können. Früher oder später wird es sicherlich soweit sein, dass Sie den Tennisschläger vielleicht besser beiseitelegen. Die gute Nachricht aber ist: Wann dies sein wird, hängt sehr viel von Ihnen selbst ab! Denn wenn Sie sich altersgemäß belasten und regelmäßig abwechslungsreich trainieren (Ausdauer, Training zum Muskelerhalt, Stabilisationstraining), können Sie Ihre Selbstständigkeit, Lebensqualität und Agilität sehr lange aufrechterhalten.

Sie fragen sich, was altersgemäß bedeutet? Das hängt auch wieder von Ihrem individuellen Zustand ab. Allgemein lässt sich jedoch dazu raten, die Intensität von Trainingseinheiten etwas zu reduzieren, aber die Umfänge zu erhöhen – sich somit mehr auf Ausdauersport zu fokussieren als auf intensives Krafttraining mit Gewichten. Denn hochintensive Übungen stellen eine wesentlich höhere Belastung für Ihr Herz-Kreislauf-System dar. Verstehen Sie uns bitte nicht falsch: Auch im Alter ist intensives Training möglich und gewinnbringend! Jedoch sollten Sie sehr vorsichtig damit sein, es gut planen und zunächst ärztlichen Rat aufsuchen.

7. Zielgerichtete Belastung

Training ist nur effektiv, wenn es an Zielen ausgerichtet und entsprechend geplant wird. Sie werden zweifelsfrei zustimmen, dass es Ihnen wertvolle Zeit raubt, nach Westen zu laufen, wenn Sie eigentlich nach Norden wollen. Ähnlich ist es mit Training, auch wenn die verschiedenen existierenden Methoden eins gemein haben: Sie halten Sie fit. Ganz gleich, ob Sie Mobilität, Muskelaufbau, Ausdauer oder Ihre neuromuskuläre Kontrolle trainieren, jede Bewegung, die Sie ausführen, wird Ihnen helfen, die bereits erwähnten positiven Effekte physischer Aktivität anzukurbeln. Dank etablierter Konzepte bezüglich Belastungsnormativen können Sie auch selbstständig daheim in die richtige Richtung steuern.

Entscheidende Merkmale des Trainings sind unter anderem die Intensität (oft ausgedrückt über die prozentuale/absolute Herzfrequenz oder MVC), die Dauer und die Dichte der Belastung (wie viel Minuten Belastung und wie viel Pause dazwischen). Sollte Sie dieses Thema eingehender interessieren, möchten wir auf die bereits zahlreich vorhandenen Ausarbeitungen unterschiedlicher Autoren verweisen.[7] Derartige Konzepte sind im Hochleistungssport deutlich differenzierter und nicht in dieser verallgemeinernden Art aufzulisten, wie wir es gleich darlegen. Für den häuslichen Gebrauch und eine Orientierung sind diese Werte jedoch durchaus adaptierbar. Im Krafttraining können Sie sich grob an diesen Belastungsnormativen orientieren:

Ziel	Wiederholungen	Sätze	Satzpause	Einheiten	in % der Maximalkraft
Maximalkraft	1–4	6	5–6 Min	3x	100
Hypertrophie	8–12	3-4	2–4 Min	3x	70–80
Kraftausdauer	20–30	5	1–3 Min	3x	35–65

Entscheidend hierbei ist, dass Sie das Gewicht beziehungsweise die Last so hoch wählen, dass Sie nach Erreichen der angegebenen maximalen Wiederholungszahl auch lokal muskulär erschöpft sind. Nur dann ist davon auszugehen, dass der Trainingsreiz hoch genug war, um eine Anpassung auszulösen.

Die Bereiche des Ausdauertrainings werden grob wie folgt gegliedert:

Ziel	Prozent der maximalen Herzfrequenz	Dauer	Umfang	Pause
Grundlagenausdauer 1	60–75	40–180 Min.	1–4	1 Tag
Grundlagenausdauer 2	75–85	20–60 Min.	1–4	1–2 Tag(e)
Regeneration	<60	40–180 Min.	1–2	–

Im Fitnessbereich kommt der Ausdauer eine besonders tragende Rolle zu, da sie zahlreiche positive Effekte auf den Körper (funktionell und morphologisch) sowie das Gesundheitsempfinden ausübt. Noch dazu ist Ausdauersport bis ins hohe Alter wirksam, effektiv und durchführbar. Dabei sind die physiologischen Auswirkungen auf den Körper hinlänglich bekannt und hochgradig gewünscht: Regulierung des Blutdrucks, Verbesserung der Blutfette, des Immunsystems und der Sauerstoffbindungsfähigkeit durch erhöhte Kapillarisierung. Zudem verbessert es die Herzfunktion durch stärkere Durchblutung und muskuläre Anpassung an die Belastung (Schlagvolumen steigt). Ausdauertraining ist essenzieller Bestandteil der Gesunderhaltung! Dabei gibt die Sportindustrie durch Einfallsreichtum mannigfaltige Möglichkeiten an die Hand, die weit über Joggen hinausgehen: Radfahren, Schwimmen, Inlineskating, Nordic Walking, Aerobic, Rudern und vieles mehr.

Bevor Sie durchstarten, wäre es jedoch gut, durch eine Leistungsdiagnostik unter ärztlicher Aufsicht zunächst Ihre eigene Leistungskapazität zu prüfen. Anhand eines Stufenbelastungstests können geschulte Sportwissenschaftler und Ärzte Ihnen für Ihr Ausdauertraining klar formulierte Hilfestellungen geben.

Welcher Sport ist der richtige für mich?

Zeit ist ein wertvolles und knappes Gut. Neben Schlaf und Arbeit bleibt nur noch ein begrenzter Zeitraum zur Verfügung für Dinge wie Haushalt, Einkauf, den Partner, Zeit für sich und soziale Kontakte; und wo sind eigentlich die Kinder? Umso wichtiger ist es, dass man sportlich aktiv ist, denn wie wir schon herausgestellt haben, erhöht eine gute Grundlagenausdauer Ihre Ermüdungswiderstandsfähigkeit und hilft Ihnen, schneller zu regenerieren. Dabei spielt es zunächst keine große Rolle, ob Sie eine kleine Runde im Park auf dem Tretroller drehen oder lieber mit fetziger Musik von Bill Conti in Boxhandschuhen die Treppen von Philadelphia hochsprinten und sich am Ende selbst feiern. Das Wichtigste ist, dass Sie sich bewegen und Spaß dabei haben. Denn nur wenn Ihre intrinsische Motivation hoch genug ist und Sport ein erfüllendes Gefühl vermittelt, werden

Sie die Tätigkeit auch langfristig beibehalten. Beantworten Sie zunächst folgende Fragen für sich:

- **Bevorzugen Sie Sport in der Gruppe, mit Freunden, der Familie oder allein?** Organisierter Sport in Vereinen oder Gruppen (wie Basketball, Volleyball, Kampfsport, Turnen oder Badminton) besitzt eine verbindliche Regelmäßigkeit und hilft vielen Menschen, eine Routine aufzubauen. Allerdings ist man allein unabhängiger und kann den Sport flexibler um seinen eigenen Tagesplan gestalten (wie Fitness, Bouldern, Joggen oder Radfahren).

- **Reizt Sie der Wettkampf oder eher die soziale Komponente?** Sich selbst verbessern und über sich selbst hinauszuwachsen, kann ein guter Motivationsgrund sein (zum Beispiel beim Laufen oder Golfen). Der Ehrgeiz lässt sich auch oft über Wettkämpfe gegen Freunde anregen (Badminton, Squash, Tennis und andere). Allerdings eignen sich zur Stressreduktion eher Sportarten, die eine hohe soziale Komponente aufweisen und weniger Druck auferlegen (wie Mannschaftssport, Laufen oder kooperativer Sport). Aus vielen Rückschlagspielen kann man zum Beispiel jederzeit auch kooperative Spiele kreieren.

- **Möchten Sie möglichst keine langen Anfahrtswege in Kauf nehmen oder ist Ihnen dies gleichgültig?** In Großstädten existieren zahllose Vereine, die ein breites Angebot an Abteilungen haben. Garantiert ist auch etwas in Ihrer Nähe dabei. Sie sind gerne in der Natur unterwegs? Sollten Ihnen Anfahrtswege nichts ausmachen, können Sie es auch mit Rudern, Langlauf oder anderen Outdoor-Sportarten probieren oder Sie nehmen den Weg zur Trainingsstätte mit dem Rad oder zu Fuß auf sich.

- **Wie viel Zeit möchten Sie sich für sportliche Aktivitäten pro Tag/pro Woche nehmen?** Geplante Sporttermine helfen uns, den Überblick zu bewahren, und vermitteln uns ein gewisses Maß an Verbindlichkeit. Versuchen Sie, sich realistische Ziele zu setzen und sich an Ihre Sportzeiten zu halten. Sobald Sie eine Routine erlangt haben, wird es Ihnen leichter fallen, diese Strukturen auch mal aufzuweichen und flexibler zu agieren.

Ausdauersportarten sind per Definition langdauernde Trainingseinheiten, klassischer Fitnesssport, Krafttraining, Yoga oder Pilates können auch in kürzeren, intensiveren Einheiten absolviert werden.

› **Was sind Ihre Ziele?** Möchten Sie Erkrankungen vorbeugen (hierfür eignen sich Rumpfkraft- oder Fitnesstraining), die Sommerfigur halten oder erreichen (Ausdauer- oder Fitnesssport), plagen Sie Beschwerden (rehabilitatives Training) oder möchten Sie einfach etwas Spaß haben (Sportspiele)? Sich der eigenen Gründe fürs Sporttreiben bewusst zu werden, ist ein essenzieller Baustein des langfristigen Motivationserhalts, hilft Ihnen, Ihre Ziele zu erreichen, und kann Ihnen auch bei der Sportwahl entscheidend unter die Arme greifen. Im besten Fall vereinen Sie zahlreiche Gründe und Einsichten, die Ihnen die Motivation geben, sich zu bewegen.

Besonders bei Neueinsteigern sind Fortschritte bereits früh zu erkennen und wirken motivierend. Dieser Schub stellt sich jedoch in der Regel nach circa acht Wochen ein, sodass es sich zuweilen anfühlen mag, als würden Verbesserungen nicht mehr stattfinden. An diesem Punkt trennt sich die Spreu vom Weizen. Versuchen Sie gerade in dieser Zeit, den Sport konsequent nachzuverfolgen und lassen Sie sich nicht unterkriegen. Sollten Sie den Spaß verlieren, dann probieren Sie einfach eine neue Sportart aus!

GESUNDHEITSFÖRDERNDE SPORTARTEN UND BEWEGUNGSTRENDS

Im Folgenden möchten wir Ihnen zehn Sportarten näherbringen, die eine spannende Alternative zum Fitnessstudio darstellen. Diese Liste könnten wir endlos weiterführen. Wir haben uns aber für ein paar Sportarten entschieden, die aktuell wieder erhöhte Aufmerksamkeit erhalten und zu denen wir gern Stellung beziehen, damit Sie einen Eindruck gewinnen, was Sie bei der Ausübung eventuell berücksichtigen sollten. Die Aussage der folgenden Aufzählung ist recht eindeutig: Sport kann man überall und zu jeder Zeit machen.

High-Intensity-(Intervall)-Training (HI(I)T)

Das Konzept ist denkbar einfach, das Resultat klar: Aktivieren Sie möglichst viele Muskelgruppen in kurzer Zeit, um effizient Fett zu verbrennen. In diesen schweißtreibenden Ganzkörper-Workouts werden Sie zweifelsfrei ans Limit gebracht und auch das Versprechen der Fettverbrennung kann eingehalten werden. Doch birgt diese Trainingsform auch ein paar Gefahren. Je höher die Geschwindigkeit einer Bewegung, desto unpräziser können wir diese im Regelfall ausführen. Hierunter leidet die Bewegungsqualität und es kommt vor, dass wir uns falsch belasten und infolgedessen unsere Gelenke schädigen. Eine nicht repräsentative Recherche der Autoren hat ergeben, dass nur in zwei aus 20 zufällig ausgewählten HIIT-Videos auf Youtube den Zuschauern orthopädisch sinnvolle Hinweise zur Bewegungsausführung gegeben werden. Bevor Sie sich an derartige Trainingseinheiten wagen, suchen Sie bitte zunächst den Rat eines Experten auf, der Ihnen die grundlegenden Bewegungsmuster präzise beibringen kann. HIIT-Programme sind für einen trainierten Menschen bis ins hohe Alter durchführbar. Untrainierte sollten lieber zunächst mit anderen Sportarten beginnen und sich langsam sowie unter medizinischer Aufsicht daran wagen, da es durch die Intensität nicht selten zu Kreislaufbeschwerden während des Trainings kommen kann.

One-Song High-Intensity-Training

In dieser kürzlich entstandenen HIT-Trainingsform sollen Sie ebenso hochintensiven Sport treiben, aber nur für die Dauer eines einzelnen Liedes, also knapp vier Minuten pro Tag. Erst kürzlich konnten wir im Rahmen einer Reportage diesen Trend auf Herz und Nieren prüfen. Das ernüchternde Resultat: Weder in Bezug auf die Ausdauerleistungsfähigkeit noch auf die Körperzusammensetzung hatte das Trainingsprogramm über einen Zeitraum von fünf Wochen einen wahrnehmbaren Effekt zu verzeichnen. Unser Tipp: Sparen Sie sich diese Mühe und binden Sie stattdessen eine 15 Minuten dauernde Routine bestehend aus Rumpfkraftübungen, Hüftbeweglichkeit und Sprunggelenksstabilisation nach dem Aufstehen in Ihren Alltag ein. Das unterstützt Ihre Haltungskontrolle und lässt Sie positiv in den Tag starten. Währenddessen können Sie drei bis vier Ihrer Lieblingslieder hören.

Exer(cise) Games

Spielend trainieren? Ein Trend, der sich gerade mit dem Erstarken der Virtual-Reality-Szene immer attraktiver und immersiver umsetzen lässt. Hierbei müssen Sie Ihren ganzen Körper einsetzen, um im Spiel erfolgreich zu sein, denn Ihre Spielfigur wird Ihnen alles nachahmen. Ein Hindernis kommt auf Sie zu? Dann machen Sie schnell eine Kniebeuge. Ein Geschoss ist im Anflug? Dann weichen Sie am besten mit einem Seitschritt aus. Oder tauchen Sie lieber in die Weltmeere ein und entdecken Unterwasserwesen, während Sie sich allein mit der Kraft Ihrer Rumpfmuskulatur bewegen? All dies ist schon längst keine Science-Fiction mehr! Es existiert bereits zahlreiches (in der Regel konsolengebundenes) Zubehör, das einem derartige Spielereien erlaubt. Zweifelsohne ist der Aufforderungscharakter dieser Trainingsspiele angenehm hoch. Ein größeres Manko ist bisher, dass eine externe Kontrolle der Bewegungsausführung nur begrenzt erfolgt. Der Kompromiss aus sensorischer, präziser Erfassung der Gelenkwinkel und intuitiver Bedienung ist bisher (unserer bescheidenen Meinung nach) noch nicht ausreichend gut gelungen. Es ist aber nicht auszuschließen, dass Sie bald schon in dem einen oder anderen Trainingscenter oder Fitnessstudio die Möglichkeit erhalten werden, unter Beobachtung sogenannte Exergames zu testen. Schweißtreibend sind diese Workouts allemal und eignen sich für jedes Alter des Homo ludens.

Pilates

Dieser Anfang der 1990er-Jahre aufgekommene Wellnesstrend hat mittlerweile Weltruhm erlangt – und das nicht ganz zu Unrecht. Die Übungen, die hauptsächlich auf die Stabilität der Beckenboden-, Bauch- und Rückenmuskulatur abzielen, sind besonders zur Prävention von Haltungsschwächen geeignet. Die Kombination aus Anspannung, Dehnung und präziser Atemkontrolle bildet einen guten Ausgleich zum stressigen Alltag. Jedoch empfiehlt es sich auch hier, zunächst den Rat eines ausgebildeten Trainers aufzusuchen, statt sich allein mit Youtube durchzuschlagen, um etwaige Fehler zu vermeiden. Sowohl Pilates als auch Yoga eignen sich hervorragend für ein Training auch in hohem Alter, da es alle Kernkompetenzen adressiert, die wir zur Stabilisation im Alltag benötigen!

Faszientraining

Der Begriff der Faszie ist erstmalig 2007 in den Fokus gerückt worden und beschreibt vereinfacht gesagt ein Bindegewebe, das als eine Art Netzwerk unsere Muskulatur umhüllt. Dieses neigt zu Verklebungen, weshalb sich in den letzten zehn Jahren eine sportliche Trainingsmethode entwickelt hat, die mithilfe spezieller Utensilien genau auf derartige Strukturen abzielt.[8] Besonders zur Prävention, aber auch zur Regeneration wird Faszientraining heutzutage häufig im Leistungssport eingesetzt und kann durchaus zur Verbesserung der Beweglichkeit beitragen. Welchen langfristigen Einfluss Faszientraining auf die Kontraktionsfähigkeit unserer Venen ausübt, ist bisher noch nicht ausreichend geklärt. Sollten Sie an Venenschwäche leiden, ist eine Abklärung mit Ihrem behandelnden Arzt maßgeblich.

Training mit eigenem Körpergewicht

Sogenanntes Bodyweight-Training steht hoch im Kurs. Gerade zur brisanten SARS-CoV-2-Pandemie war der Gang ins Fitnessstudio weder erlaubt noch ratsam. Daher ist ein Training zu Hause – auch ohne Hanteln zu besitzen – eine vielversprechende Alternative, da es leicht durchzuführen und die Intensität des Workouts frei wählbar ist. Klassischerweise sind besonders Übungen beliebt, die entweder viele oder große Muskelgruppen aktivieren, wie zum Beispiel Kniebeugen, Liegestütze, Seitstütz und vieles mehr. Vergessen Sie aber bitte nicht, sich vorher ausreichend aufzuwärmen! Auch hier gilt wieder: Sollten Sie sich Videos aus dem Internet ansehen, achten Sie besonders darauf, dass der Trainer Ihnen Ratschläge zur Vermeidung schädlicher Bewegungen mit auf den Weg gibt. Am besten lassen Sie die Übungsausführung anschließend von einem Freund oder Familienmitglied beurteilen. Das Training mit dem eigenen Körpergewicht eignet sich hervorragend für Senioren. Vor allem Übungen, die auf den Halteapparat abzielen (wie Seitstütz oder Liegestützposition) und somit die Anfälligkeit für Stürze verringern, sind im Alter unbedingt anzuraten.

Slackline

Warum es nicht auch mal mit einem altbewährten Trendsport versuchen? Das Balancieren auf der circa fünf Zentimeter breiten, knapp über den Boden gespannten Schnur stellt hohe Anforderungen an den Gleichgewichtssinn und die Körperkontrolle. Sie stärken damit vor allem Ihre Sprunggelenksstabilität und hüftumgreifende Muskulatur, zwei ganz entscheidende Faktoren im Prozess des Älterwerdens. Angenehmerweise lässt sich eine Slackline einfach zwischen zwei Bäumen aufspannen und ist somit ein idealer Begleiter für den Ausflug ins Grüne. Sollten Sie Neueinsteiger sein, lassen Sie sich von einem Partner helfen, bis Sie an Sicherheit gewinnen. Auch in höherem Alter ist zu Beginn ein bisschen Unterstützung ratsam, um einen Sturz zu vermeiden.

Bouldern

Klettern liegt uns im Blut. Wer ist nicht schon als Kind auf einen Baum gekraxelt oder hat einen steinigen Hügel erklommen? Dabei benötigt man, neben einer gut ausgebildeten Griffkraft, auch Körperspannung, gute koordinative Fähigkeiten und ein wenig Mut. Denn Bouldern findet ausschließlich in Absprunghöhe statt und benötigt daher kein Sicherheitsseil oder Ähnliches. Neben naturbelassenen Parcours gibt es zahlreiche Kletterhallen und -anlagen, in denen man viele Routen ausprobieren und sich verausgaben kann. Summa summarum eine Sportart, die wir Ihnen wärmstens ans Herz legen möchten. Sie macht Spaß, beansprucht den gesamten Körper und schafft durch zahlreiche Schwierigkeitsstufen Erfolgserlebnisse auf jedem Niveau!

Discgolf

Sie lieben es, an der frischen Luft Sport zu machen, aber besitzen weder eine Platzreife noch die nötige Ausrüstung oder eine Mitgliedschaft für klassisches Golf? Dann versuchen Sie es doch mal mit Discgolf! In dieser dem Golf ähnlichen Sportart versuchen Sie, in so wenig Abwürfen wie möglich mit speziell angefertigten Frisbees in einen Metallkorb zu treffen. Dabei sind die 18 unpräparierten Bahnen mitten in Wäldern, auf Anhöhen oder freien Feldern mit allen Hindernissen versehen, die die Natur zu bieten hat. So bewegen Sie sich, ähnlich wie beim Wandern, mehrere Stunden an der frischen Luft über Stock und Stein, trainieren Ihr Herz-Kreislauf-System sowie Ihre Ober- und Unterschenkelmuskulatur. Discs gibt es bereits ab zehn Euro, das Spielen auf einem Parcours ist gänzlich kostenfrei und die Sportart bis ins hohe Alter ausführbar.

Stand-Up-Paddeling (SUP)

Im Sommer wird es Ihnen am See nicht entgangen sein, dass immer mehr auffällige Gestalten lautlos und stehend über das Wasser gleiten. Sie stechen mit etwa mannshohen Paddeln ins Wasser und wirken alles andere als gestresst. Doch Stand-Up-Paddeling, kurz SUP, kann durchaus anstrengend sein, vor allem für Bauch- und Rückenmuskulatur. Hierbei ist zu beachten, dass versucht werden soll, einen möglichst geraden Rücken zu haben und leicht in die Knie zu gehen. Die generierte Kraft beim Paddeln wirkt sich dadurch nicht ausschließlich auf die Lendenwirbelsäule aus und entlastet somit die Bandscheiben. Allerdings bietet es besonders auf ruhigen Gewässern ebenso eine Möglichkeit, der sonnenbadenden Meute für einen Augenblick zu entgehen und etwas Ruhe zu genießen. Sie können jederzeit eine Pause einlegen und es sich auf dem Brett bequem machen. Achten Sie nur bitte unbedingt darauf, dass Sie für andere noch sichtbar bleiben. Was Sie vielleicht noch nicht wussten: Es existieren nicht nur bereits mehrere nationale und internationale Sportverbände des Stand-Up-Paddelings, sondern es werden inzwischen sogar offizielle Wettrennen darin ausgetragen! Also Sonnencreme nicht vergessen und ab aufs Paddelbrett.

ESSENZIELLE TRAININGSKOMPONENTEN FÜR KÖRPERLICHE GESUNDHEIT

Woraus setzt sich der Grundstein für lebenslange Gesundheit eigentlich zusammen? Ganz offensichtlich gibt es niemals eine Garantie dafür, dass Sie lebenslang von Krankheiten verschont bleiben, selbst wenn Sie die vielversprechendsten Diäten einhalten, sich täglich ausreichend bewegen und jeden Tag Ihr inneres Ich streicheln. Zweifelsohne können Sie aber das Risiko für Erkrankungen reduzieren. Sie können die Robustheit Ihres Körpers erhöhen, sein Immunsystem unterstützen und die Muskeln stärken, die uns den ganzen Tag auf den Beinen halten. Hierfür sollten Sie drei Komponenten der Leistungsfähigkeit im Auge behalten, die sicherlich nicht alles sind, aber ohne die alles Training nichts ist: Mobilität, Kraft und Ausdauer.

Mobilität ist als eine übergeordnete Grundkomponente körperlicher Leistung zu verstehen. Begrifflich umfasst sie zahlreiche Eigenschaften von motorischer (neuronaler) Kontrolle bis zur Flexibilität (Dehnfähigkeit des Bindegewebes und Gelenkreichweite) und ist als Resultat all dieser Eigenschaften nicht eindeutig messbar. Sie ist vielleicht mit dem Fahrvergnügen eines Autos zu vergleichen. Sicherlich existieren Komponenten, die dazu beitragen, sei es das Drehmoment, der Reifensatz oder das Getriebe, der Spaß selbst ist jedoch nicht messbar. Man kann höchstens von einem zum anderen Mal sagen, ob man mehr oder weniger Spaß hatte. Für den Kauf eines Wagens mag dies aber durchaus ein entscheidender Faktor sein. So ähnlich verhält es sich mit der Mobilität des Körpers.

Physiologische Kraft hingegen ist etwas konkreter, wenn auch wissenschaftlich mit unterschiedlichen Betrachtungsweisen konfrontiert. Man möge uns nachsehen, wenn wir uns in diesem Rahmen auf eine bewusst einfache, nicht umfassende Definition festlegen: Sie ist die resultierende Spannungsänderung an einer Bewegung mitwirkender Muskelfasern. Diese kann sowohl isometrisch (bei gleichbleibender Länge des Muskels) als auch isokinetisch (bei gleichbleibender Bewegung) erfasst werden. Dank ihr können wir unseren Körper im Gleichgewicht halten und äußeren Einwirkungen widerstehen. Sie ist anschaulicher auch als Robustheit unseres Körpers zu betrachten.

Ausdauer wurde bereits als Ermüdungswiderstandsfähigkeit eingeführt und mit zahlreichen positiven Veränderungen des Körpers in Verbindung gebracht, weshalb wir hier auf weitere Ausführungen diesbezüglich verzichten.

Zur Vereinfachung sollen die nächsten drei Unterkapitel ganz unter dem Licht der genannten drei Leistungskomponenten stehen. Sie werden feststellen, dass sich diese nicht isoliert zuordnen lassen, aber die genannten Beispiele eine doch recht anschauliche Zuordnung erlauben. Im günstigsten Falle werden Sie uns zustimmen, dass nur eine gut geplante Mischung aller drei Komponenten eine zielführende Reduktion aller Risiken zulässt. Lassen Sie es uns herausfinden.

Was eignet sich zur Prävention internistischer Erkrankungen?

Die Kombination aus Bewegungsmangel und hohem Zuckerkonsum ist ein denkbar guter Nährboden internistischer Erkrankungen. Neben der Neigung zu Übergewicht oder Adipositas steigt das Risiko für Herz-Kreislauf-Erkrankungen, Diabetes, Osteoporose, Demenz und sogar Krebs. Die Reduktion des Körpergewichts auf ein gesundheitsförderndes Normalgewicht ist daher eines der bedeutendsten Ziele in der Prävention internistischer Erkrankungen. Hilfreich ist die grobe Einschätzung über den Body-Mass-Index, der zwischen 18,5 und 24,9 liegen sollte. Wenn Sie ein wenig genauer wissen möchten, wie es um ihr Bauchfett steht, eignet sich auch die *Waist-to-hip-Ratio*, das Verhältnis des Taillenumfangs zum Hüftumfang. Laut WHO ist bei Männern 0,9 und bei Frauen 0,85 ein gesundes Maß. Endgültige Klarheit über Ihre Fettreserven erhalten Sie aber entweder über eine Bio-Impedanz-Analyse beziehungsweise Körperfett-/Hautfaltendicke-Messung beim Arzt oder an einem Leistungssportzentrum.

Die Fettverbrennungsrate ist bei geringer Intensität am höchsten, weshalb sich zur Gewichtsreduktion besonders Ausdauersportarten eignen. Intensivere Sportarten bieten eine zeitsparende Alternative, bergen aber die Gefahr, Trainingseffekte zu verschleiern, da Sie in der Regel, während Sie Fett abbauen, gleichzeitig Muskelmasse aufbauen. Ihre Waage wird vermutlich keinen Unterschied feststellen. Dies wiederum kann Ihnen das Gefühl vermitteln, dass Ihr Training keinen Effekt hätte. Lassen Sie sich daher gesagt sein: Zur Gewichtsreduktion ist es entscheidend, dass Sie weniger Kalorien aufnehmen als Sie verbrauchen. Sollten Sie 1000 Kilokalorien durch Ausdauersport verbrannt haben, dürften Sie theoretisch auch eine Tiefkühlpizza zu sich nehmen. Selbst wenn danach Ihre Bilanz wieder bei Null ist, müssen Sie sich im Klaren sein, dass der Sport, den Sie betreiben, Ihre Muskeln stärkt und Ihren Grundumsatz erhöht! Das heißt, auch wenn Sie an einem Tag die verbrannten Kalorien vollständig wieder aufnehmen, ist ein Tag mit Sport kein verlorener Tag! Das ist doch eine positive Aussicht. So oder so ist es ratsam, sich nicht zu sehr auf die Anzeige Ihrer Waage zu verlassen, sondern vielmehr ein Gespür dafür zu entwickeln, ob Sie körperliche Fortschritte während des Trainings machen. Sich die klassischen Trainingsparameter zu notieren, kann helfen, Ihren Fortschritt sichtbar zu machen.

Im Klartext heißt das: Besonders im Altersverlauf eignen sich Sportarten, die die Gelenke zunehmend schonen, hauptsächlich auf eine kardiopulmonale und muskuläre Ausdauer abzielen und Beweglichkeit fördern, zum Beispiel Radfahren, Schwimmen, Walken, ausgiebige Spaziergänge, Wandern, Yoga, Pilates, Aqua-Fitness oder Ski-Langlauf. Die WHO rät jedem Menschen über 64 Jahren, mindestens zweieinhalb Stunden pro Woche körperlich aktiv zu sein. Um das Risiko schwerwiegender Erkrankungen zu reduzieren, hilft aber nicht nur die Reduktion der Körperfettmasse, sondern ebenfalls die Vermeidung eines ungesunden Lebensstils – kurz gesagt aller Dinge, die Spaß machen, wie Alkohol- und Tabakkonsum, fettige Mahlzeiten und wenig Schlaf.

Was eignet sich zur Prävention orthopädischer Beschwerden?

Eine allgemeingültige Antwort auf diese Fragestellung zu formulieren, ist keine leichte Aufgabe, da Beschwerden gänzlich unterschiedlicher Natur sein können. Chronische Überlastungssyndrome, traumatische Frakturen oder altersbedingte Verschleißerscheinungen sind nur grobe Kategorien der mannigfaltigen Pathologien, mit denen wir in unserer Praxis tagtäglich konfrontiert sind. Alles in allem lässt sich jedoch sagen, dass ein robuster und leistungsfähiger Körper eine erhöhte Toleranz von außen einwirkender Kräfte besitzt. Wie wir Ihnen gezeigt haben, nimmt die Muskelkraft jedoch mit dem Alter ab, sodass wir immer anfälliger für äußere Störreize werden. Training ist die einzige Alternative, um die körperliche Robustheit und damit auch Lebensqualität aufrechterhalten zu können.

Lange Zeit ging man davon aus, dass Krafttraining in hohem Alter nicht gesund sei, da es das Herz-Kreislauf-System zu stark belasten würde und der resultierende hohe Blutdruck gefährliche Konsequenzen haben könnte. Gewiss verringert sich aufgrund der angesprochenen zunehmenden katabolen Prozesse die maximale Belastungsgrenze unseres Körpers. Das bedeutet aber nicht, dass während des Alterns kein Krafttraining mehr ausgeführt werden kann, sondern lediglich, dass man sich an die Belastung langsam heranführen sollte und das Training etwas präziser planen sollte. Denn während Sie noch im Alter von 20 Jahren sorglos über Stock und Stein gesprungen sind, haben Sie vielleicht mit 30 einen Kreuzbandriss beim Fußballspielen erlitten, mit 42 einen Bänderriss und mit 60 Ihren ersten Bandscheibenvorfall diagnostiziert bekommen. Die Strukturen sind eventuell vorgeschädigt und manche Krafttrainingsübungen vielleicht nicht mehr für Sie geeignet. Doch lassen Sie sich von uns versichern, dass es für jedes Alter einen Sport beziehungsweise eine Kraftübung gibt! Denn heutzutage wissen wir, dass man im Alter auch noch in der Lage ist, intensive Ausdauer- und Krafttrainingseinheiten zu überstehen und diese sogar förderlich für den eigenen Körper sind.

Um sich präventiv auf das Altern vorzubereiten, ist gezielte Bewegung entscheidend. Kräftigen Sie Ihre Nackenmuskulatur, da Sie durch unser heutiges Arbeits- und Medienverhalten stark vernachlässigt wird. Bauen Sie Kraft in Armen, Beinen und der Hüfte auf, da es Ihnen in den späten Lebensjahren so leichter fallen wird, ein gewisses muskuläres Niveau zu halten. Dieses ist nötig, um die Lebensqualität und Eigenständigkeit lange aufrechtzuerhalten. Trainieren Sie Ihren Rumpf mit vielen Wiederholungen im Sinne der Kraftausdauer, damit Sie auch später noch den gesamten Tag über robust bleiben. Aber vor allem: Vernachlässigen Sie nicht die Mobilität Ihres gesamten Körpers. Dehnen Sie Ihr Bindegewebe, trainieren Sie Ihre Faszien und vergessen Sie nicht, auch präzise Handlungs- und Bewegungsabläufe gezielt anzusprechen. Denn motorische Kontrolle ist vor allem im Alter eine Grundvoraussetzung für einen unfallfreien Alltag.

Effektive Programme sind Eckpfeiler der Sturzprävention

Die Beiträge zur Gesundheitsberichterstattung des Bundes bezüglich des Unfallgeschehens bei Erwachsenen in Deutschland berichten von Stürzen als die häufigste Unfallursache. Allein jeder vierte Sturz ereignet sich bei über 60-Jährigen.[9] Ab einem Alter von 70 Jahren steigt der Anteil an Stürzen als Verletzungsursache bei Männern auf 50 Prozent und bei Frauen auf über 65 Prozent. Grund genug, sich mit diesem Thema eingehender zu befassen.

Die Unfallhergänge sind vielfältig, mal fremd-, mal eigenverschuldet. Zusammenstöße mit Personen und Gegenständen oder ein rutschiger Untergrund (besonders im Herbst auf nassem Laub oder im Winter bei Eis und Schnee) werden als hauptverantwortlich gesehen. Aber was können Sie tun, um diesem Schicksal zu entgehen?

Sie können sich nicht auf das Unerwartete vorbereiten. Sie können jedoch bereit sein, überrascht zu werden. Zu einer effektiven Unfallvermeidungsstrategie gehört, die eigene Wahrnehmung zu schulen und körperliche Robustheit sowie Leistung aufzubauen. Robustheit bedeutet in diesem Kontext, die muskuläre Kraft zu erhöhen, die uns gegen von außen einwirkende Kräfte widerstandsfähiger werden lässt. Eine ausgewachsene

Eiche ist sehr wahrscheinlich robuster als ein Gänseblümchen. Auf den menschlichen Körper bezogen wird die Robustheit mithilfe der Rumpfmuskulatur, aber ebenso Partien der Hüfte und der Sprunggelenke gewährleistet. Zudem spielen die aktiv nutzbare Gelenkreichweite und die Dehnbarkeit des Bindegewebes eine entscheidende Rolle, da sie die Entfaltung der Kraft bedeutend beeinflussen. Mit einem eingeschränkten Bewegungsausmaß ist es uns zum Beispiel nicht möglich, die muskuläre Kapazität gänzlich auszuschöpfen, auch wenn Bruce Lees *One Inch Punch* uns zuweilen etwas anderes zu vermitteln scheint. Physikalisch lässt sich der Impuls, den wir als Resultat einer Muskelbewegung erzeugen, über Masse mal Geschwindigkeit ausdrücken und hängt somit direkt von der Weglänge ab.

Doch was nutzt Muskelkraft, wenn wir sie nicht oder nur zu spät nutzen können? Deshalb ist das Konzept der Leistung unseres stabilisierenden Systems ebenso zu berücksichtigen. Leistung im biomechanischen Kontext bezeichnet die Geschwindigkeit, mit der ein System in seinen Urzustand zurückkehrt. Je schneller Sie, nachdem man Sie geschubst hat, das Gleichgewicht wiedererlangen, desto leistungsfähiger ist Ihre Muskulatur. Physiologisch betrachtet kann man die Leistung vereinfacht als komplexes Resultat der neuromuskulären Kontrolle (der Ansteuerbarkeit/Ansprechbarkeit der Muskulatur) betrachten. Hier spielen Faktoren der Geschwindigkeit der Kraftentwicklung, das Zusammenspiel der einzelnen Fasern innerhalb eines Muskels, aber ebenso im Verbund mit anderen Muskeln eine entscheidende Rolle. Sowohl die Robustheit als auch die Leistung lassen sich über sportwissenschaftliche Tests quantifizieren. Ein Besuch im Leistungszentrum, der sich lohnt!

Ein effektives Trainingsprogramm zur Sturzprophylaxe berücksichtigt Übungen der Mobilität, Kräftigung, Kraftausdauer und der neuromuskulären Kontrolle. All dies werden Sie in den gelenkspezifischen Übungen des folgenden Kapitels wiederfinden. Im Anschluss an das sehr praxisorientierte Kapitel werden wir Ihnen allerdings etwas Arbeit abnehmen und eine Zusammenstellung unterschiedlicher Übungsprogramme anbieten, von der Sturzprophylaxe über ein Training gegen untere Rückenbeschwerden bis hin zu einer täglichen Routine.

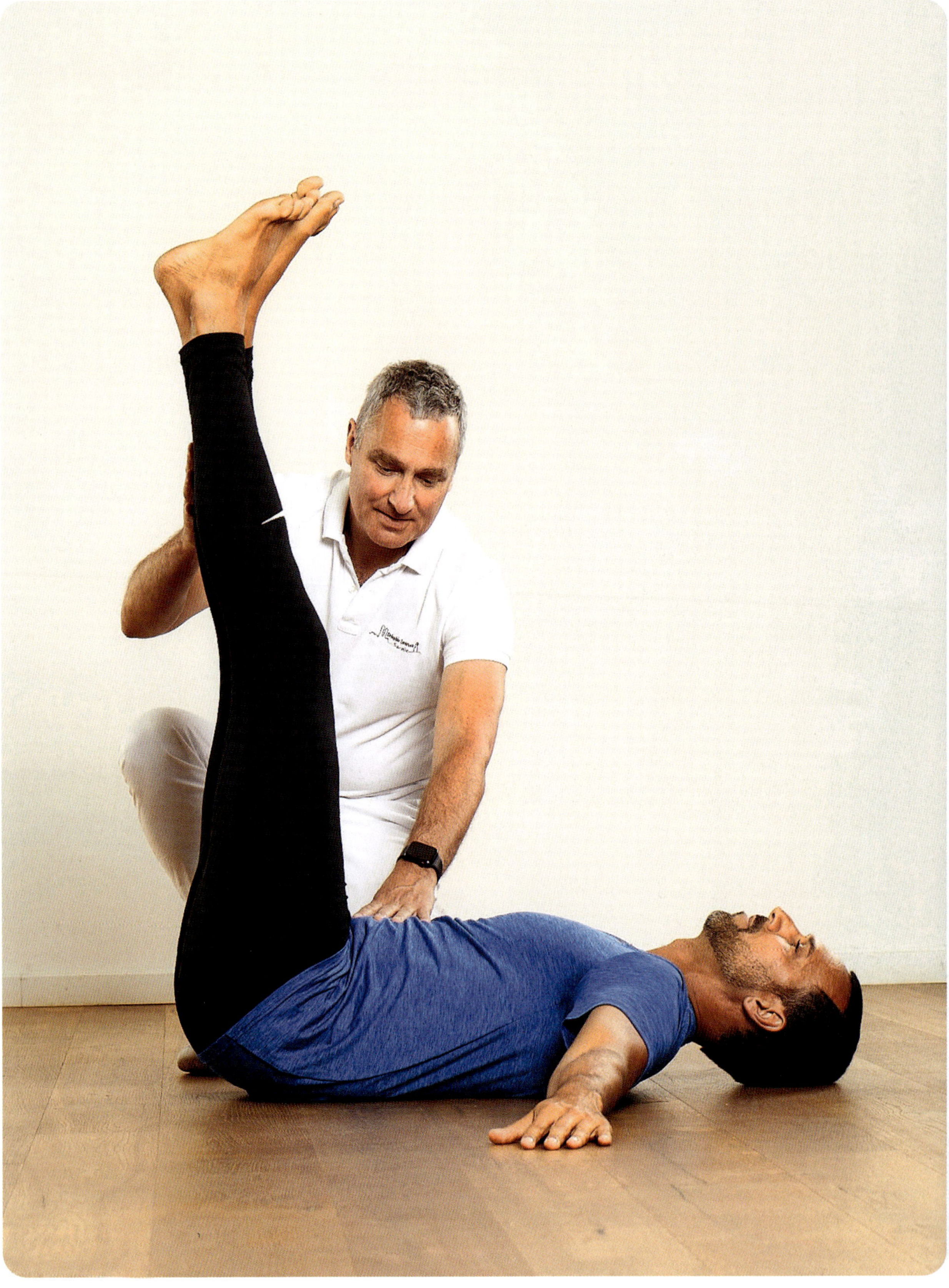

KAPITEL

3

MIT BEWEGUNG ZU DAUERHAFTER GESUNDHEIT

Regelmäßige Bewegung kann helfen, Beschwerden vorzubeugen. Dabei ist vor allem Konsistenz, also die Regelmäßigkeit, wichtig: Ein einziges Mal intensiv für neun Stunden zu trainieren, hat physiologisch nicht den gleichen positiven Effekt, wie neunmal für eine Stunde zu trainieren. Dieses Prinzip der dauerhaften Reizgebung für unseren Organismus lässt sich auch auf andere Lebensbereiche übertragen: das Lernen auf eine Prüfung, die Ernährung oder sogar das Zähneputzen. Viel auf einmal hilft nicht immer viel und besonders im gesundheitsbezogenen Training sollte auf die Dosis besonders Wert gelegt werden. Daher möchten wir Ihnen in diesem Kapitel einfache Mittel an die Hand geben, mit denen Sie einen Grundstein legen, um bis ins hohe Alter gesund und leistungsfähig zu bleiben.

MOBILISIERUNG, KRÄFTIGUNG UND STABILISIERUNG

Die folgenden gelenkspezifischen Trainingsübungen zum Erhalt Ihrer Gesundheit sollen Ihnen einen Einblick und ein Verständnis für den Nutzen von Bewegung schaffen. Ihnen wird auffallen, dass einzelne Übungen durchaus mehreren Gelenkbereichen zugeordnet werden können. Vor dem Hintergrund eines ganzheitlichen Ansatzes, der zweifelsfrei begründet den Bezug und den Einfluss der Körperpartien untereinander beschreibt, haben wir uns dennoch gegen das Konzept der funktionalen Bewegungsmuster (Push, Pull, Squat, Hinge, Core) als Unterscheidungsmerkmal entschieden, da wir der Meinung sind, dass wir so einen anschaulicheren und stichhaltigeren Beitrag liefern können. Wir unterscheiden drei Formen der Trainingsübungen.

Kräftigungsübungen

Diese führen Sie bitte mit acht bis zwölf Wiederholungen in insgesamt drei Serien und einer Pausenzeit zwischen den Serien von circa 90 bis 120 Sekunden durch. Kräftigungsübungen, bei denen eine Position gehalten werden soll (Seitstütz), absolvieren Sie bitte mit einer Haltedauer von 45 bis 60 Sekunden und ebenfalls drei Serien mit identischer Pausenzeit.

Mobilisationsübungen

Die Trainingsparameter beinhalten bei Dehnungen 15 Sekunden Dehnung in angezeigter Position, zehn Sekunden Pause zwischen den Wiederholungen bei insgesamt einem Satz mit jeweils fünf Wiederholungen pro Seite. Bei dynamischen Mobilisationsübungen (wie Schulterkreisen) führen Sie bitte zwölf Wiederholungen in zwei Serien mit einer kurzen Pause dazwischen von circa 15 Sekunden durch.

Faszientraining

Rollen Sie sich in kleinen Abschnitten (circa sieben Zentimeter) vom kleinen zum großen Gelenk über den Muskel. Rollen Sie sich fünf- bis sechsmal mit Druck von einer Stelle zur anderen, bevor Sie die nächsten sieben Zentimeter bearbeiten. Achten Sie auch darauf, beim Zurückführen der Rolle den Druck zu verringern. Führen Sie dies einmal pro Muskel durch.

Für die Übungen benötigen Sie hin und wieder Equipment, das Ihnen bei der Ausführung hilft oder sie anspruchsvoller gestaltet. Dieses können Sie günstig in einem Sportartikelladen erwerben, in einigen Fällen können Sie auch auf alltägliche Gebrauchsgegenstände zurückgreifen:

- Faszienball und Faszienrolle
- Gymnastikband oder Seilzug
- Instabile Unterlage wie Balance-Pad, alternativ ein weiches Kissen oder ein mehrfach gefaltetes Handtuch
- Gewichte in Form von kleinen Hanteln oder Wasserflaschen
- Stab, zum Beispiel einen Besenstiel

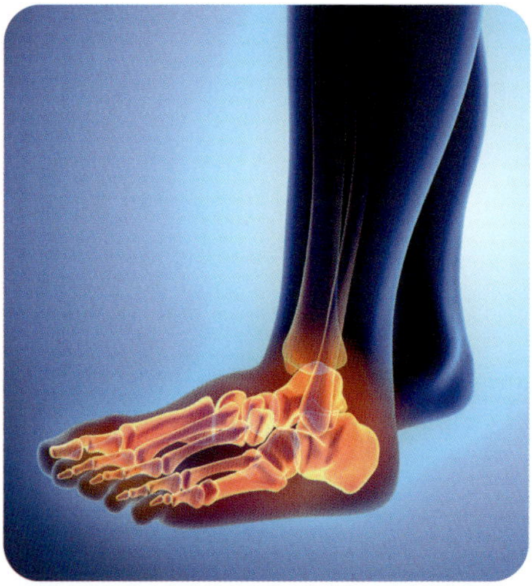

TRAINING DER FÜSSE

Der Fuß ist anatomisch durch den aufrechten Gang unserer Spezies das meist belastete Körperteil. Trotz seiner relativ geringen Größe befinden sich in beiden Füßen zusammen fast ein Viertel aller Knochen sowie zahlreiche Gelenke und Gelenkflächen unseres Körpers. Das obere Sprunggelenk ist hauptsächlich für Bewegungen in der Sagittalachse zuständig und ermöglicht das Anziehen der Zehen und das Strecken des Fußes gegen den Boden. Das untere Sprunggelenk erweitert die Beweglichkeit um leichte Innen- und Außenrotationen. Der knöcherne Talus, als Übergangselement zwischen den Gelenken, ist in der Lage, die Stellung des Fußes im Verhältnis zum Unterschenkel auszugleichen und steuert so etwas zur Beweglichkeit bei.

Da das Sprunggelenk großen Anteil an unserer Standstabilität hat, ist es wichtig, diesen Bereich auf wechselnde Belastungen vorzubereiten. Das bedeutet, dass vor allem Übungen auf instabilen Unterlagen einen entscheidenden Vorteil besitzen. Ebenso benötigen Sie aber eine hohe Beweglichkeit, um sich Veränderungen auch gut anpassen zu können, ohne dass Strukturen geschädigt werden (klassischer Bänderriss). Kaum ein Fuß ist orthopädisch optimal. Die klinischen Bilder reichen von Senk- über Spreiz- bis hin zu Spitzfüßen. Sensomotorische Weichbettungs- oder Carboneinlagen können helfen, die Fußstellung zu korrigieren und sogar die Körperhaltung zu verbessern. Bevor Sie sich jedoch auf passive Stützen verlassen, sollten Sie zunächst trainingstherapeutisch aktiv werden. Hierbei können einige der folgenden Übungen sehr hilfreich sein.

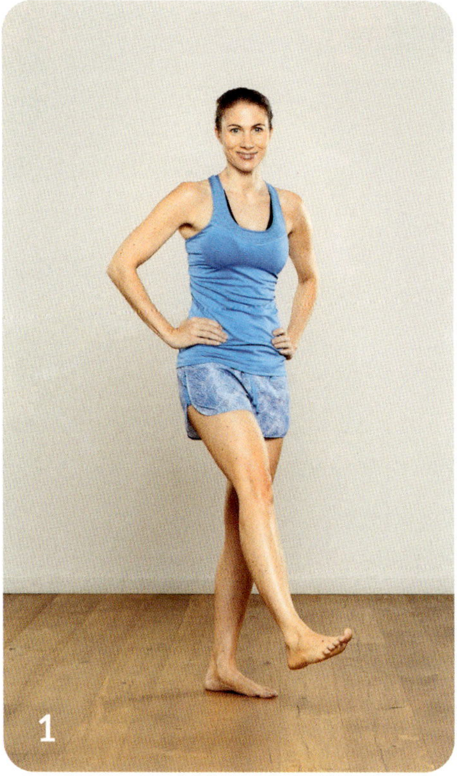

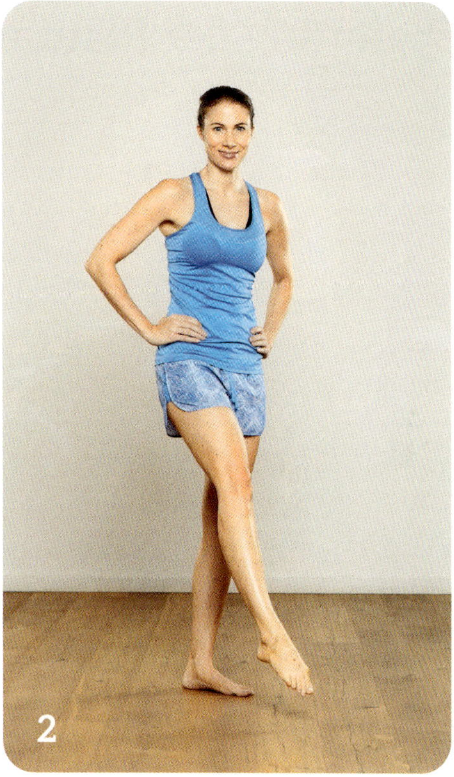

Fußkreisen

Für die sehr eingeschränkte Rotationsfähigkeit des Fußes ist das untere Sprunggelenk verantwortlich, die Beugung und Streckung wird hingegen durch das obere Sprunggelenk gewährleistet. Daher ist es wichtig, dass Sie den Fuß in zwei Ebenen mobilisieren, um beide Gelenke zu erwärmen.

1. Kreisen Sie Ihren Fuß langsam und kontrolliert abwechselnd jeweils zehnmal in beide Richtungen.
2. Strecken Sie Ihre Zehen von sich, drehen Sie Ihre Füße leicht nach innen und halten Sie diese Position fünf Sekunden.

Entspannung der Plantarfaszie

Die Aktivierung der Faszien des Fußes kann, durch den weitreichenden Zusammenhang der Sehnen und Bänder des menschlichen Körpers, auch zu Entspannungen im Unter- und Oberschenkel führen.

1. Legen Sie sich den Faszienball möglichst zentral unter Ihr Fußgewölbe.
2. Führen Sie unter leichtem Druck den Ball langsam und kontrolliert nach vorn bis zum Fußballen.
3. Führen Sie unter leichtem Druck den Ball anschließend bis ganz nach hinten zur Ferse. Sollten Sie einzelne sensible Druckpunkte passieren, bleiben Sie nach Möglichkeit für sechs Sekunden an dieser Stelle. Sie können diese Übung intensivieren, indem Sie zusätzlich Ihre Zehen aktiv nach oben (Richtung Schienbein) ziehen.

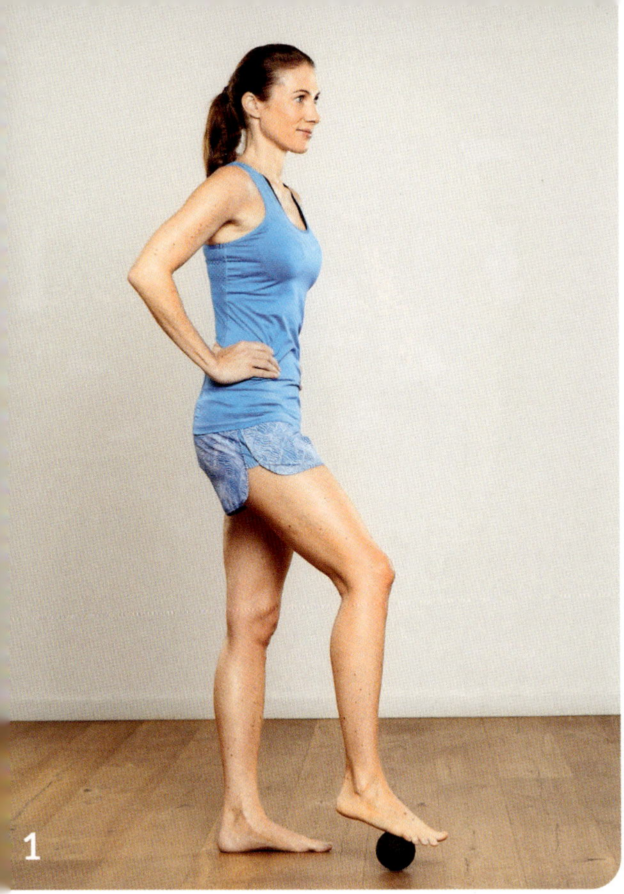
1

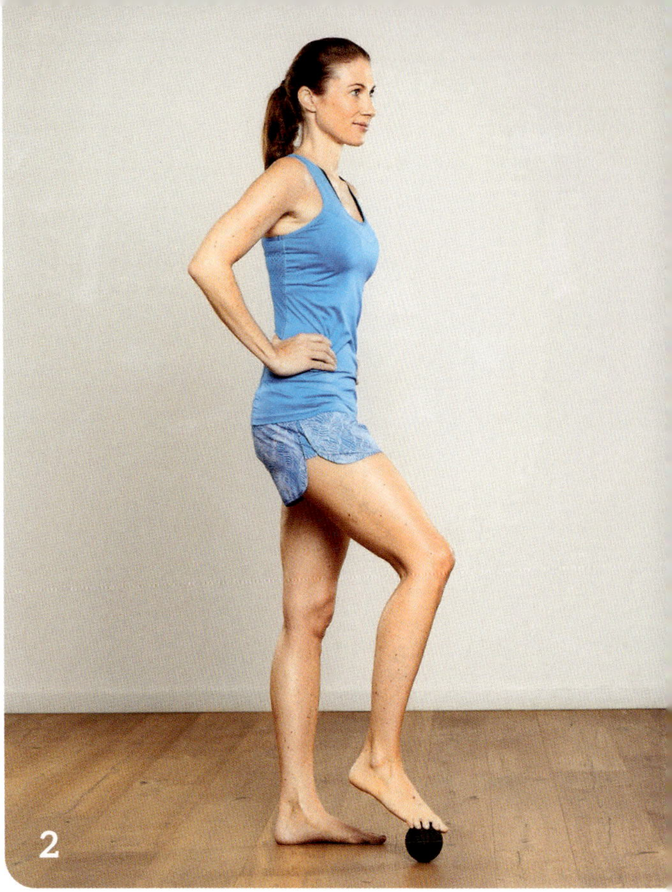
2

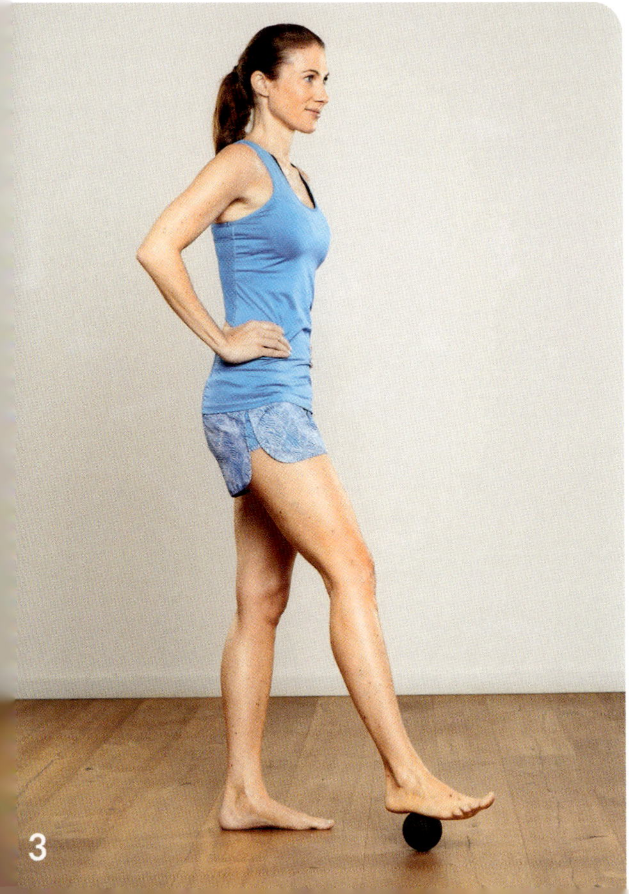
3

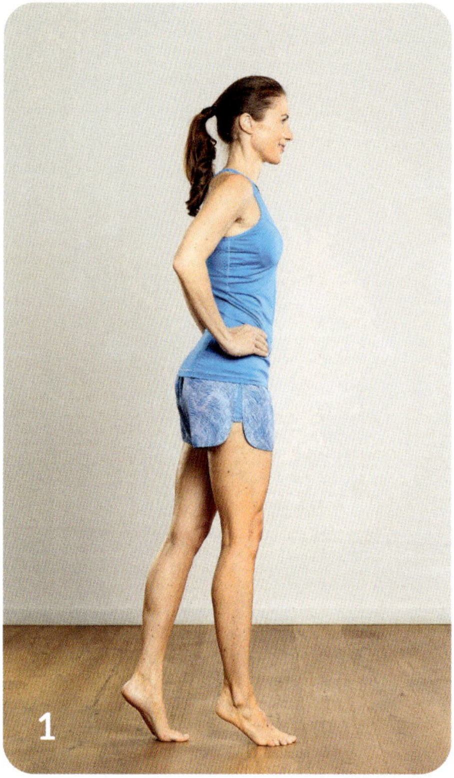

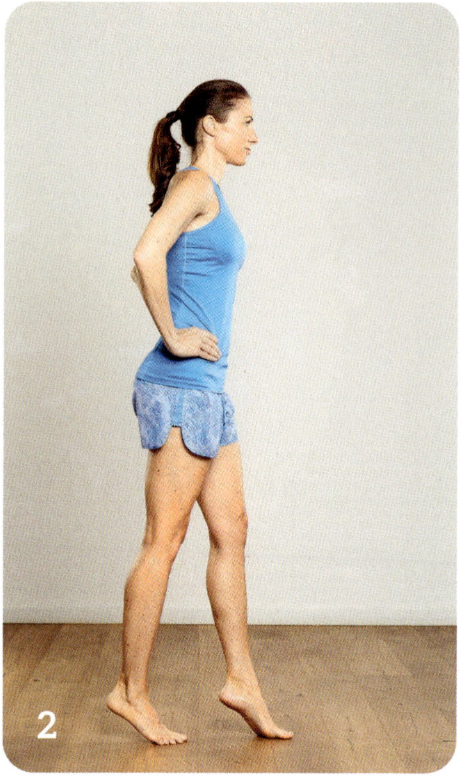

Laufen auf Zehenspitzen

Das Gehen auf Zehenspitzen ist nicht nur eine gute Kraftübung für Ihre Wadenmuskulatur, sondern verbessert zusätzlich die neuromuskuläre Kontrolle. Dieser Effekt kann noch gesteigert werden, wenn Sie sich auf einem instabilen Untergrund (zum Beispiel Balance Pad, Sand oder Weichbodenmatte) bewegen.

1. Stellen Sie sich barfuß auf Ihre Zehenspitzen und versuchen Sie, die Spannung in der Wadenmuskulatur für drei bis vier Sekunden aufrechtzuerhalten.
2. Versuchen Sie, wenn möglich ohne sich festzuhalten, ein paar Meter auf Zehenspitzen zu gehen.

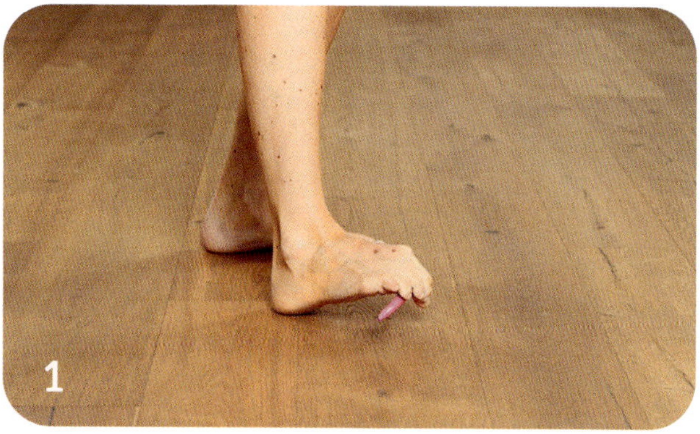

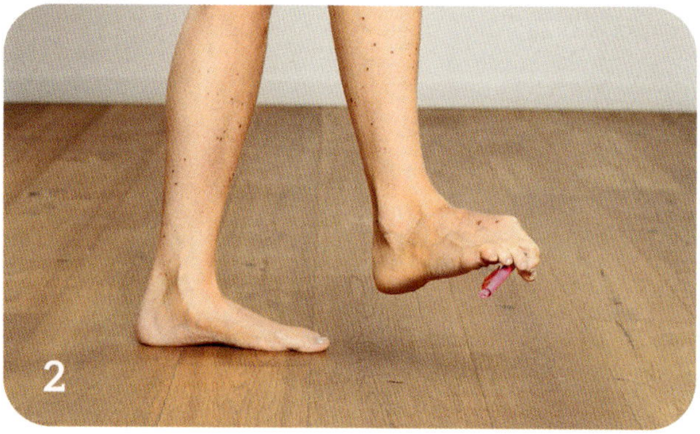

Greifen mit den Zehen

Das Krümmen der Zehen stärkt die Fußmuskulatur und kann so das Längs- sowie Quergewölbe des Fußes unterstützen. Halten Sie diese Position, so wird die Muskulatur zusätzlich gekräftigt.

1. Heben Sie – ohne Zuhilfenahme der Hände – unterschiedliche Dinge (wie Stifte, Kleidung) mit Ihren Füßen auf.
2. Wenn das gut gelingt, versuchen Sie, den Gegenstand einige Meter weiter zu transportieren, möglichst ohne ihn fallen zu lassen.

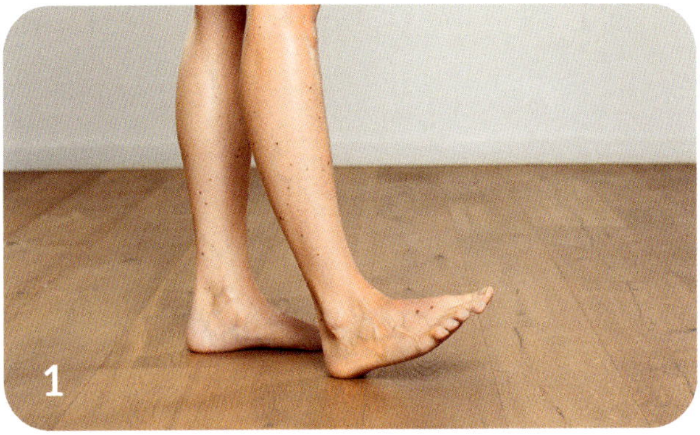

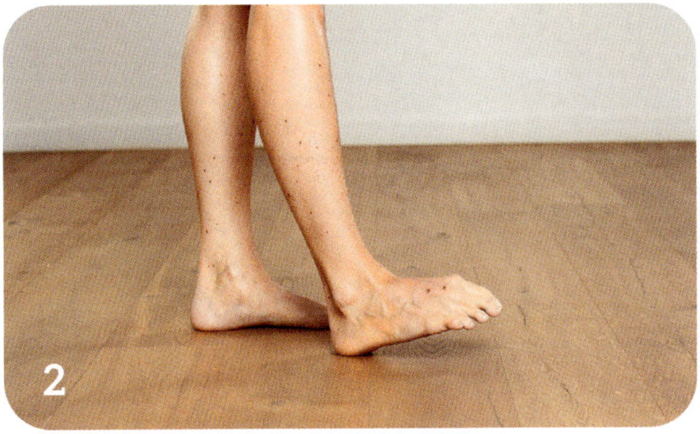

Krümmen und Strecken der Zehen

Wie bei der vorherigen Übung stärkt das Krümmen der Zehen die Fußmuskulatur und kann so das Längs- sowie Quergewölbe des Fußes unterstützen. Das Strecken der Zehen dehnt die Oberseite des Fußes und schafft Raum im oberen Sprunggelenk.

1. Strecken Sie Ihre Zehen maximal und halten Sie diese Position für fünf Sekunden.
2. Krümmen Sie Ihre Zehen so weit, wie es Ihnen möglich ist, und halten Sie diese Position ebenso für fünf Sekunden. Wechseln Sie diese Positionen fünfmal.

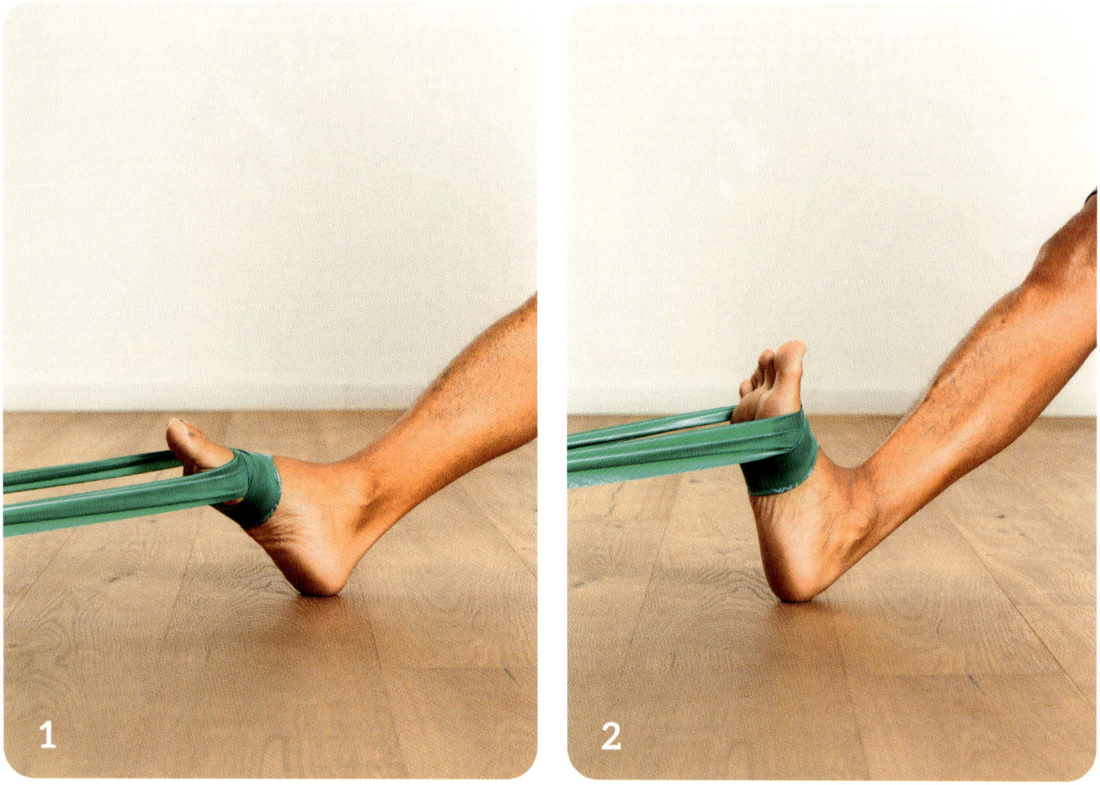

Kräftigung des oberen Sprunggelenks mit Gymnastikband

Durch das Anziehen der Zehen gegen einen Widerstand stärken Sie das obere Sprunggelenk, genauer gesagt die frontale Schienbeinmuskulatur.

1. Befestigen Sie Ihr Gymnastikband so an einem starren Gegenstand, dass der Zug des Bandes von vorn kommt, wenn Sie Ihre Fußballen einfädeln.
2. Ziehen Sie die Zehen gegen den Widerstand maximal an.

Kräftigung des unteren Sprunggelenks mit Gymnastikband

Beim Bewegen des Fußes gegen eine Spannung wird die umliegende Muskulatur aktiviert und gekräftigt. Starten Sie bei dieser Übung mit dem rechten Bein, trainieren Sie einen Satz für die Innen- sowie Außenrotation und wechseln dann auf das andere Bein.

1. Befestigen Sie Ihr Gymnastikband an einem starren Gegenstand (zum Beispiel einem Tischbein) auf Fußhöhe. Fädeln Sie Ihren rechten Fuß im Ballenbereich so ein, dass das Band rechts von ihrem Fuß am Tisch befestigt ist.
2. Ziehen Sie Ihren Fuß langsam und kontrolliert seitlich nach innen von der Befestigung weg, um das Band auf Spannung zu bringen.
3. Drehen Sie sich so, dass der Zug des Gymnastikbands von der Innenseite kommt.
4. Ziehen Sie Ihren Fuß langsam und kontrolliert seitlich nach außen von der Befestigung weg, um das Band auf Spannung zu bringen.

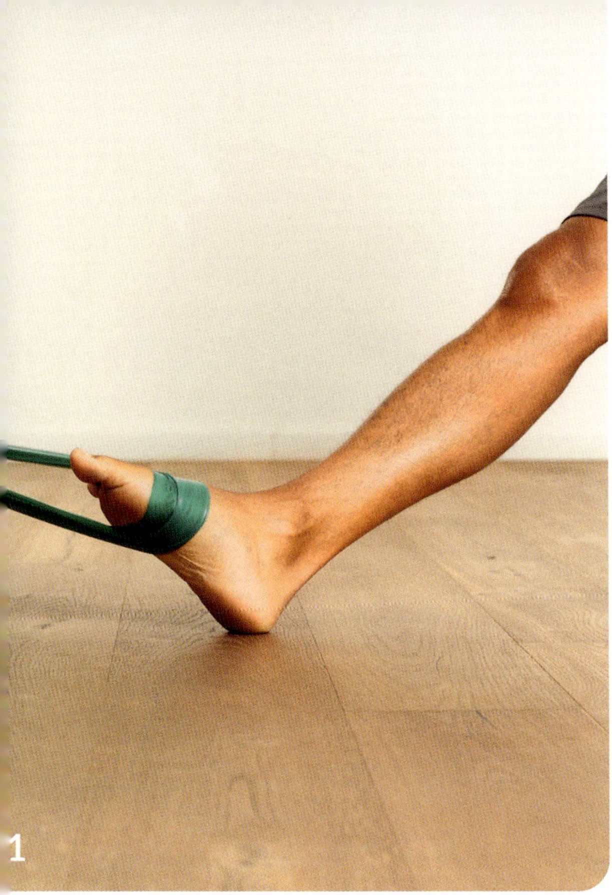
1
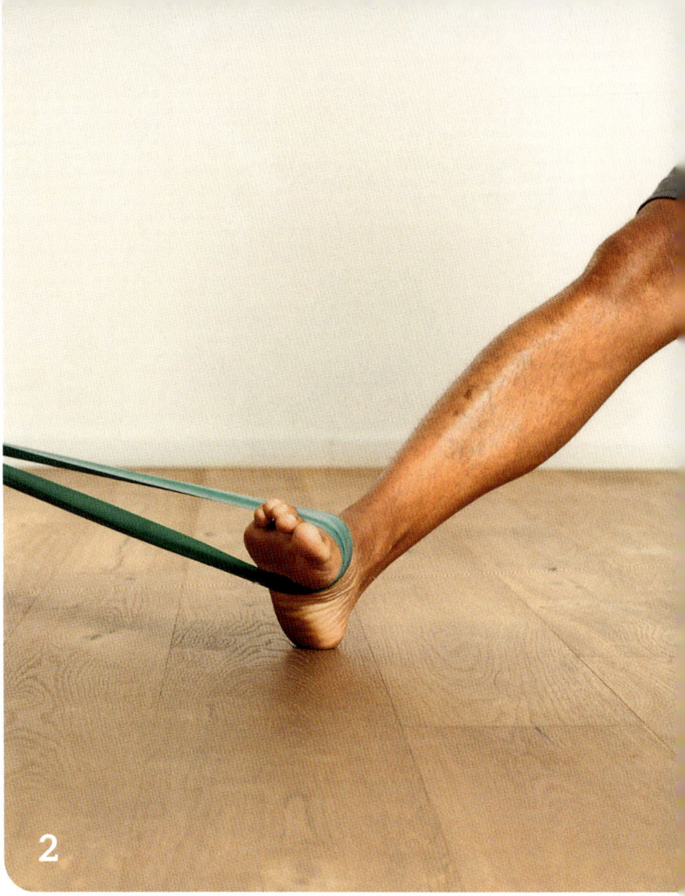
2
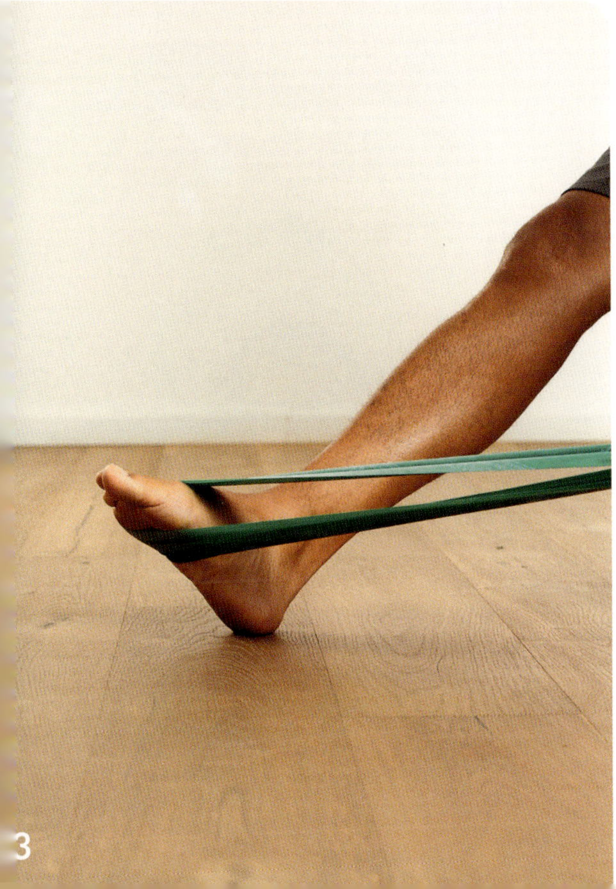
3
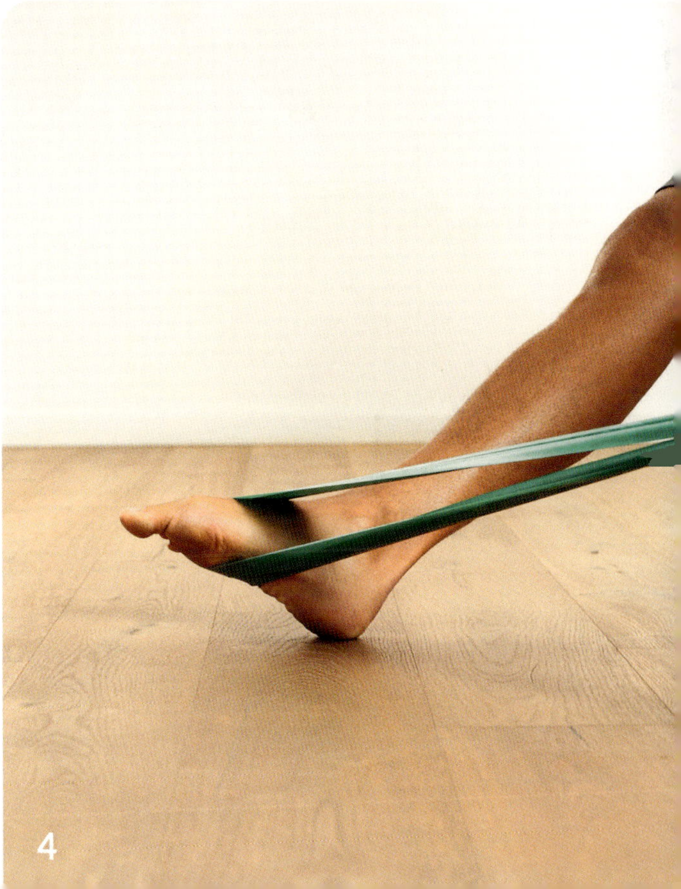
4

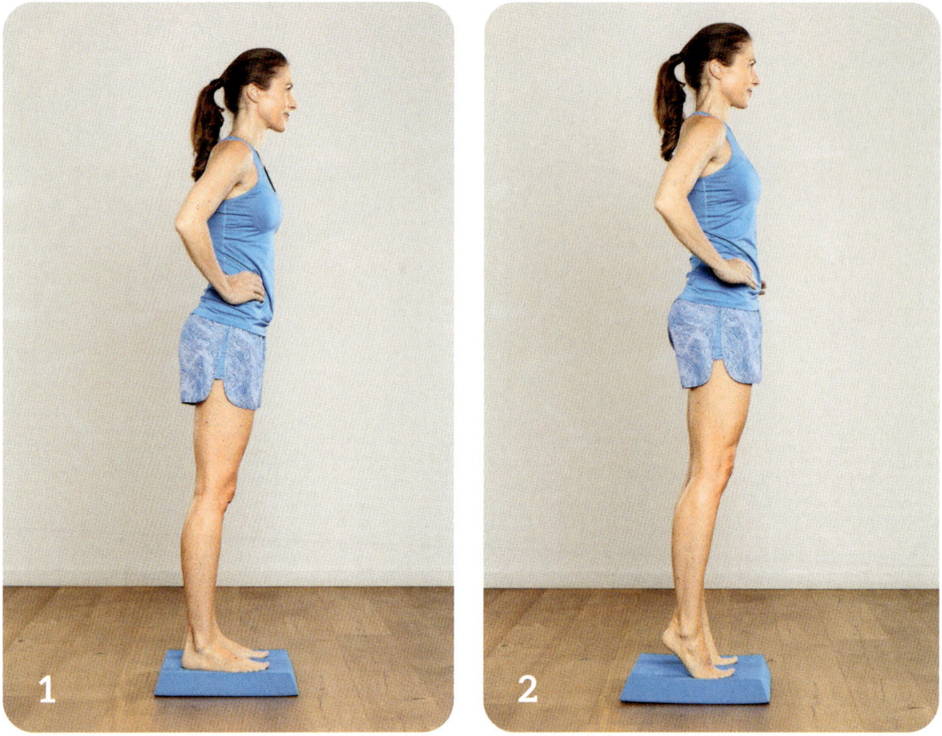

Wadenheben

Diese Übung kräftigt die Wadenmuskulatur und sorgt für mehr Stabilität des Sprunggelenks. Außerdem ist sie hervorragend einfach, überall auszuführen und bietet Vorteile für Ihre neuromuskuläre Kontrolle.

1. Positionieren Sie Ihre Füße ungefähr hüftbreit, achten Sie dabei auf eine aufgerichtete Wirbelsäule und leichte Spannung der Bauchmuskulatur. Der Blick ist geradeaus gerichtet.
2. Stellen Sie sich auf die Zehenspitzen und ziehen Ihre Ferse so weit nach oben wie möglich. Halten Sie die Spannung für drei bis vier Sekunden und senken Sie dann die Fersen wieder ab.

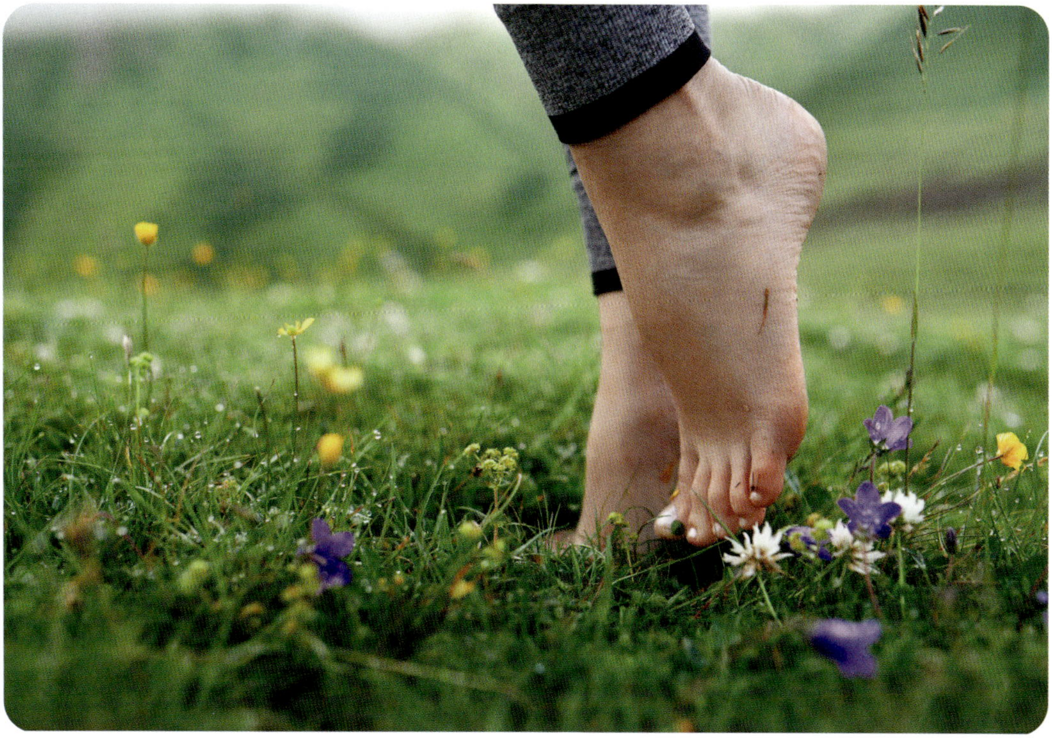

Barfußgehen

Durch Barfußgehen werden die Füße besser durchblutet und verkürzte Sehnen gedehnt. Zudem werden wenig genutzte Muskeln wieder aktiviert und gestärkt. Eine korrekte Fußstellung wirkt sich positiv auf die Knie und den Rücken aus.

Fangen Sie vorsichtig an, barfuß über verschiedene Untergründe zu gehen. Wenn Sie dabei keine Probleme haben, versuchen Sie, mit gesteigerter Geschwindigkeit über die unterschiedlichen Materialen zu laufen oder schneller von einem Untergrund zum anderen zu wechseln.

Einbeinstand

Diese Übung trainiert den Gleichgewichtssinn, während sie gleichzeitig Fuß-, Bein- und Hüftmuskulatur stärkt – insbesondere die Muskeln, die für die Standstabilität des Sprung- und Kniegelenks verantwortlich sind. Am besten führen Sie diese Übung auf einer weichen Unterlage aus, da das die Anforderungen an Ihr sensomotorisches System erhöht. Sollten Sie damit jedoch Schwierigkeiten haben, tasten Sie sich erst langsam heran.

1. Nehmen Sie einen aufrechten, hüftbreiten Stand ein. Lösen Sie einen Fuß vom Untergrund und versuchen Sie, sicher auf einem Bein zu stehen. Wenn Sie sich sicher fühlen, versuchen Sie, das Bein leicht anzuwinkeln und das Knie bis auf Hüfthöhe anzuheben.
2. Führen Sie das freie Spielbein gestreckt nach vorn und tippen Sie leicht auf den Boden. Bringen Sie das Bein anschließend in die Ausgangsposition zurück.
3. Machen Sie die identische Bewegung zur Seite. Achten Sie dabei immer auf eine kontrollierte Bewegung. Sollten Sie das Gleichgewicht verlieren, starten Sie wieder aus der Ausgangsposition.
4. Führen Sie die Bewegung ebenfalls nach hinten aus. Achten Sie darauf, lediglich das Bein zu bewegen und nicht den Rücken zu überstrecken.

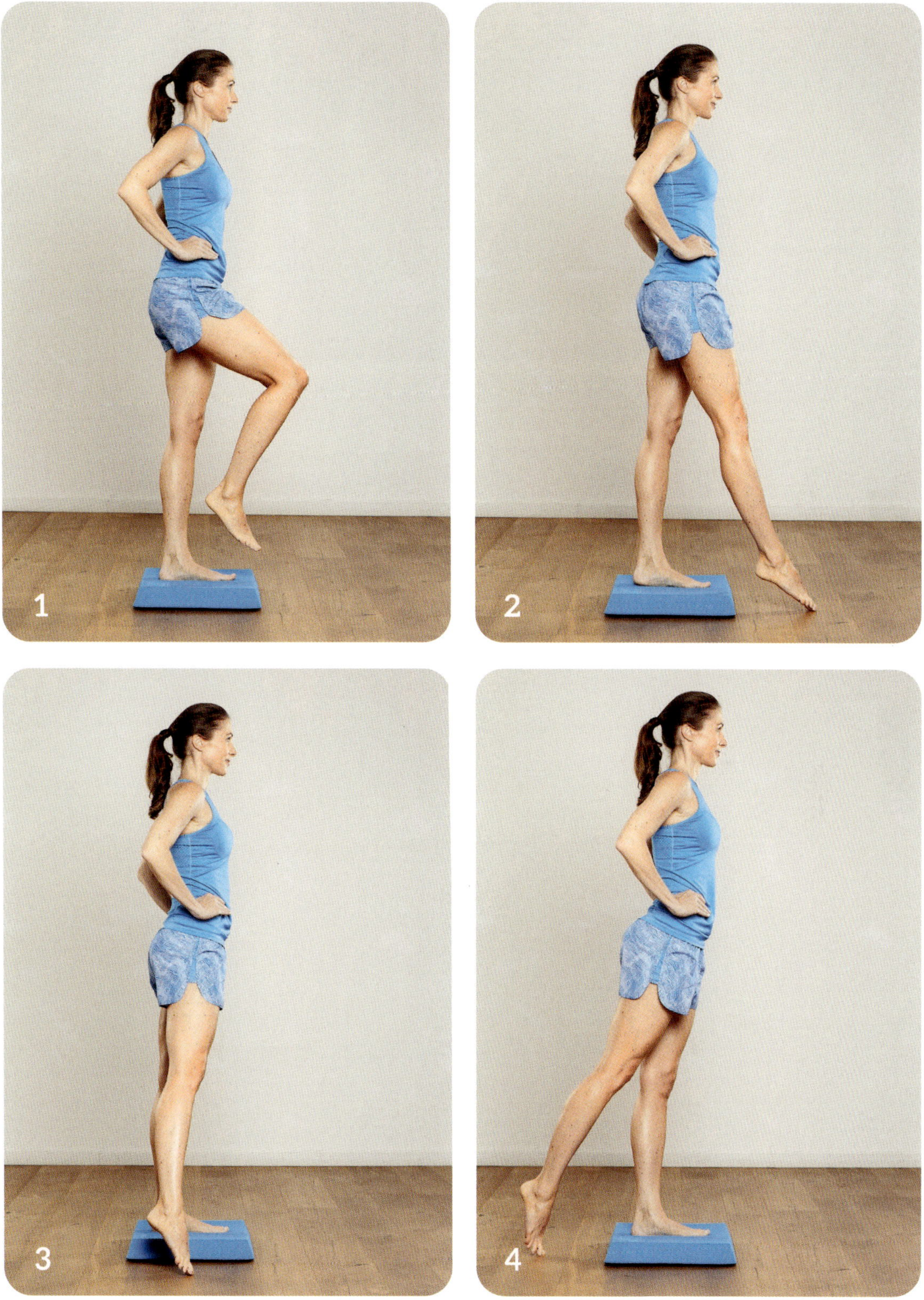
1
2
3
4

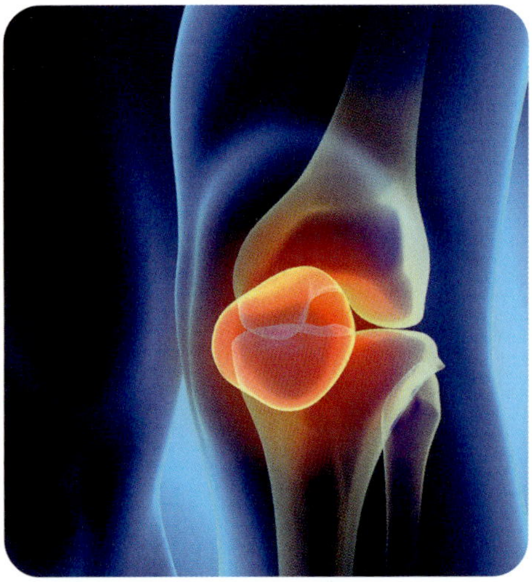

TRAINING DER KNIE

Das Knie ist – als zweidimensionales Gelenk zwischen Sprunggelenk und Hüfte – stark von deren störfreier Funktion abhängig. Ein Einknicken des Sprunggelenks, zum Beispiel durch ein schwaches Fußgewölbe, führt zu einer Innenrotation des Schienbeins und kann sich negativ auf das Knie auswirken. Ebenso setzen die Adduktoren und Abduktoren, die ihren Ursprung an der Hüfte haben, über beziehungsweise unter dem Knie an und beeinflussen damit die Belastungsstruktur.

Das Kniegelenk verbindet den Oberschenkelknochen mit dem Schienbein und der Kniescheibe. Die Muskeln und Sehnen, die für die notwendige Stabilität des Knies verantwortlich sind, ziehen mitunter bis über das Sprunggelenk oder die Hüfte. Deshalb können auch Übungen für diese Bereiche förderlich für das Kniegelenk sein.

Das Knie setzt sich eigentlich aus zwei Gelenken zusammen: Der Gelenkfläche zwischen Ober- und Unterschenkelknochen und dem Gleitlager, der Kniescheibe. Dieses sehr knöcherne Konstrukt ist auf eine gute Ausstattung mit Bändern und Knorpel angewiesen. Die Weichteile (Kreuzbänder und Menisken) bieten nicht nur Stabilität oder federn Stöße ab, sondern sind maßgebend an der gesamten Funktionalität des Knies beteiligt, indem Sie das gleichzeitige Rollen sowie Gleiten der Knochen ermöglichen. Eine klinische Instabilität des Kniegelenks ist gleichbedeutend mit einer Veränderung der Kinematik und demnach schädigend für die Weichteilstrukturen. Um die Stabilität zu gewährleisten, ist vor allem die Oberschenkelvorder- sowie -rückseite, aber auch die Waden-, Fuß- und Beckenmuskulatur zu trainieren.

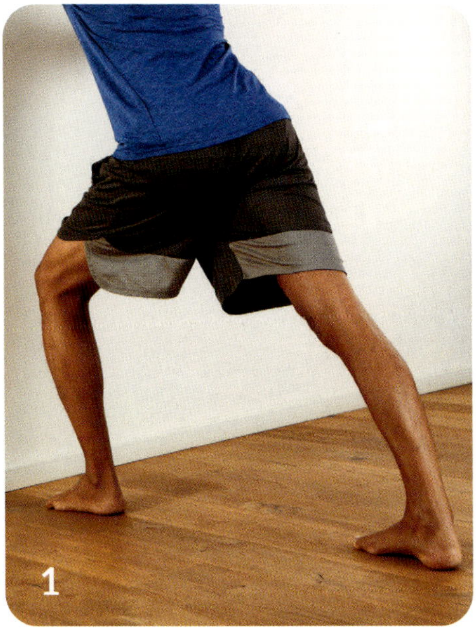

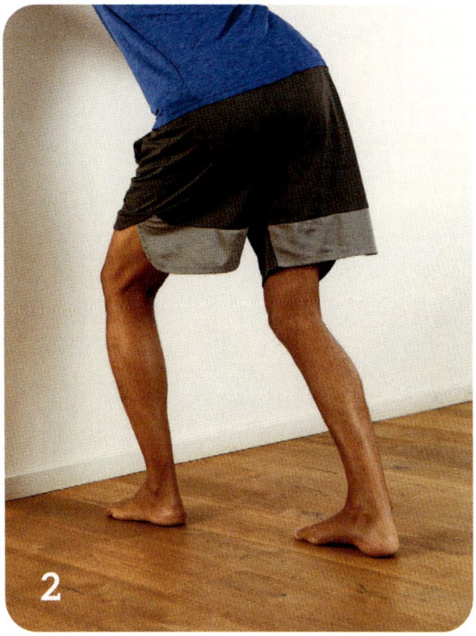

Wadendehnung

Eine verkürzte Wadenmuskulatur kann das Zusammenspiel der Muskelschlingen des Beins stören. Die dadurch entstehenden Verspannungen und Disbalancen können sich negativ auf die Statik des Knies und infolgedessen der Wirbelsäule auswirken.

1. Positionieren Sie sich in einem weiten Ausfallschritt mit Blick zur Wand. Dabei zeigen beide Füße parallel nach vorn und die Fersen berühren den Boden. Sie können sich mit den Händen an der Wand abstützen. Verlagern Sie das Gewicht auf das vordere Bein und schieben Sie Hüfte und Oberkörper in Richtung Wand. Drücken Sie die hintere Ferse fest in den Boden und halten Sie den Kontakt. Strecken Sie das hintere Bein und lehnen Sie sich so weit nach vorn, bis Sie eine Dehnung in der Wade spüren. Halten Sie die Spannung und wechseln Sie anschließend das Bein.
2. Führen Sie die identische Übungsabfolge mit angewinkeltem Bein aus und versuchen Sie, auch den eingelenkigen Muskel (*Musculus soleus*) zu dehnen.

Unterschenkelpendeln

Diese Variante des Einbeinstands stärkt die Muskulatur sowie das Sprung- und Kniegelenk des Standbeins und wirkt zusätzlich mobilisierend auf das Hüftgelenk.

1. Achten Sie auf einen aufrechten, hüftbreiten Stand. Lösen Sie einen Fuß vom Boden. Wenn Sie sicher stehen, können Sie Ihr Bein leicht anwinkeln und das Knie bis auf Hüfthöhe anheben, sodass ein rechter Winkel entsteht. Sie können sich bei der Übung auch abstützen, falls Sie zu sehr ins Schwanken geraten.
2. Halten Sie Ihren Oberschenkel in dieser Höhe und rotieren Sie Ihren Fuß nach innen und dann nach außen. Lassen Sie Ihren Unterschenkel mehrmals hin- und herpendeln. Das Knie wird so wenig wie möglich mitbewegt.

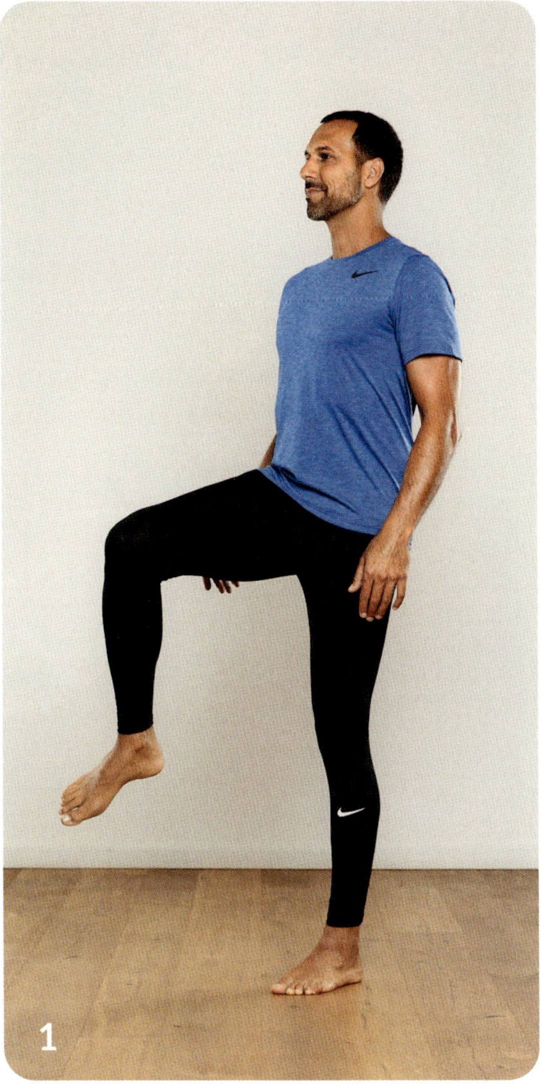

1

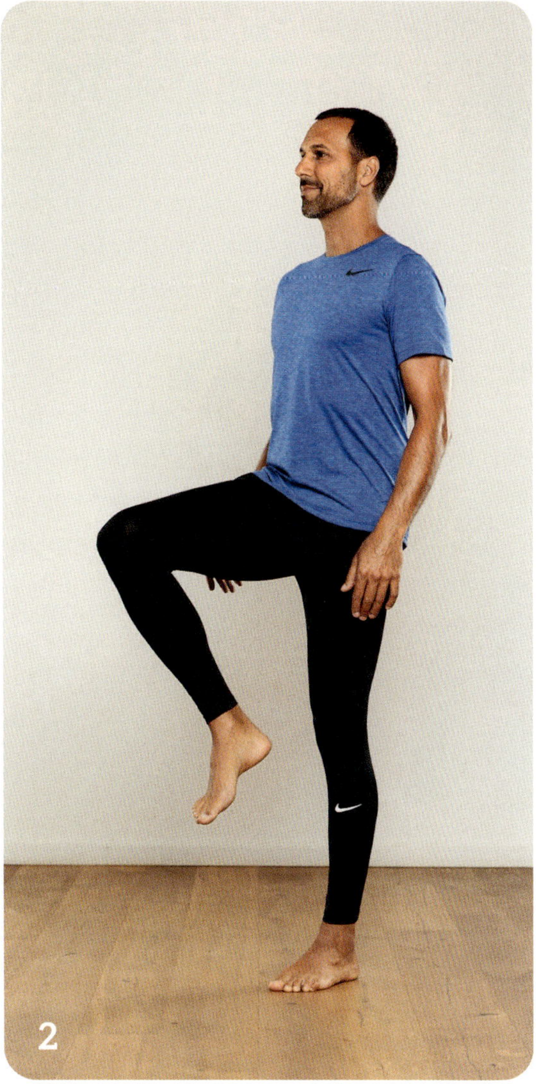

2

Mobilisation der unteren Extremität mit Faszienrolle

Durch den gezielten Druck der Faszienrolle werden die Muskeln durchblutet und so Verspannungen und Verklebungen gelöst. Ein entspannter Oberschenkelmuskel hilft auch, Schmerzen im Bereich der Hüfte sowie des unteren Rückens zu lösen.

1. Setzen Sie sich so auf die Faszienrolle, dass Sie knapp oberhalb des Sprunggelenks Ihre Wadenmuskulatur ausrollen können. Stützen Sie sich dabei mit den Händen hinter Ihrem Körper ab und stellen Sie das andere Bein auf.
2. Lassen Sie Ihren Körper langsam nach vorn und hinten gleiten und massieren Sie so die hintere Muskelkette. Massieren Sie auf diese Art den Muskel komplett, in kleinen Abschnitten von jeweils fünf bis zehn Zentimetern langsam und kontrolliert sechsmal hin und her.
3. Legen Sie Ihr Bein knapp oberhalb des Knies auf die Faszienrolle, um Ihre hintere Oberschenkelmuskulatur rollen zu können. Stützen Sie sich auch dabei mit den Händen hinter Ihrem Körper ab und stellen Sie das andere Bein auf.
4. Massieren Sie die hintere Muskelkette nach dem gleichen Prinzip wie bei Ihrer Wadenmuskulatur: fünf bis zehn Zentimeter, sechsmal hin und her, langsam und kontrolliert.
5. Begeben Sie sich in Bauchlage und stützen Sie sich auf Ihren Unterarmen ab. Klemmen Sie die Faszienrolle zwischen den Boden und einen Ihrer Oberschenkel, knapp oberhalb des Knies.
6. Verlagern Sie Ihr Gewicht nach vorn und wieder nach hinten, sodass Ihr Oberschenkelmuskel durch die Rolle massiert wird. Agieren Sie nach dem gleichen Prinzip wie bisher: fünf bis zehn Zentimeter, sechsmal hin und her, langsam und kontrolliert.

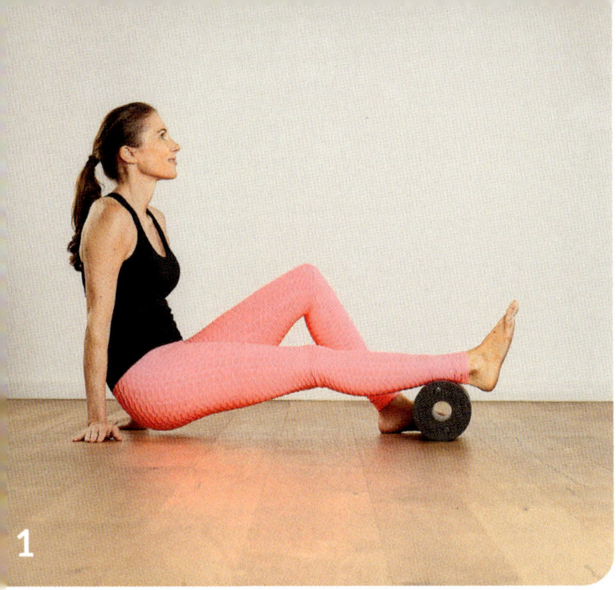
1

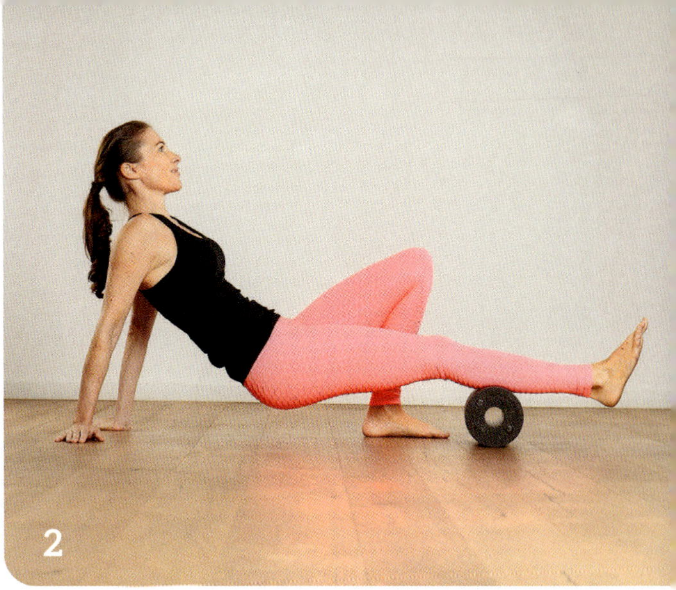
2

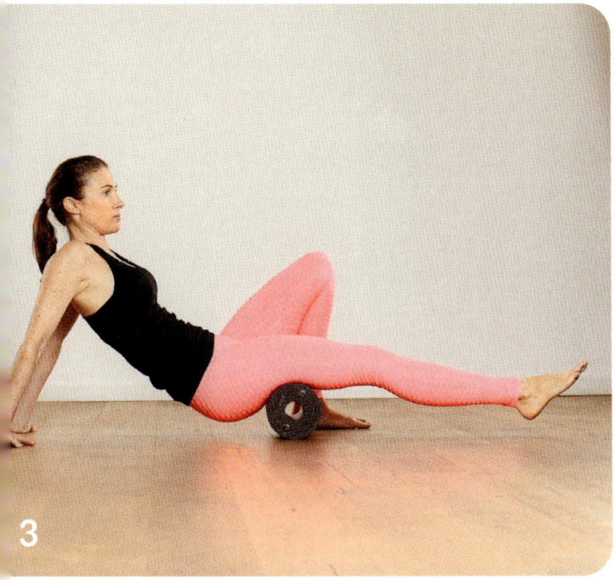
3

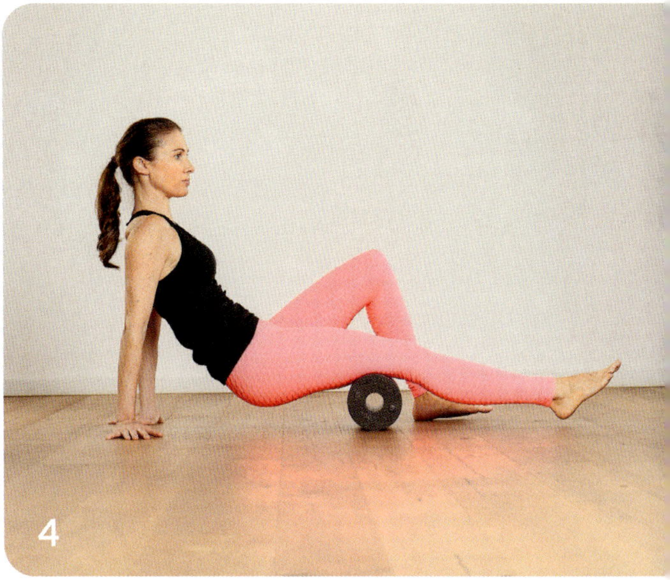
4

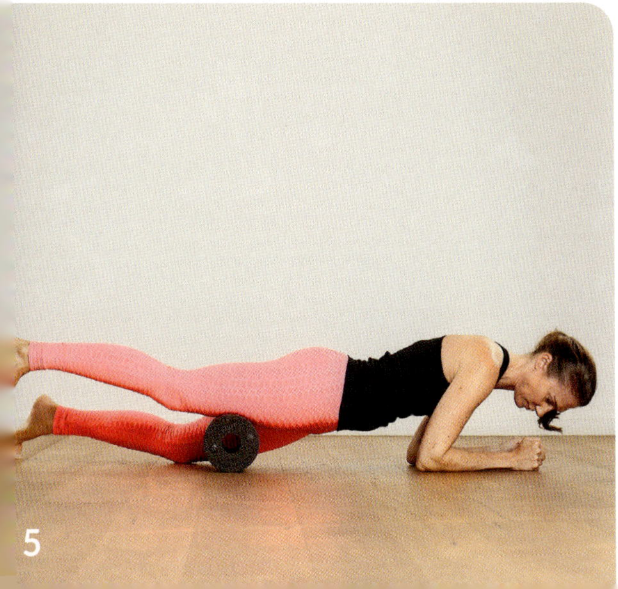
5

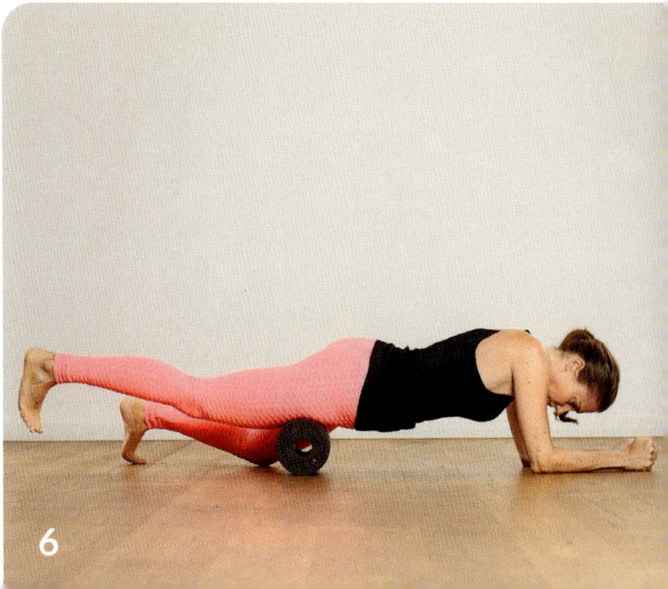
6

Beinstrecken im Sitzen

Diese Übung stärkt auf schonende Art den vierköpfigen Oberschenkelmuskel, wodurch die Außenbänder des Kniegelenks gespannt werden und folglich das Kniegelenk als solches stabiler wird.

1. Setzen Sie sich aufrecht auf einen Stuhl, am besten so hoch, dass zwischen Oberschenkel und Wade ein rechter Winkel entsteht und Sie beide Füße gut aufstellen können. Begeben Sie sich leicht in Rücklage, sodass sich Ihre Füße vom Boden abheben.
2. Heben Sie beide Füße und strecken Sie die Beine vor sich aus. Heben Sie Ihre gestreckten Beine so hoch wie Sie können, ohne dabei mit dem Oberkörper weiter nach hinten auszuweichen. Halten Sie die Position für drei bis vier Sekunden, senken Sie dann die Beine langsam und kontrolliert wieder ab.
3. Führen Sie diese Übung mit einem Ball oder einem anderen Gegenstand zwischen Ihren Knien aus. Durch den Einsatz dieses kleinen Trainingsgeräts legen Sie einen zusätzlichen Fokus auf die Kräftigung der Oberschenkelinnenseiten (Adduktoren).
4. Ebenso können Sie auch den Ball zwischen die Füße nehmen. Bei dieser Variante erhöht sich das Gewicht und die von Ihnen benötigte Kraft.

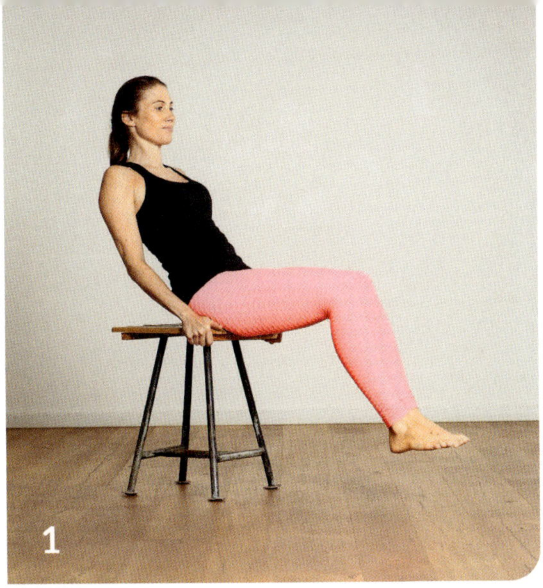
1

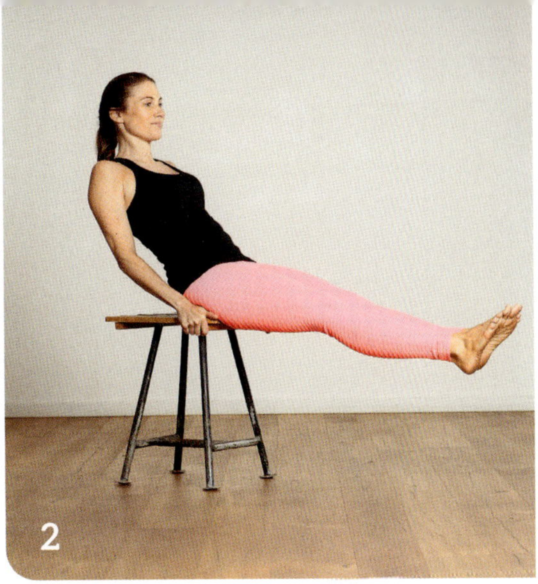
2

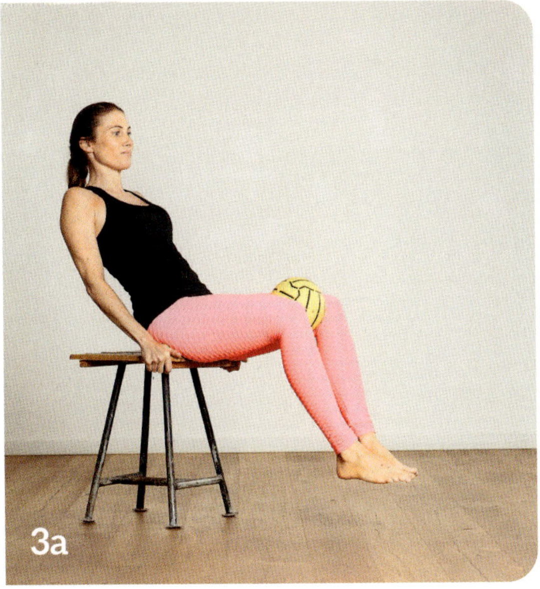
3a

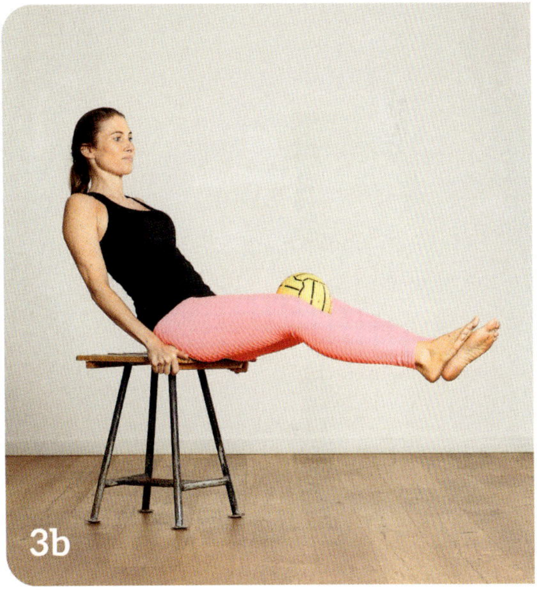
3b

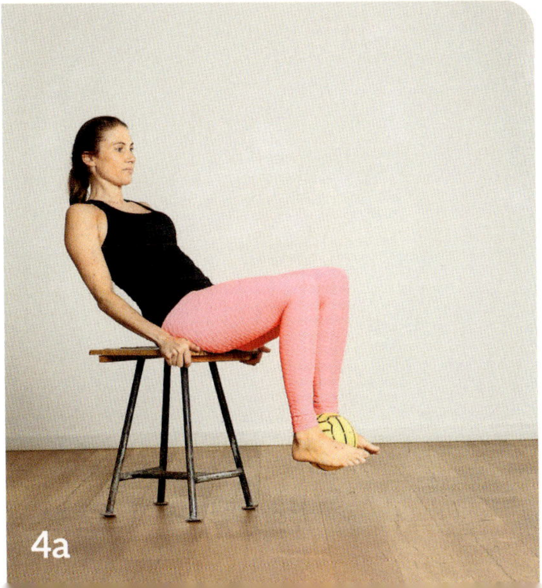
4a

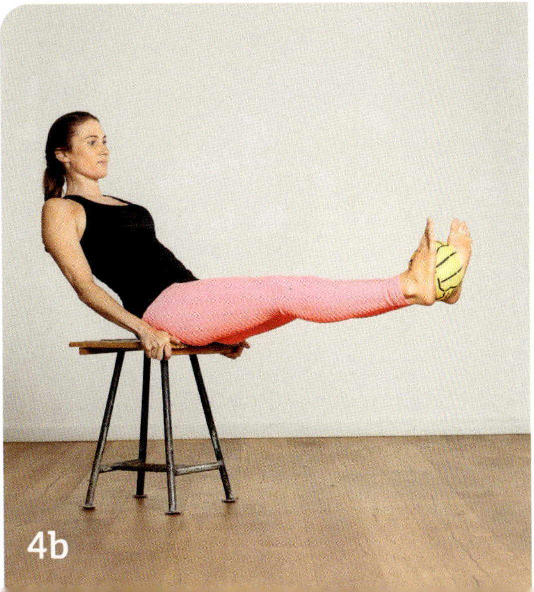
4b

Stuhlkniebeuge

Diese Übung trainiert gleich mehrere Muskelgruppen. Mit dem eigenen Körpergewicht werden Oberschenkelvorder- und -rückseite, die Gesäßmuskulatur, der untere Rücken und auch der Hüftbeuger gekräftigt. Diese Übung trägt so zu einer neutralen Stellung des Beckens bei und korrigiert Fehlstellungen im Bereich des Sprung-, Knie- und Hüftgelenks.

1. Stellen Sie sich hüftbreit mit der Körperrückseite circa 40 bis 50 Zentimeter vor einen Stuhl.
2. Halten Sie Ihre Wirbelsäule aufrecht, während Sie Ihr Gesäß in Richtung Stuhl absenken. Achten Sie darauf, dass Ihre Knie nicht nach innen fallen, sondern sich gerade beziehungsweise leicht über Ihr Sprunggelenk schieben. Starten Sie die Bewegung, indem Sie die Hüfte nach hinten schieben.
3. Senken Sie sich soweit ab, bis Sie auf dem Stuhl zum Sitzen kommen. Stehen Sie wieder auf, halten Sie dabei den Rücken gerade und kehren Sie in eine neutrale Standposition zurück.

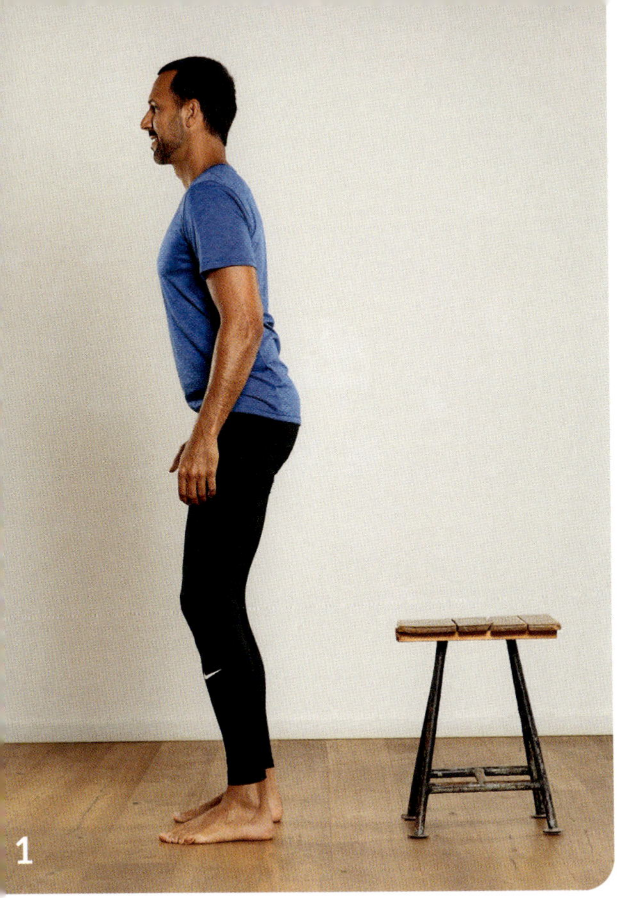

1

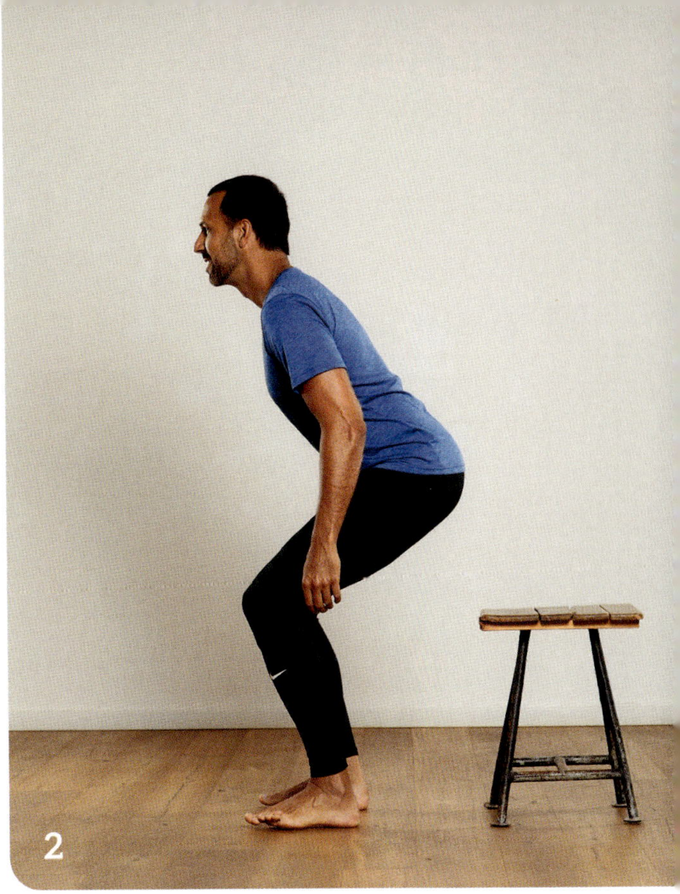

2

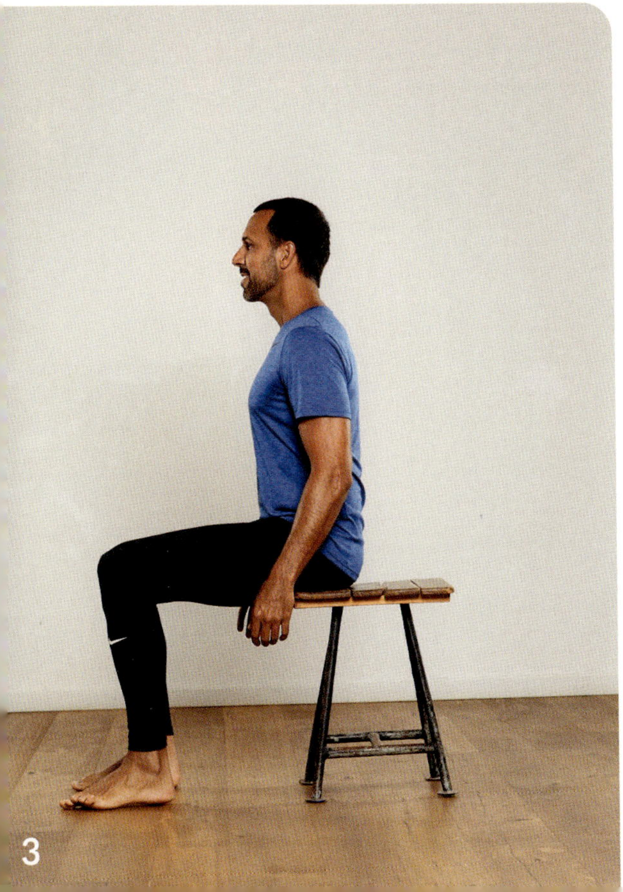

3

Krabbengang

Neben dem großen Oberschenkel- und Gesäßmuskel werden bei dieser Übung zusätzlich die lateralen Muskeln angesprochen und gestärkt. Eine sehr anstrengende, aber effektive Übung!

1. Positionieren Sie Ihre Füße etwas weiter als hüftbreit. Binden Sie sich ein Gymnastikband um Ihre Oberschenkel, ungefähr eine Handbreit oberhalb der Kniescheibe, sodass es unter Spannung ist, und gehen Sie leicht in die Hocke.
2. Bewegen Sie sich seitlich, indem Sie einen kleinen kontrollierten Schritt machen. Achten Sie darauf, dass Ihre Wirbelsäule gestreckt und die Hüfte konstant abgesenkt ist.
3. Ziehen Sie das andere Bein nach. Bewegen Sie sich kontrolliert und geben Sie dem Zug des Bandes nicht zu schnell nach.

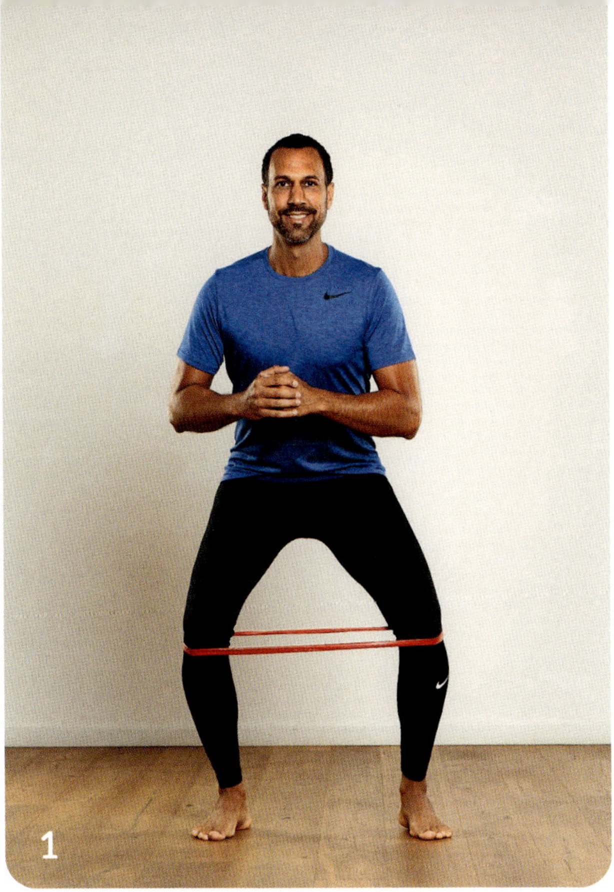

1

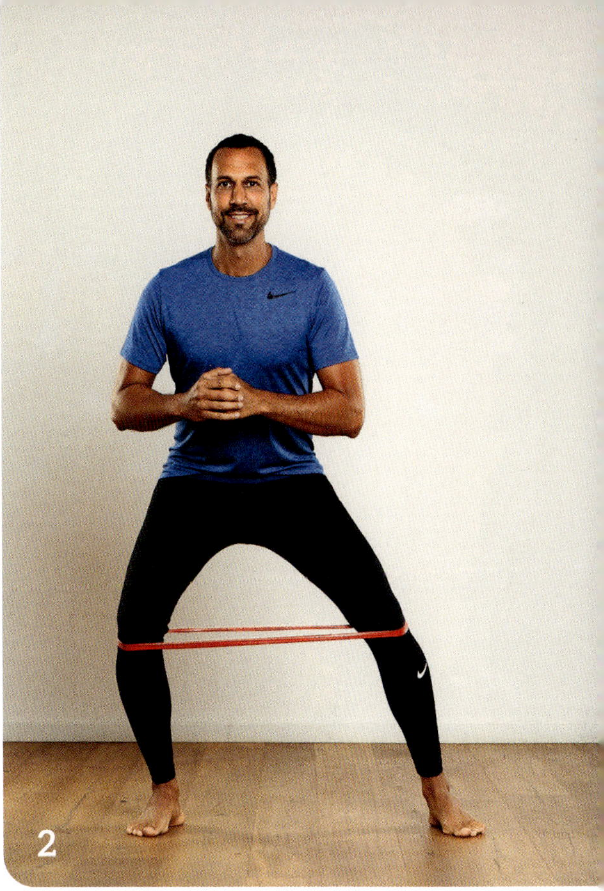

2

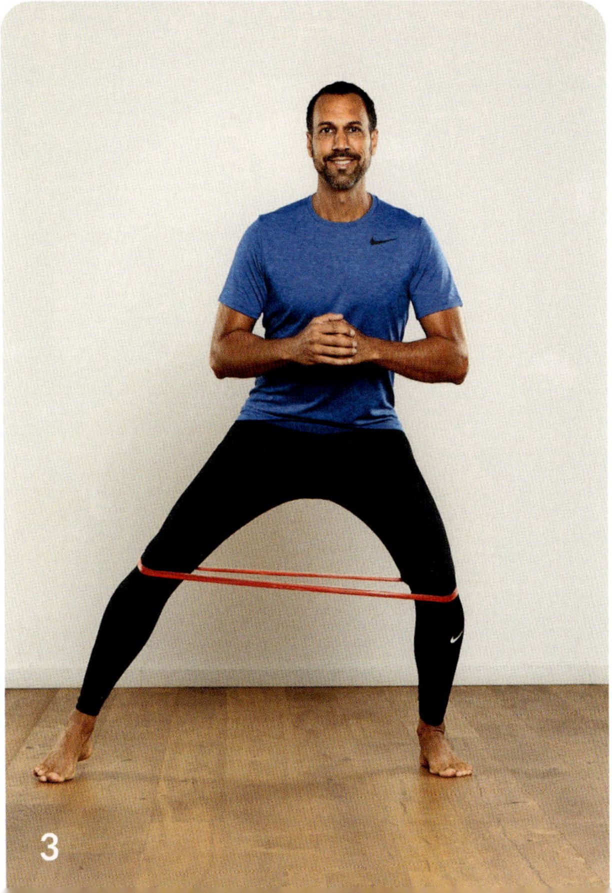

3

Ausfallschritt

Im Ausfallschritt werden die Beinstrecker sowie die Beinbeuge- und Gesäßmuskulatur gleichzeitig gestärkt. Dadurch wird das Zusammenspiel verbessert, der Beinbeuger wird gedehnt und so der untere Rücken entlastet.

1. Nehmen Sie eine Ausfallschritt-Position ein. Stehen Sie aufrecht und schieben Sie das Becken aktiv nach vorn. Halten Sie das hintere Knie knapp über dem Boden, spannen Sie die Gesäßmuskulatur an.
2. Strecken Sie das vordere Bein durch und achten Sie währenddessen darauf, dass Ihr Knie nicht nach innen fällt.
3. Besonders ratsam ist es, diese Übung auf einer instabilen Unterlage auszuführen. Dadurch wird Ihre neuromuskuläre Kontrolle gefordert und gefördert.

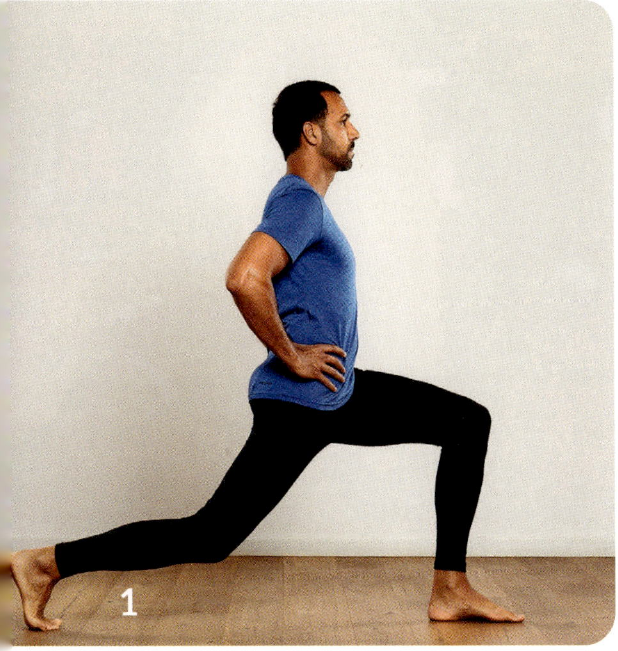

1

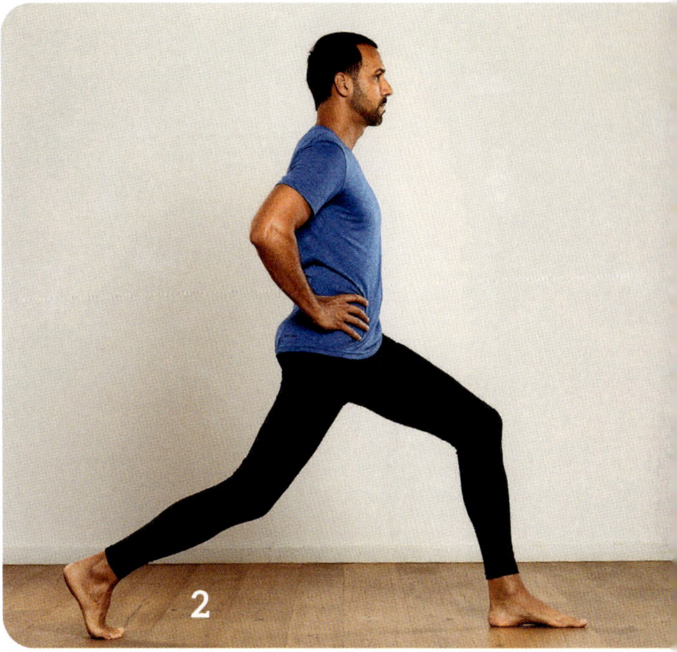

2

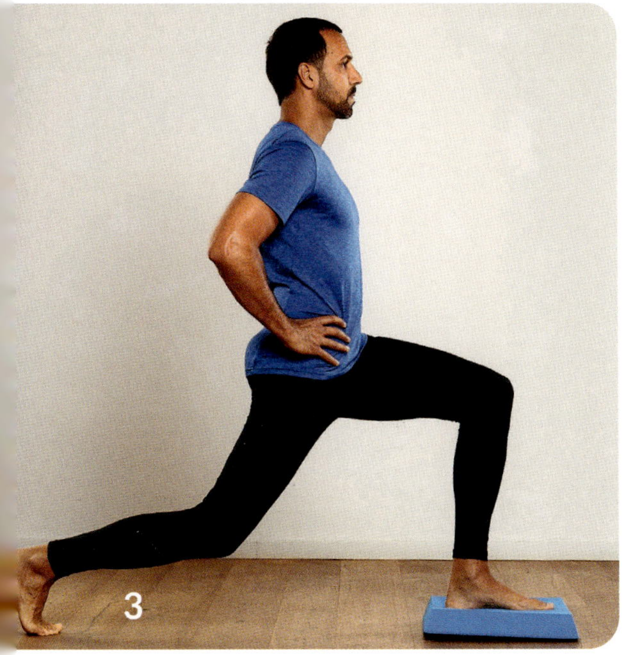

3

Hüftheben (Hip Thrust)

Der Hip Thrust ist eine Hüftstreckerübung, die vor allem den großen Gesäßmuskel sowie die vordere und hintere Muskulatur im Oberschenkel anspricht, also sowohl für das Knie als auch die Hüfte Vorteile bringt.

1. Begeben Sie sich in Rückenlage, sodass die Schultern auf dem Boden liegen. Stellen Sie die Füße auf, die Zehen zeigen gerade nach vorn. Strecken Sie nun die Hüfte komplett durch, sodass Ihre Schultern, Hüfte und Kniegelenke eine gerade Linie bilden. Halten Sie diese Position konstant, spannen Sie dabei die Bauch- und Gesäßmuskulatur an.
2. Um die Adduktoren Ihrer Oberschenkel zu trainieren, nehmen Sie einen Gegenstand Ihrer Wahl (zum Beispiel Ball, Kissen, Buch oder Yogablock), positionieren diesen zwischen Ihren Knien und drücken ihn fest zusammen. Halten Sie diese Spannung während der Übungsausführung konstant.
3. Besonders effektiv wird diese Übung, wenn Sie sich zusätzlich ein Gymnastikband um die Knie wickeln. Hierdurch erhöhen Sie die Anforderungen an die äußere Beinmuskulatur und verhindern gleichzeitig, dass Ihre Knie nach innen einknicken.

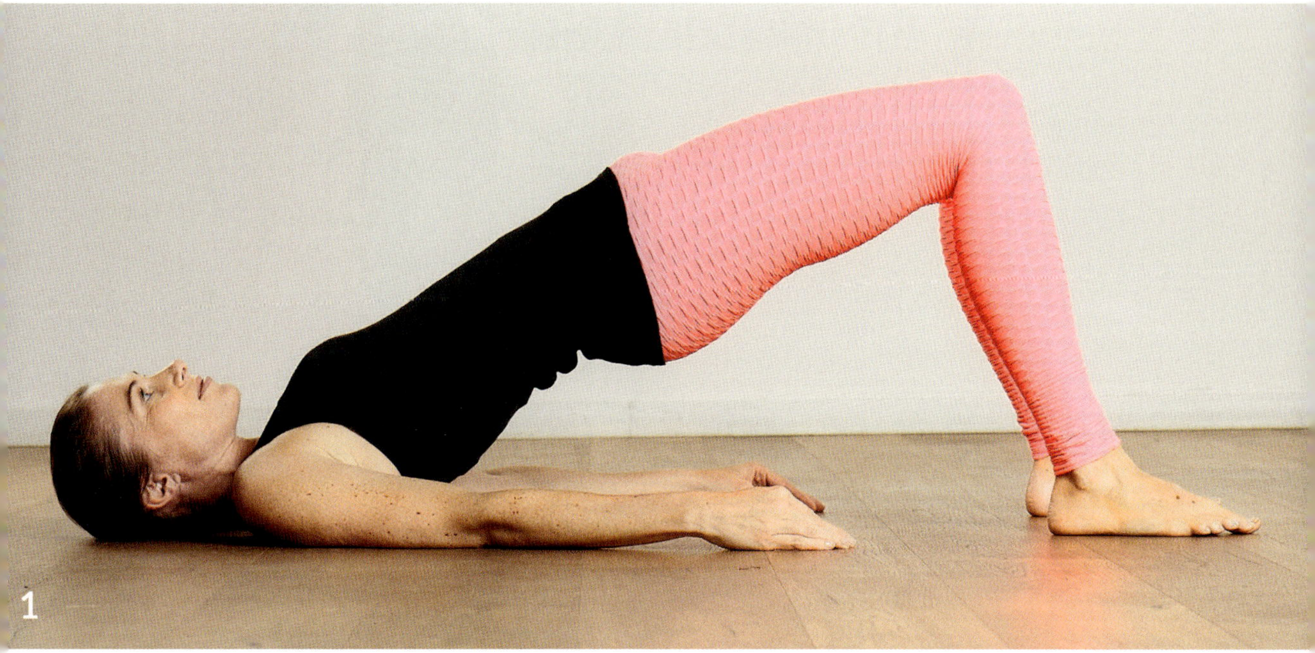

1

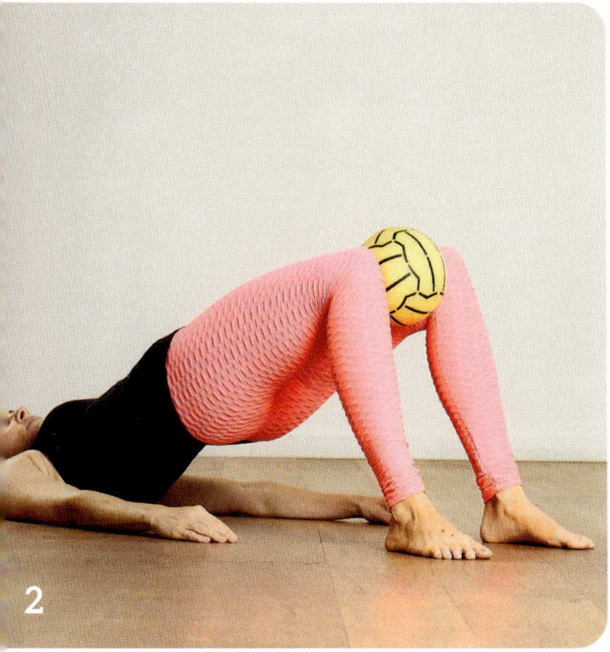

2

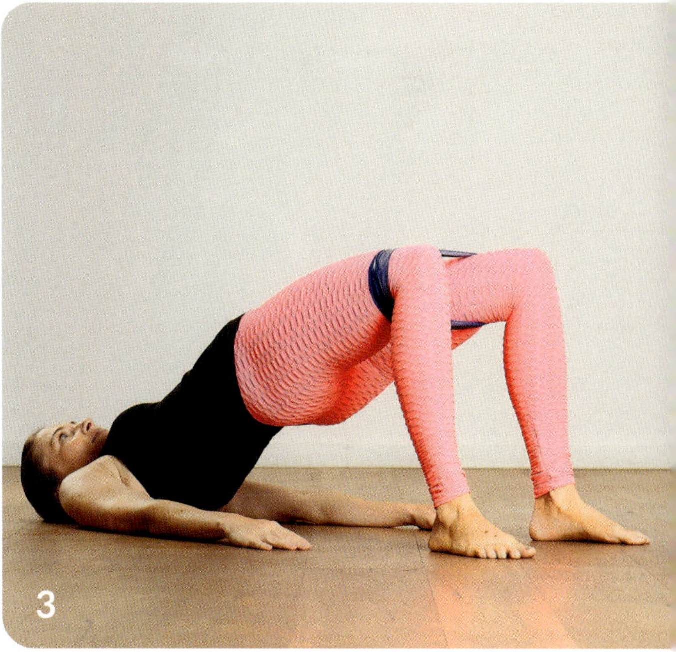

3

Kniebeuge auf instabiler Unterlage

Beim Durchführen einer Kniebeuge auf einem Airex-Kissen fokussiert man sich neben der Stärkung der Beinmuskulatur auf die Tiefensensorik. Dabei trainiert man über den weichen Untergrund verstärkt die Kontrolle in Sprung- und Hüftgelenk. Besonders in höherem Alter ist diese Übung anzuraten.

1. Stellen Sie sich ungefähr hüftbreit auf das Airex-Kissen und spannen Sie sowohl Ihre untere Bauch- als auch Ihre Gesäßmuskulatur leicht an.
2. Senken Sie nun Ihre Hüfte, bis mindestens ein 90-Grad-Winkel im Kniegelenk entsteht. Die Füße sind parallel, die Zehen können auch leicht nach außen zeigen. Achten Sie auch hierbei darauf, die Bewegung über die Hüfte einzuleiten, indem Sie die Hüfte nach hinten schieben. Das kann die Belastung auf Ihre Knie reduzieren.
3. Um die Anforderungen zu erhöhen und die Abduktoren der Beine zu trainieren, können Sie auch hier wieder ein Gymnastikband um Ihre Beine wickeln. Dadurch vermeiden Sie, dass Sie mit Ihren Knien nach innen einknicken.

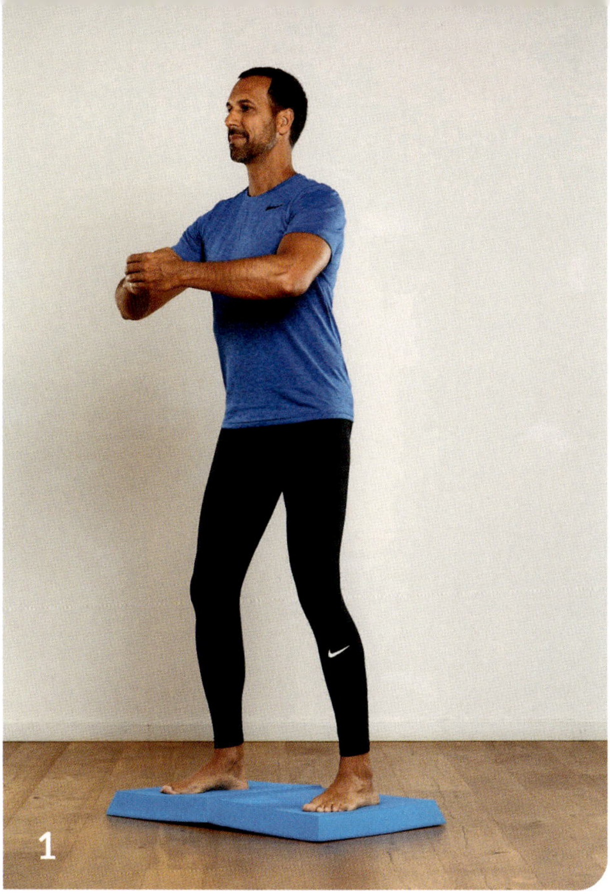
1

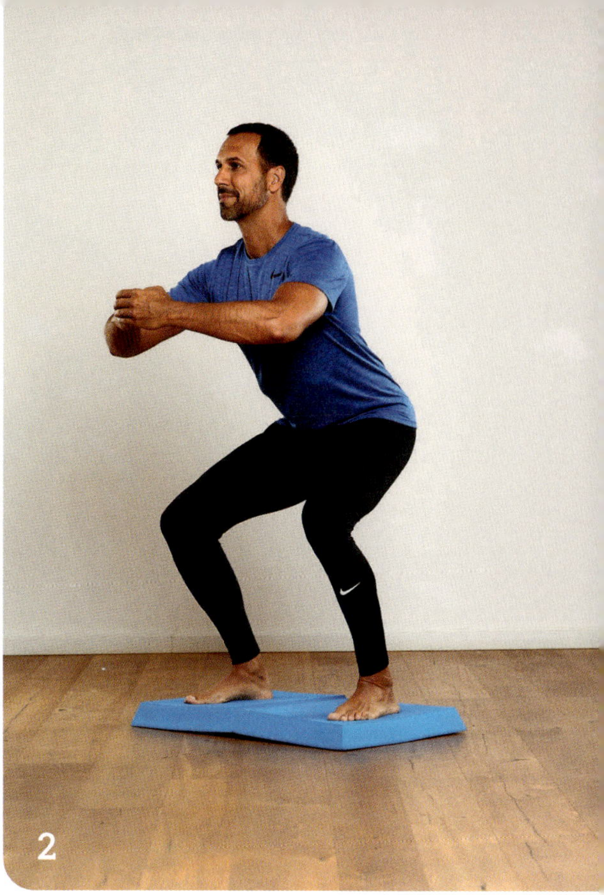
2

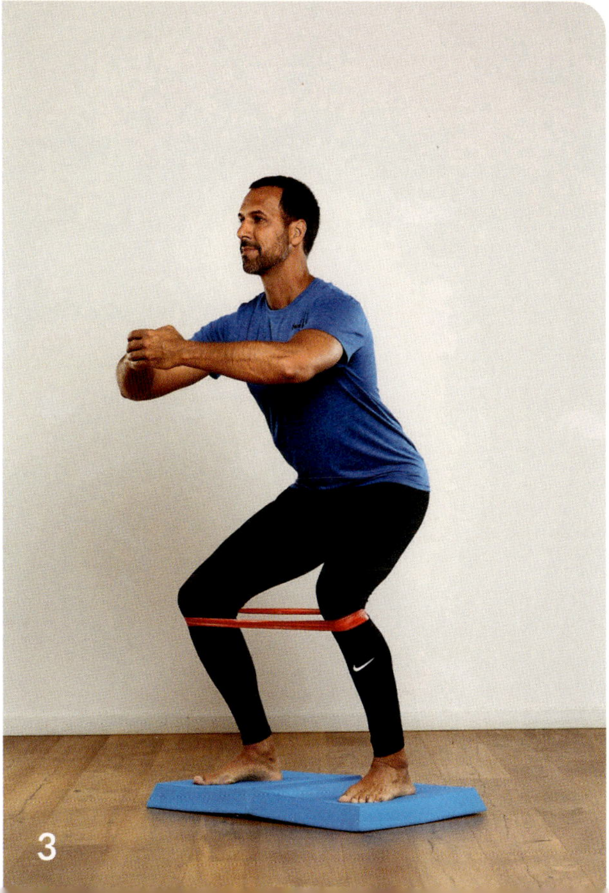
3

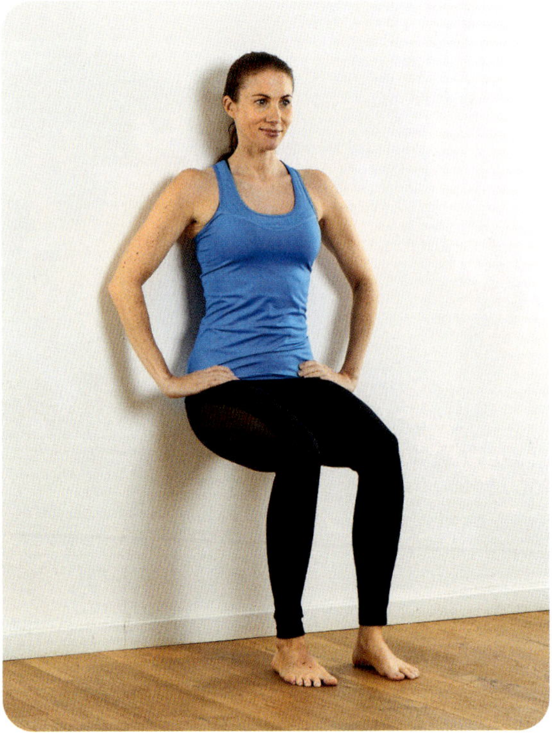

Wandsitzen

Der Wandsitz kräftigt als statische Übung den großen Oberschenkelmuskel sowie die Gesäßmuskulatur und trägt so zur Stabilität im Knie- und Sprunggelenk bei. Zudem hilft eine trainierte Gesäßmuskulatur, das Becken in einer neutralen Position zu halten und so Fehlstellungen und Schmerzen vor allem des unteren Rückens präventiv zu verhindern.

Stellen Sie sich mit dem Rücken an eine Wand und schieben Sie anschließend Schultern und Gesäß dagegen. Gehen Sie kontrolliert in die Knie bis Sie 90 Grad Beugung in der Hüfte und knapp über 90 Grad Beugung im Kniegelenk erreicht haben. Die Füße setzen zentral auf und zeigen gerade nach vorn. Versuchen Sie, diese Position möglichst lange und konstant zu halten.

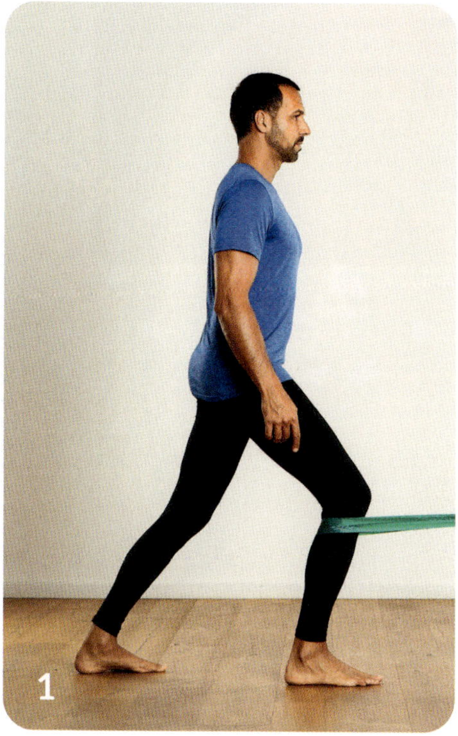

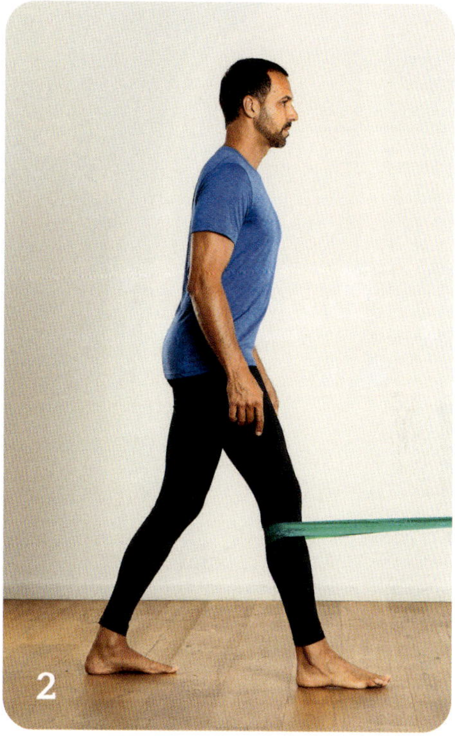

Kniestreckung gegen Gymnastikband

Durch die leichte Schubladenstellung und kontrollierte Extension des Knies wird das Kniegelenk gestärkt und vor allem die Stabilität der Kreuzbänder gefördert.

1. Binden Sie das Gymnastikband um einen Gegenstand (zum Beispiel Stuhl- oder Tischbein) und befestigen Sie es knapp unterhalb Ihres Kniegelenks. Spannen Sie das Band, indem Sie einen leichten Ausfallschritt nach hinten machen, das vordere Knie ist hierbei angewinkelt.
2. Nun strecken Sie das vordere Bein, gegen den Widerstand des Bands, kontrolliert und langsam durch.

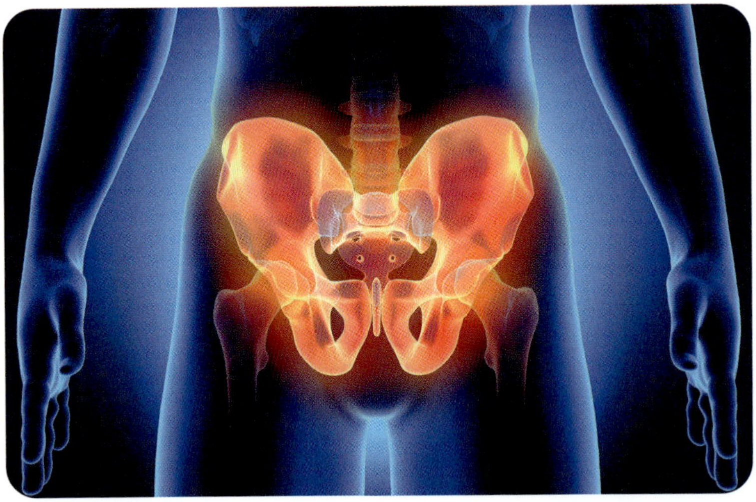

TRAINING DER HÜFTE

Das Hüftgelenk ist das zweitgrößte Gelenk im menschlichen Körper und bildet den beweglichen Übergang zwischen Becken und Oberschenkelknochen. Es ist ein Kugelgelenk und wird seitens eines kräftigen Bandapparates und zahlreicher Muskulatur gestützt. Die Ausrichtung der Hüfte beeinflusst maßgeblich die Stellung der Wirbelsäule, weshalb vor allem Beweglichkeit eine große Rolle spielt.

Die Hüfte beziehungsweise das Becken ist primär muskulär geführt und kann bedeutend an der Entstehung unterer Rückenbeschwerden beteiligt sein, da die Stellung des Beckens die Form der Wirbelsäule maßgeblich beeinflusst. Eine Schiefstellung in der Frontalebene kann zur Folge haben, dass entweder die Belastung auf die Bandscheiben einseitig erhöht wird oder eine Wirbelsäulenkrümmung entsteht. In der Sagittalebene ist zu berücksichtigen, dass die Kippung des Beckens nach vorn zu einer stärkeren Krümmung der Lendenwirbelsäule führt und somit den axialen Druck auf die Bandscheiben verändert. Ob Sie an einer Hüftschiefstellung leiden, kann der Orthopäde Ihres Vertrauens zuverlässig herausfinden, wenngleich die Ursachen nicht immer direkt klar sind. Da zahlreiche Muskeln an der Hüfte ansetzen und ebenfalls die Nervenbahnen des Beines hindurchlaufen, ist der Aufbau und Erhalt der Beweglichkeit besonders wichtig. Deshalb werden wir in diesem Kapitel auch verstärkt Übungen zur Mobilität zeigen, die Sie im besten Fall täglich ausführen.

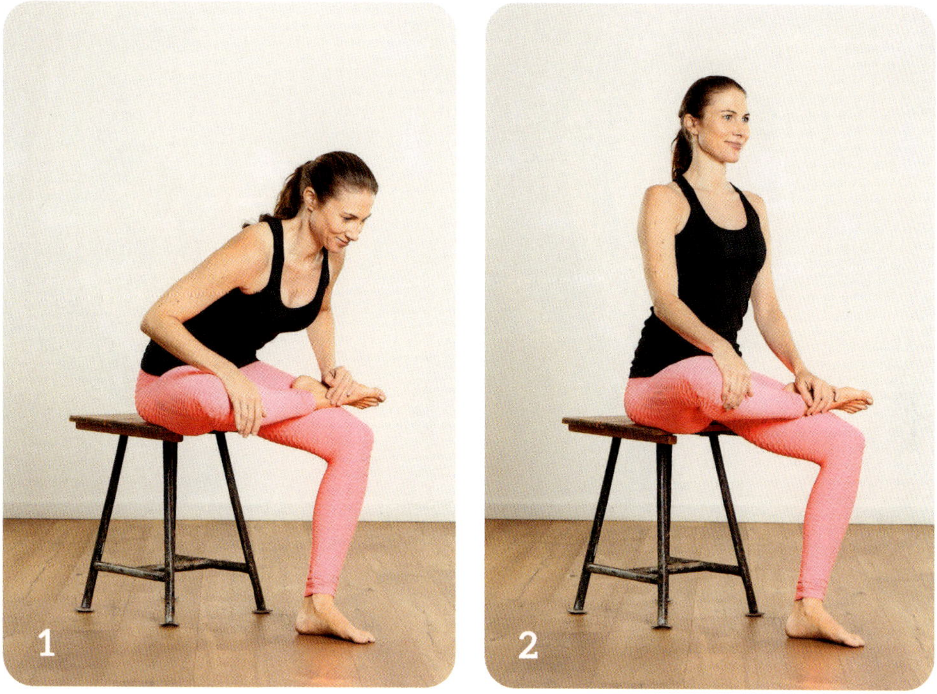

Hüftdehnung im Sitzen

Die Dehnung des Hüftbeugers, der durch zu viel Sitzen tendenziell stark verkürzt ist, hilft vor allem bei Problemen im unteren Rücken.

1. Setzen Sie sich leicht vorgebeugt auf die vordere Kante eines Stuhls. Heben Sie einen Fuß und drehen Sie das Knie soweit nach innen, bis Sie den Fuß auf dem anderen Knie ablegen können.
2. Richten Sie Ihren Oberkörper auf und beugen Sie sich aus der Hüfte soweit es geht nach vorn. Achten Sie darauf, dass Ihre Schultern nicht nach vorn fallen. Sie sollten nun ein leichtes Ziehen im Oberschenkel beziehungsweise im Gesäß spüren. Versuchen Sie, so tief in die Dehnung zu gehen, wie es Ihnen möglich ist, ohne einen unangenehmen Schmerz zu spüren. Halten Sie diese Position für 15 Sekunden.

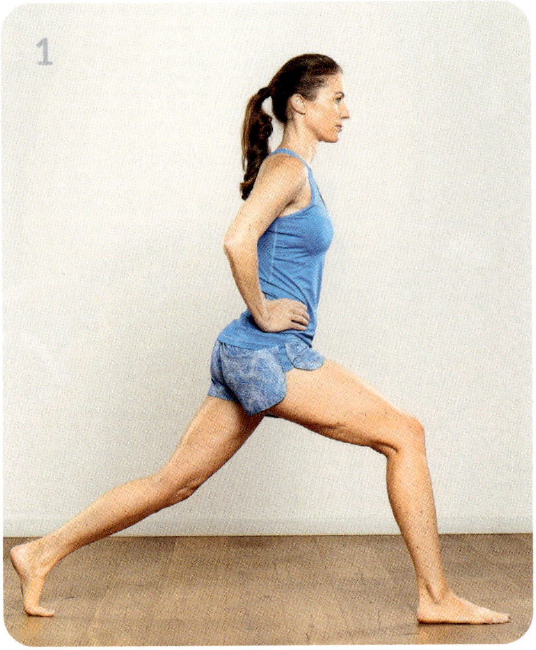

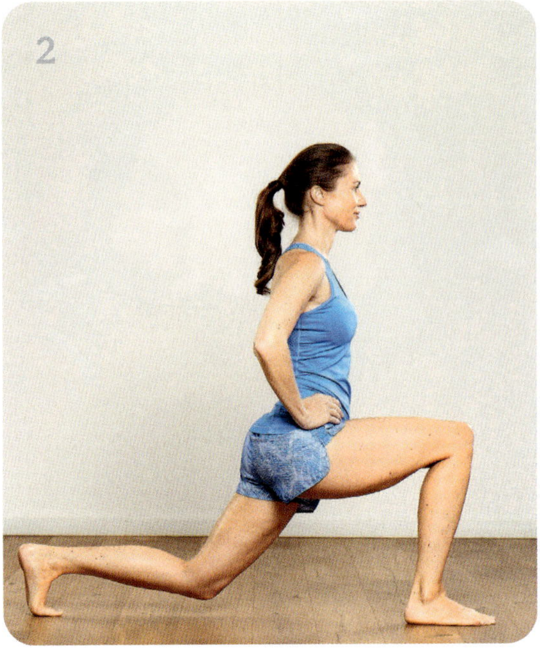

Tiefer Ausfallschritt

Dieser Ausfallschritt unterscheidet sich von der vorigen Übung insofern, dass es sich um eine statische (Halte-)Übung handelt. Hierbei sollen vor allem die Innenseiten der Beine sowie der Hüftbeuger gedehnt werden.

1. Stellen Sie sich in einen leichten Ausfallschritt und spannen Sie Ihre untere Bauch- sowie die Gesäßmuskulatur an.
2. Senken Sie Ihre Hüfte gerade in Richtung Boden ab. Halten Sie dabei die Wirbelsäule gerade und die Bauchmuskeln angespannt. Achten Sie darauf, dass sich Ihr Knie leicht nach vorn außen über das Sprunggelenk schiebt und nicht nach innen fällt. Durch leichtes Wippen nach unten steigert sich der Dehneffekt. Wiederholen Sie diese Übung und wechseln Sie anschließend zur anderen Seite.

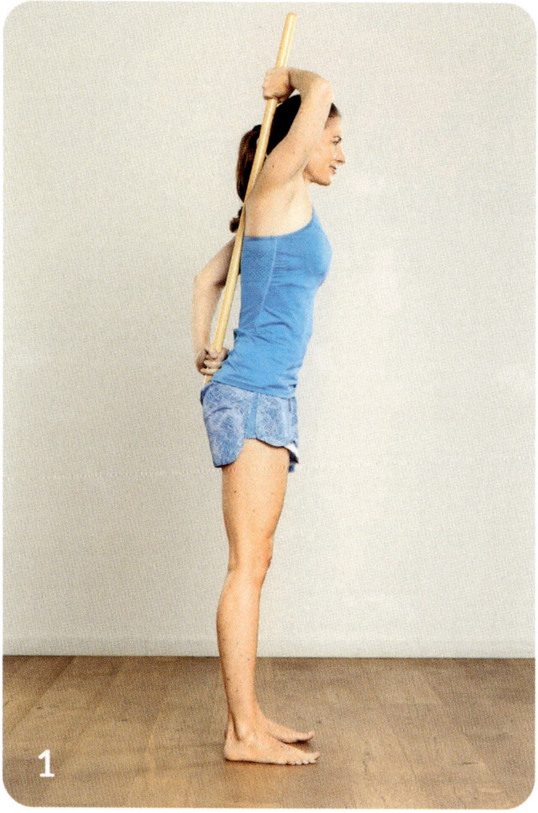

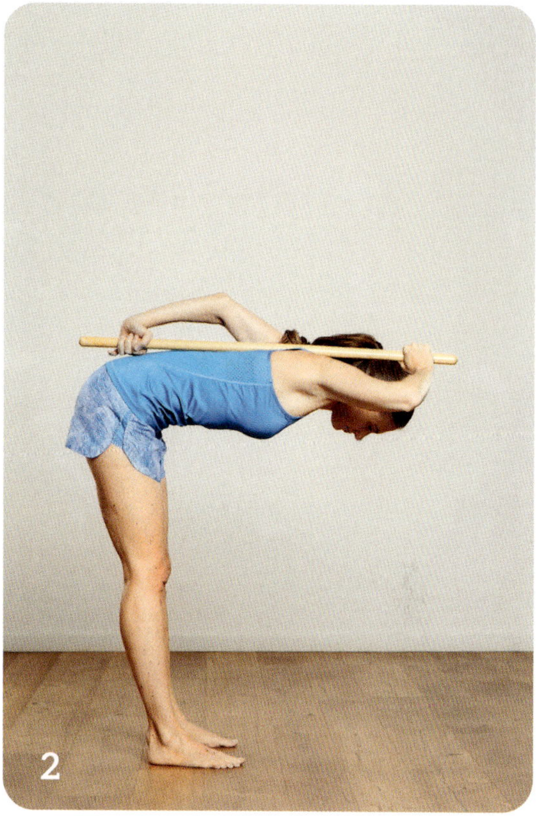

Rumpfbeuge mit Haltungskontrolle

Die stehende Rumpfbeuge ist eine effektive Dehnübung für Waden, Oberschenkelrückseite und Hüfte. Darüber hinaus fördert Sie die Beweglichkeit der Wirbelsäule. Eine Haltungskontrolle bietet die Möglichkeit, der Kompensation aus der Lendenwirbelsäule aufmerksam entgegenzuwirken.

1. Nehmen Sie einen aufrechten, hüftbreiten Stand ein. Greifen Sie einen Stab (zum Beispiel einen Besenstiel). Legen Sie diesen entlang der Wirbelsäule an Ihren Rücken und versuchen Sie, mit dem Hinterkopf, dem Rücken sowie dem Gesäß dauerhaft Kontakt zu halten.
2. Senken Sie den Oberkörper aus der Hüfte ab. Kippen Sie zuerst das Becken, dann folgt der Oberkörper in einer gerade Linie – soweit Sie den Kontakt zum Stab konstant halten können.

Faszientraining für die Hüfte

Durch das Lockern und die geförderte Durchblutung der Hüftmuskulatur kommt es zur Entspannung im Bereich der Lendenwirbelsäule. Auf diese Weise können Schmerzen vermieden oder gelindert werden.

1. Setzen Sie sich, ähnlich wie bei der Bearbeitung der Oberschenkelrückseite, diesmal leicht seitlich am oberen Ende des Oberschenkels auf die Faszienrolle.
2. Rollen Sie kontrolliert und langsam in kleinen Schritten hin und her, bis Sie den gesamten Muskel bearbeitet haben.
3. Legen Sie sich auf den Bauch und drücken sich hoch in den Stütz. Winkeln Sie das trainierende Bein seitlich an und legen Sie sich mit der Innenseite Ihres Oberschenkels auf die Faszienrolle. Das andere Bein können Sie ausgestreckt lassen oder sich darauf knien.
4. Rollen Sie langsam und kontrolliert in kleinen Abschnitten über die Innenseite Ihres Oberschenkels. Sollten Sie unangenehme Stellen verspüren, rollen Sie auf der Stelle bewusst öfter hin und her.
5. Begeben Sie sich in einen Seitstütz und schlagen Sie ein Bein nach vorn über. Bearbeiten Sie nun die Außenseite des unteren Beines mit der Faszienrolle. Indem Sie sich mit den Armen und dem vorderen Bein abstützen, können Sie die mitunter recht schmerzhaften Passagen etwas entlasten.
6. Rollen Sie auch hier wieder in kleinen Schritten über den gesamten Muskel. Beginnen Sie knapp oberhalb des Knies und enden Sie knapp unterhalb der Hüfte.
7. Legen Sie sich in Bauchlage auf eine Faszienrolle oder einen Faszienball, sodass Sie den Hüftbeuger gut erreichen.
8. Rollen Sie in kleinen kreisenden Bewegungen über die besagte Stelle, bis Sie den gesamten Bereich bearbeitet haben.

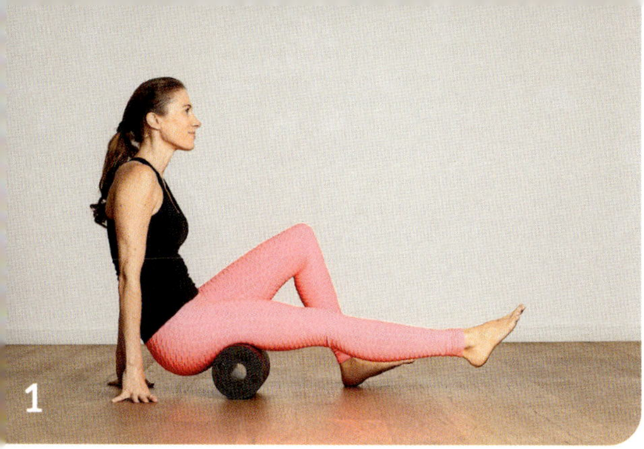
1

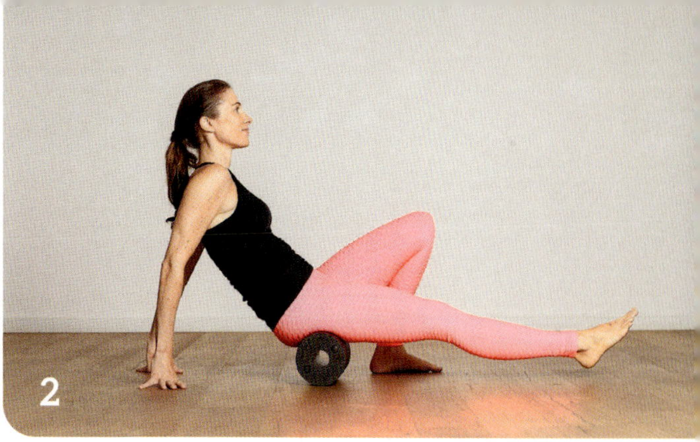
2

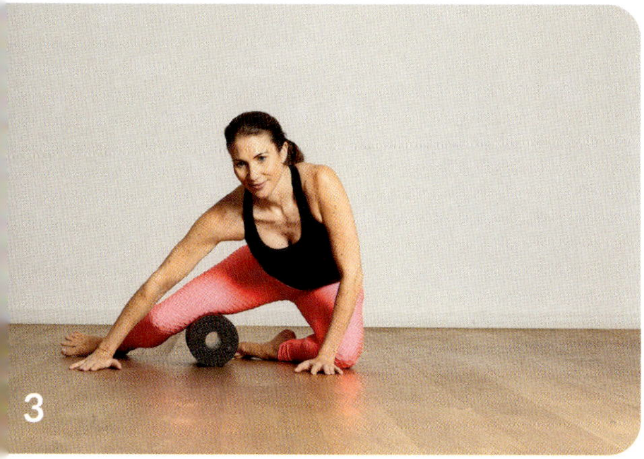
3

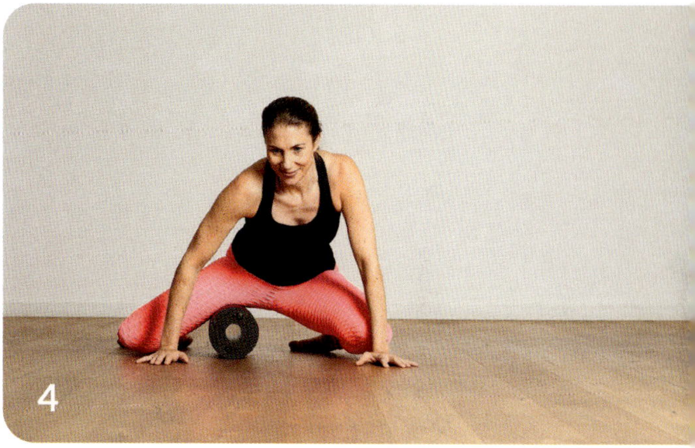
4

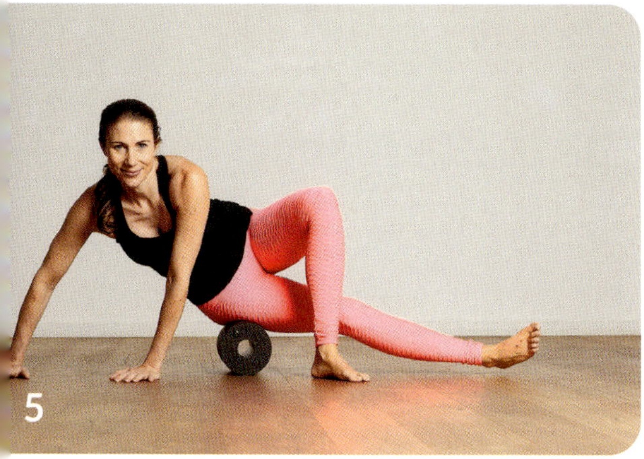
5

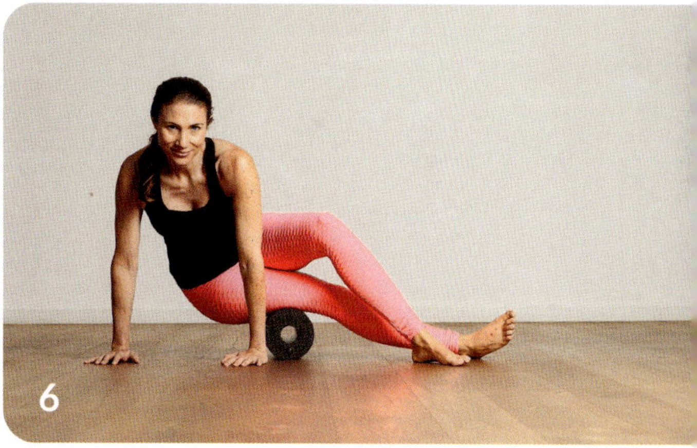
6

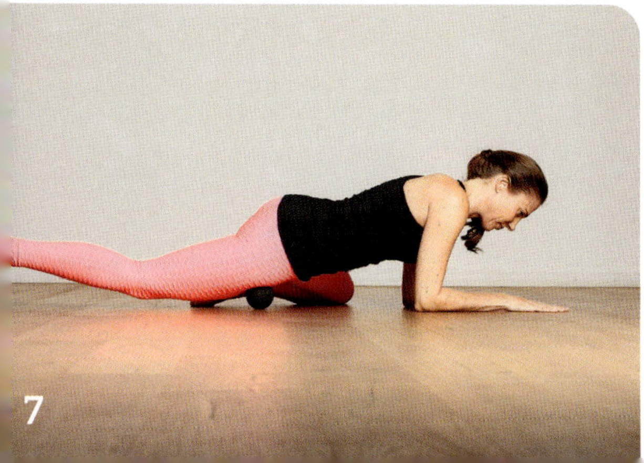
7

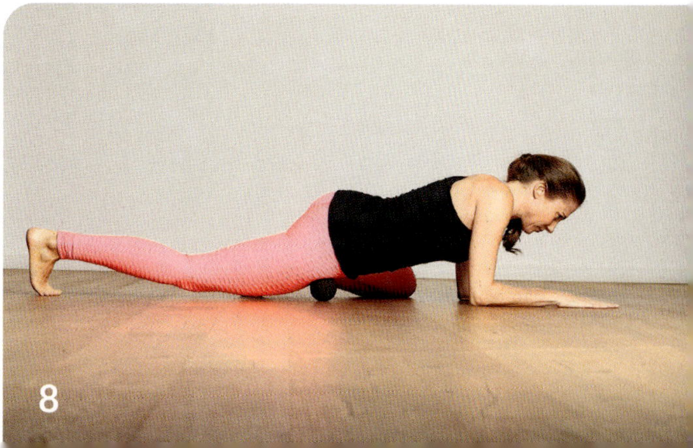
8

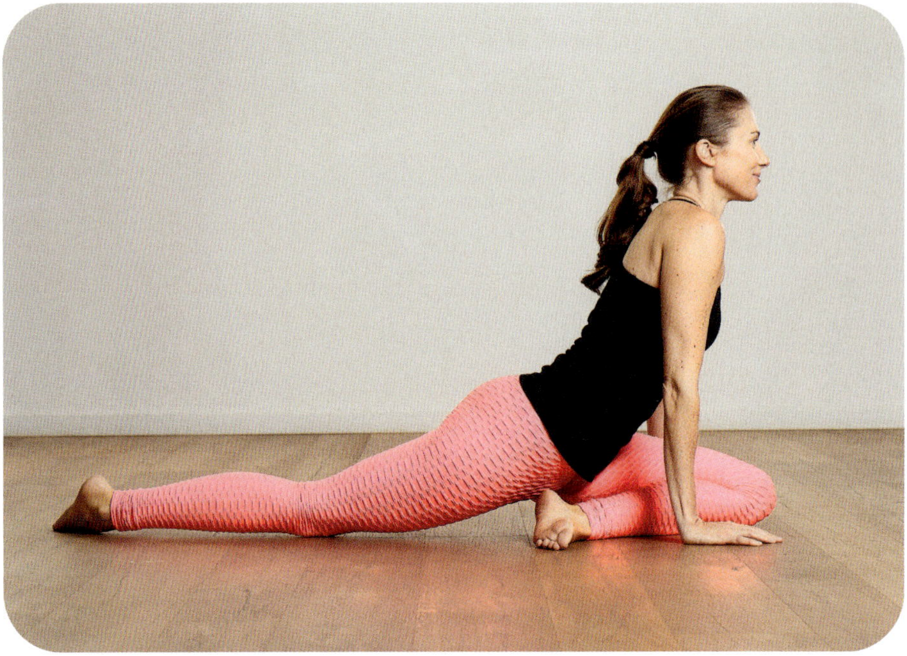

Komplexe Dehnübung für die Hüfte (Taube)

Diese Übung dehnt den großen Lendenmuskel (*Musculus psoas major*), den Hüftbeuger sowie die Gesäßmuskulatur und öffnet gleichzeitig den Schultergürtel. Dadurch fördert sie eine gerade Körperhaltung und ist Bestandteil jeder guten Yogaausbildung.

Drücken Sie sich aus dem hohen Ausfallschritt fest in Ihre Hände und lösen das Gewicht vom vorderen Standbein, sodass Sie das Bein angewinkelt unter sich auf der Matte platzieren können. Je spitzer der Kniewinkel, desto schonender für das Knie. Wenn Sie jedoch in der Hüfte sehr beweglich sind, können Sie das Schienbein etwas paralleler zum Mattenanfang ausrichten. Das hintere Bein ist parallel zur Mattenkante und die Hüfte gerade auf dem Boden abgesetzt. Halten Sie die Wirbelsäule aufrecht. Zentrieren Sie Ihre Schulterblätter, bevor Sie den Oberkörper nach vorn in Richtung des angewinkelten Knies absenken, so weit wie es im Rahmen eines angenehmen Dehneffekts möglich ist.

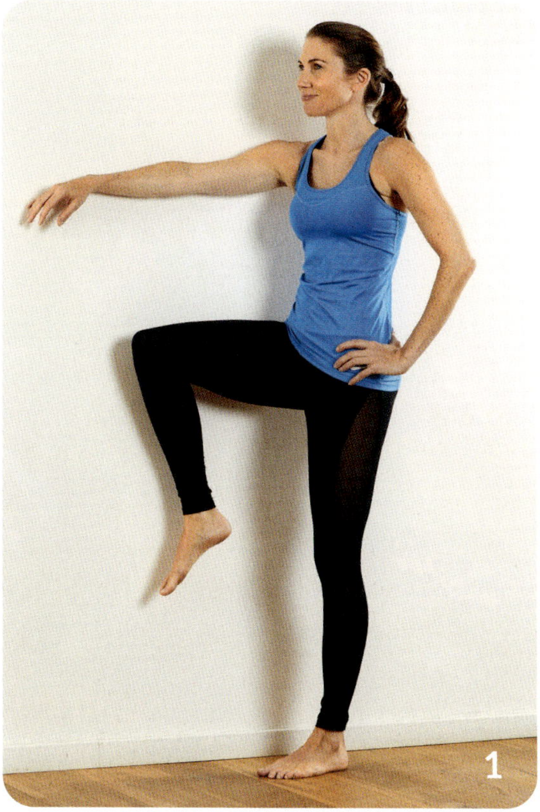

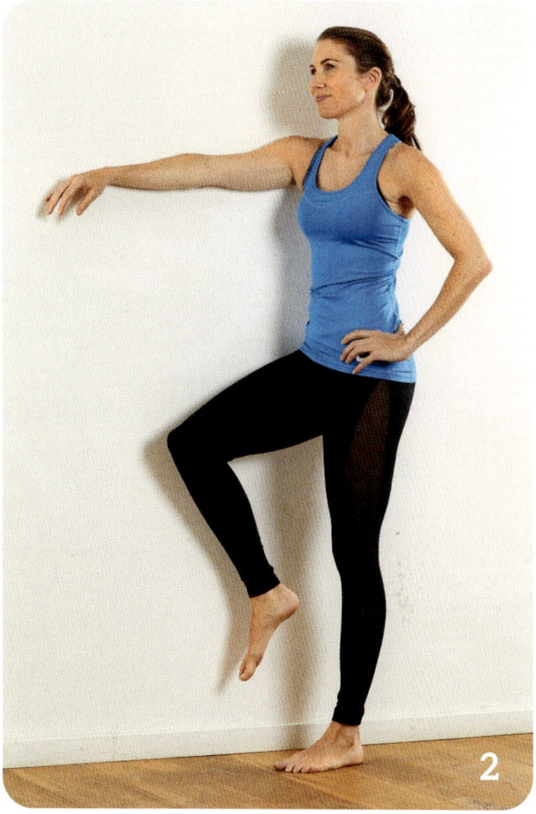

Hüftkippen an der Wand

Durch diese Übung werden die Hüftmuskulatur sowie die Abduktoren des Oberschenkels gekräftigt, um so das Hüftgelenk zu stabilisieren. Die Übung eignet sich auch fürs Warm-up, da sie die Beweglichkeit der hüftumgreifenden Muskulatur anspricht.

1. Stellen Sie sich seitlich an eine Wand, sowohl Ihre Schulter als auch Ihr Becken berühren diese. Heben Sie ein Bein an, sodass zwischen Rumpf und Oberschenkel ein Winkel von 90 Grad entsteht. Strecken Sie den Arm und halten Sie Ihren Blick geradeaus.
2. Senken Sie die Hüfte bewusst ab, ohne das Bein fallen zu lassen. Achten Sie auf eine seitliche Kippung des Beckens. Bauen Sie die Spannung wieder auf und kehren Sie in die Ausgangsstellung zurück. Halten Sie beide Endpositionen für drei bis vier Sekunden.

Standwaage

Diese Übung trainiert hauptsächlich den Gleichgewichtssinn und die sensomotorische Kontrolle, während sie gleichzeitig Fuß- und Beinmuskulatur stärkt – insbesondere die Muskeln, die für die Stabilität des Sprung- und Kniegelenks verantwortlich sind, aber auch die Hüftbeugemuskulatur. Darüber hinaus wird die Körperrückseite gestärkt und der Brustkorb leicht geöffnet.

1. Stellen Sie sich einbeinig mit leicht angewinkeltem Knie im Standbein hin. Heben Sie das andere Bein an, bis Oberschenkel und Rumpf einen Winkel von knapp 90 Grad bilden, und stützen Sie Ihre Arme in die Hüfte. Sollten Sie Probleme dabei haben, können Sie Ihre Arme auch zur Stabilisation verwenden.
2. Führen Sie nun das freie Spielbein unter dem Körper nach hinten durch und strecken Sie die Hüfte soweit es geht durch. Nehmen Sie zudem den Oberkörper nach vorn, sodass Sie eine vollkommen gerade Position einnehmen. Je nach Beweglichkeit ist dies mehr oder weniger möglich.
3. Sollten Sie sicher stehen, können Sie in der jetzigen Position Ihre Hüfte zusätzlich aufdrehen. Dabei rotieren Sie das gestreckte Bein nach außen. Achten Sie darauf, dass sich nur das Bein bewegt und nicht Ihr Rumpf mit dreht.
4. Profis können diese Übung auf einer weichen Unterlage ausführen. Nehmen Sie die Grundposition auf einer Weichbodenmatte oder Ähnlichem ein.
5. Versuchen Sie, mit ausgestreckten Armen in die Stellung der Waage zu gelangen.

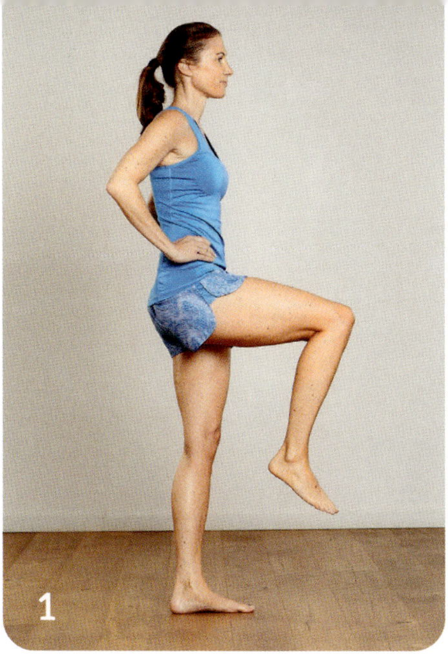
1

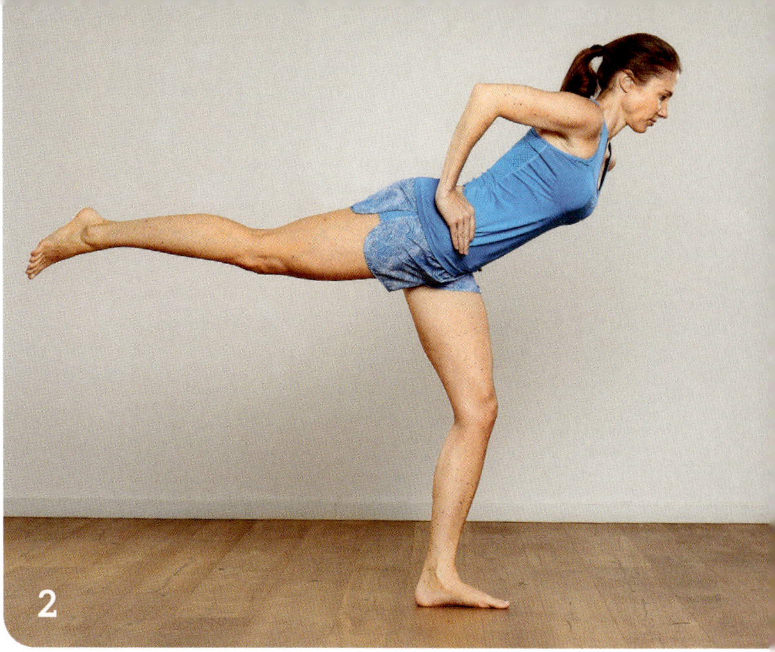
2

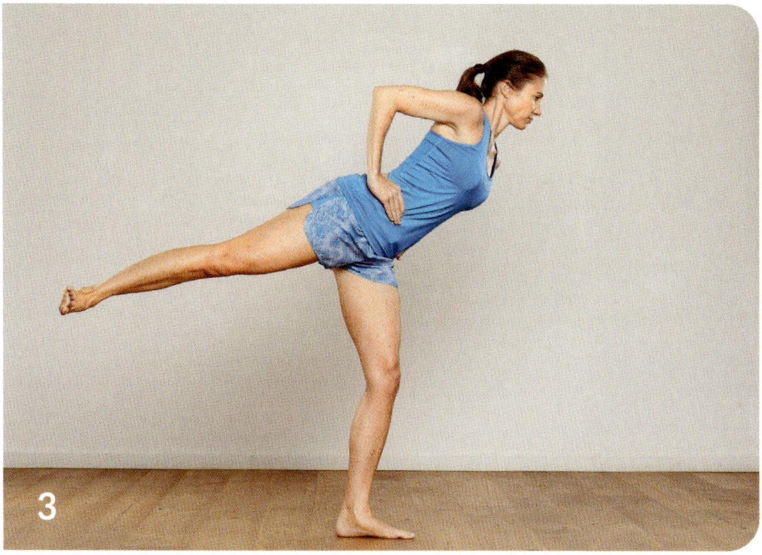
3

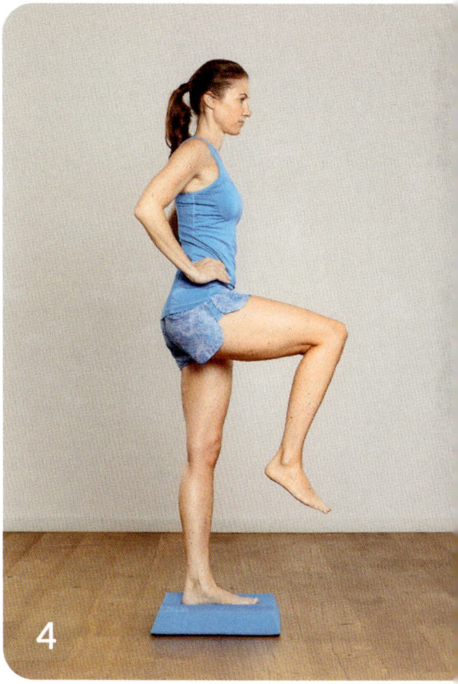
4

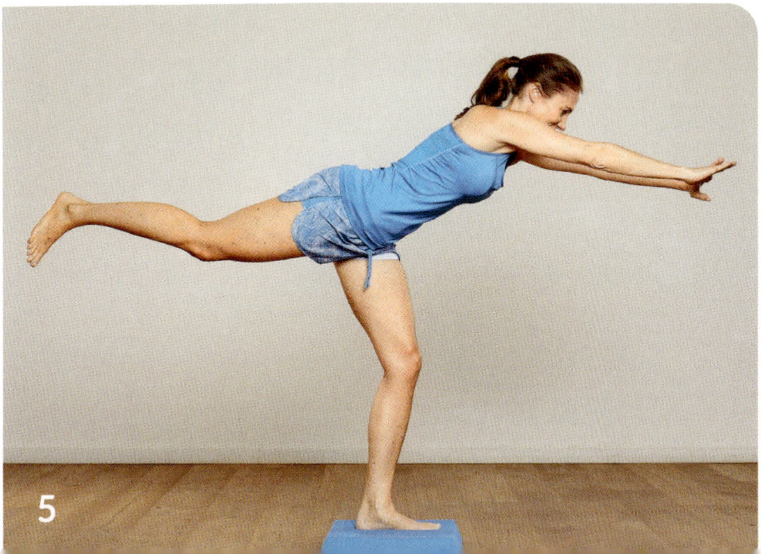
5

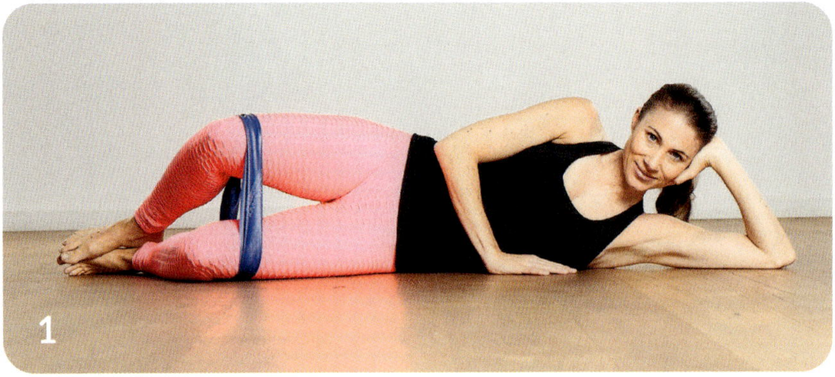

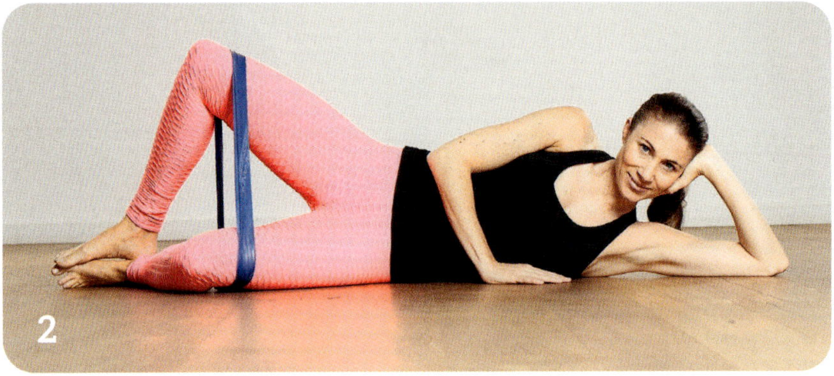

Hüftrotation mit Gymnastikband

Die Rotation in der Hüfte verbessert die Mobilität und stärkt in Kombination mit einem Gymnastikband direkt die Muskulatur, die Sie benötigen, um im Alltag einen stabilen Stand zu behalten.

1. Legen Sie sich entspannt mit leicht angewinkelten Beinen auf eine Seite und binden Sie sich ein Gymnastikband knapp oberhalb der Knie um beide Beine.
2. Rotieren Sie nun das obenliegende Bein soweit es geht, ohne dass Sie aus der Hüfte beziehungsweise Ihrem Rumpf ausweichen. Achten Sie darauf, dass Sie das Bein nicht abheben, sondern lediglich aufdrehen, um die gewünschte Wirkung zu erzielen.

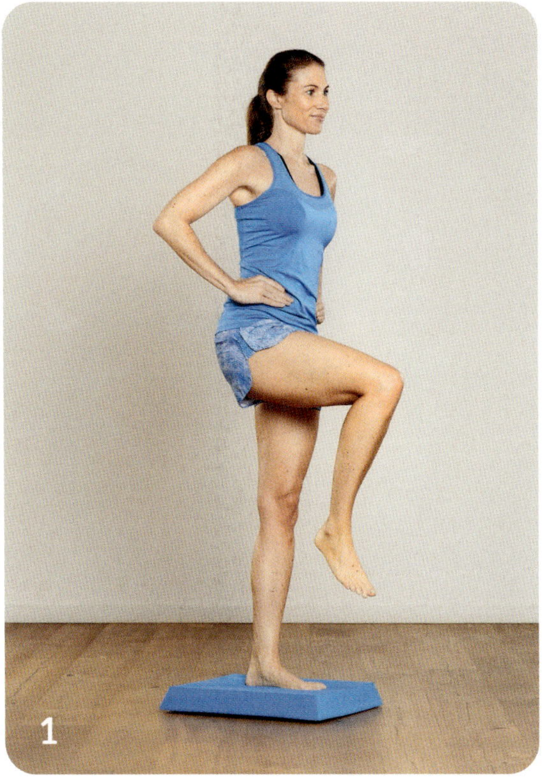
1

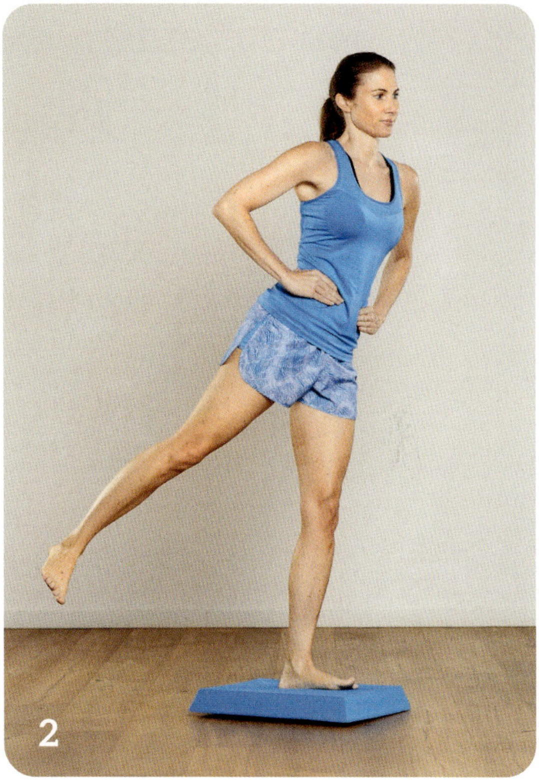
2

Kräftigung der Gesäßmuskulatur

Durch diese Übung wird die neuronale Kontrolle trainiert. Zusätzlich werden Adduktoren und Abduktoren gekräftigt. Besonders angenehm ist, dass diese Übung überall problemlos ausgeführt werden kann.

1. Stellen Sie sich mit einem Bein auf eine weiche Unterlage. Winkeln Sie das andere Bein an. Achten Sie auf einen aufrechten Stand.
2. Bewegen Sie das angehobene Bein, strecken Sie es von der Hüfte aus maximal seitlich vom Körper weg und anschließend nach hinten. Versuchen Sie, dies in einer flüssigen Bewegung auszuführen.

Hüftheben auf einem Bein

Der Hip Thrust ist eine Hüftstreckerübung, die vor allem den großen Gesäßmuskel sowie die vordere und hintere Muskulatur im Oberschenkel anspricht. Die einbeinige Variante trainiert zudem die seitliche Bauchmuskulatur und fördert die gesamte Körperspannung. Durch die Kräftigung der hinteren Beinmuskulatur ist der Hip Thrust auf einem Bein eine wertvolle Übung für Knieschmerzpatienten.

1. Begeben Sie sich in Rückenlage, dabei liegen die Schultern auf dem Boden auf, die Beine sind angestellt und die Füße zeigen nach vorn. Heben Sie nun ein Bein in die Luft und die Hüfte leicht vom Boden ab.
2. Drücken Sie nun die Hüfte mit der Kraft des Stützbeins in eine gestreckte Position. Halten Sie diese Spannung für drei bis vier Sekunden. Senken Sie die Hüfte wieder ab.
3. Führen Sie die Übung auf einer instabilen Unterlage aus. Das fördert die Sensomotorik. Achten Sie jedoch immer auf einen langsamen und kontrollierten Bewegungsablauf. Es ist besonders wichtig, die Bauchmuskulatur während der gesamten Übungsausführung angespannt zu halten.

1

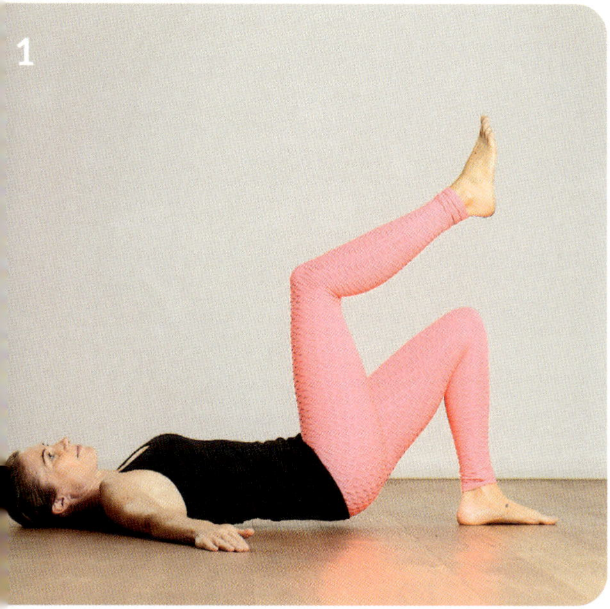

2

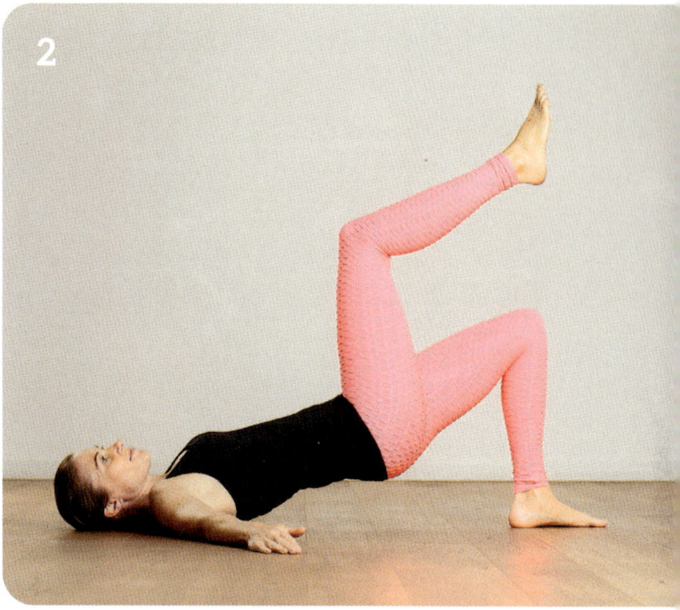

3a

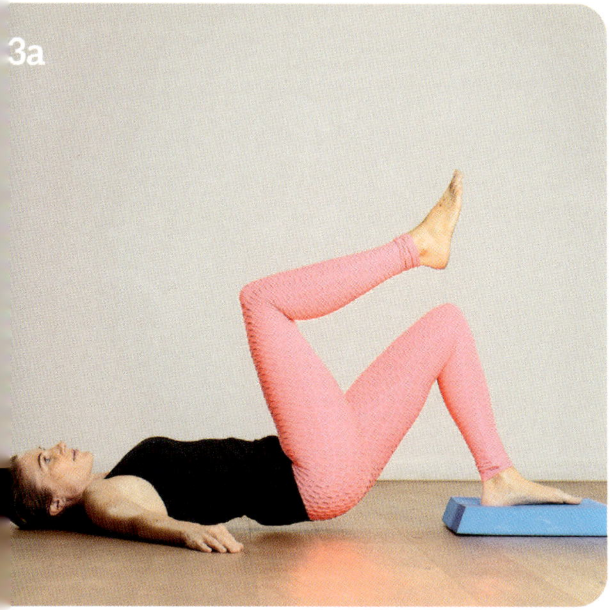

3b

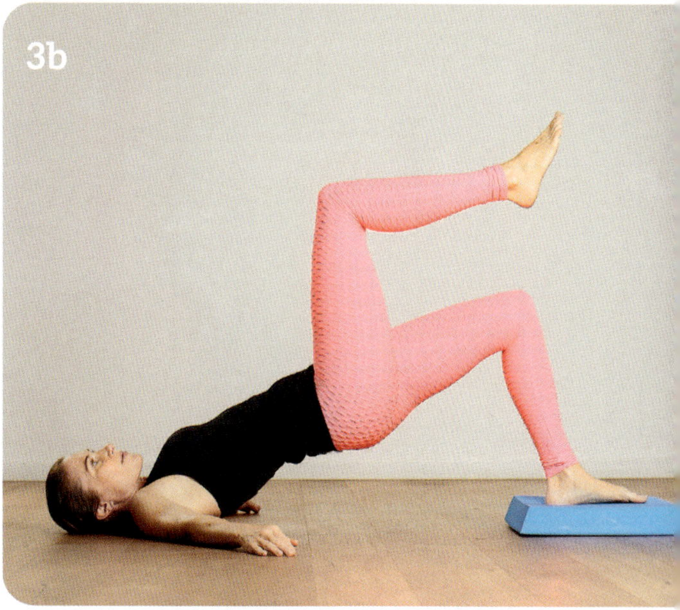

Dehnen des Hüftbeugers

Der Hüftbeuger ist bei vielen Menschen überrepräsentiert, da er für zahlreiche Bewegungen mitverantwortlich ist. Im Sport leiden besonders Fußballer unter einem sehr starken Hüftbeuger. Da dieser Muskel anatomisch auch für das Kippen der Hüfte nach vorn verantwortlich ist, sollte seine Spannung durch Dehnübungen reduziert werden. Hier drei Varianten.

1. Versuchen Sie, in einem großen Ausfallschritt die Hüfte bewusst nach vorn zu schieben. Den Dehneffekt können Sie verstärken, indem Sie Ihre Arme nach oben nehmen und Ihren Oberkörper zur Seite des Vorderbeins drehen.
2. Knien Sie sich auf einer weichen Unterlage vor eine Wand und winkeln Sie das hintere Bein an (passive Dehnung). Versuchen Sie, eine aufrechte Haltung einzunehmen, und schieben Sie bewusst die Hüfte nach vorn. Sobald Sie in die Streckung gehen, sollten Sie einen leichten Dehnungsschmerz in Ihrem Hüftbeuger oder Oberschenkel spüren.
3. Legen Sie sich entspannt in Bauchlage auf den Boden oder eine Gymnastikmatte. Winkeln Sie ein Bein an und greifen Sie mit Ihren Händen danach. Diese Übung bietet sich an, wenn Sie verletzt sind, da sie im Liegen stattfindet. Ansonsten ist sie aufgrund der Weichteilhemmung des Ober- und Unterschenkels weniger effektiv als die zuvor gezeigten Alternativen.

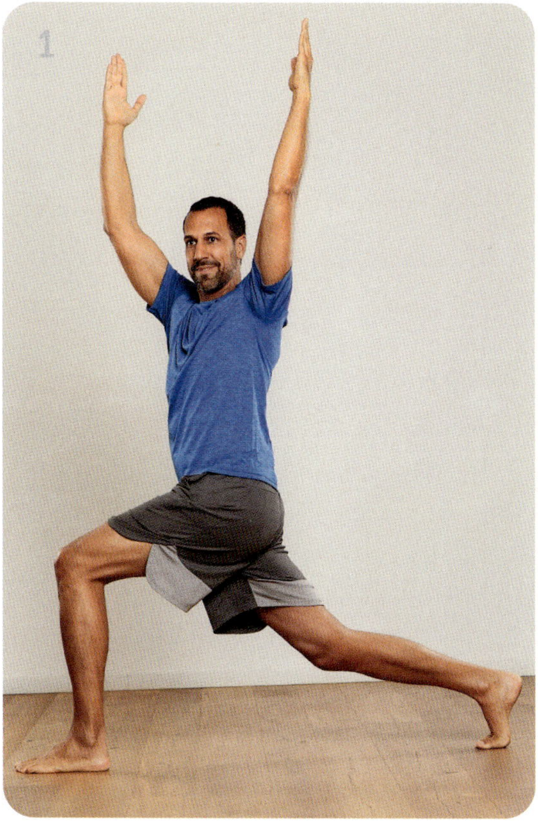
1

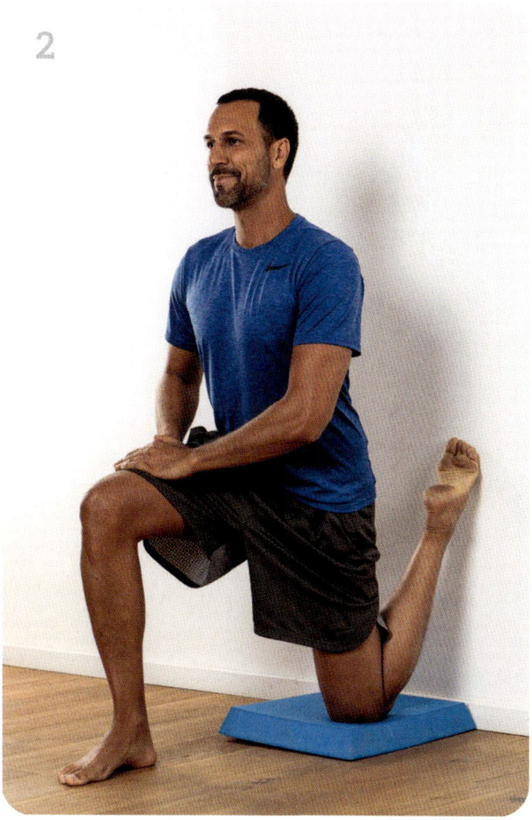
2

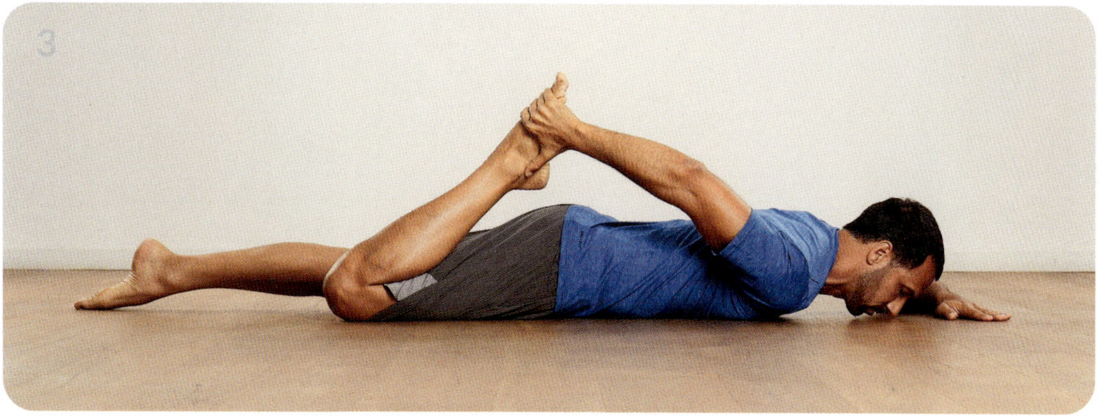
3

World's Best Stretch

Diese Stretching-Übung ist ein hervorragender Allrounder und wird im Profisport gern beim Warm-up genutzt.

1. Stellen Sie sich auf ein Bein und ziehen Sie den Oberschenkel des anderen Beins bis an Ihre Brust heran.
2. Führen Sie nun dieses Bein zur Innenseite soweit es möglich ist und dehnen Sie leicht die äußere Gesäßmuskulatur im Stand.
3. Führen Sie das Bein maximal zur Außenseite. Achten Sie besonders darauf, allein aus der Beweglichkeit der Hüfte zu agieren und nicht den Oberkörper mit zu rotieren.
4. Begeben Sie sich in einen tiefen Ausfallschritt und senken Sie das hintere Bein auf den Boden ab.
5. Versuchen Sie, den angewinkelten Arm auf derselben Seite des Vorderbeins soweit es geht vor sich Richtung Boden zu bewegen und bestenfalls abzulegen. Sie werden ein deutliches Ziehen in der Hüftregion feststellen.
6. Rotieren Sie sich abschließend zur Seite Ihres Vorderbeins auf, strecken Sie den Arm nach oben. Achten Sie darauf, den Kopf in der Verlängerung der Wirbelsäule zu belassen und mitzudrehen. Wiederholen Sie die komplette Übung mit dem anderen Bein.

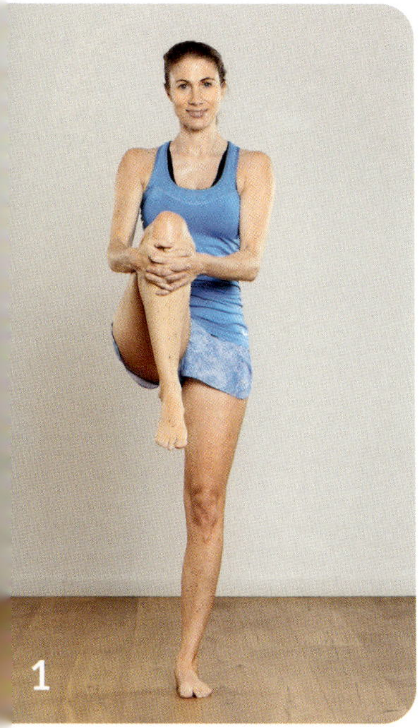
1

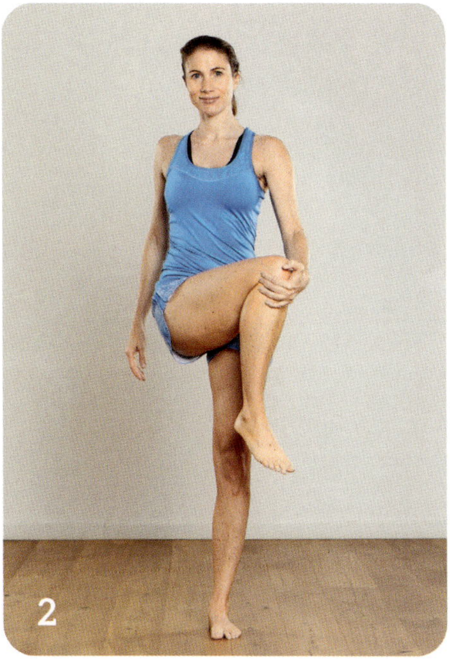
2

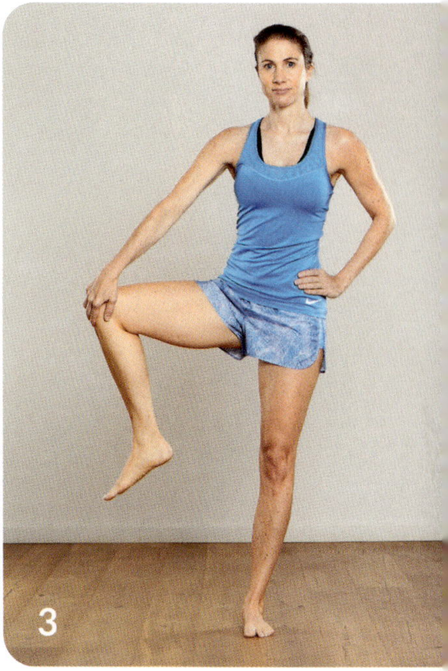
3

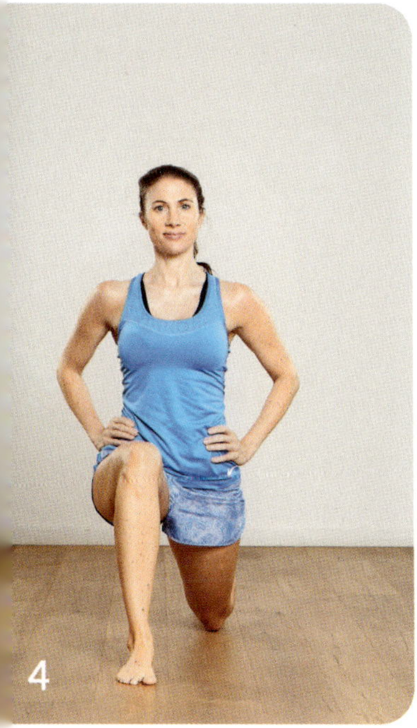
4

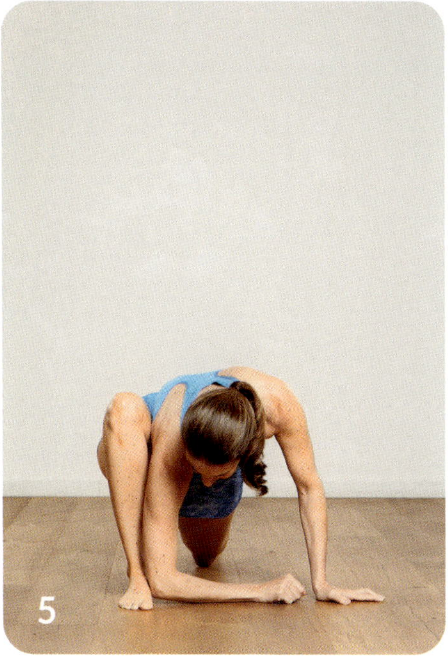
5

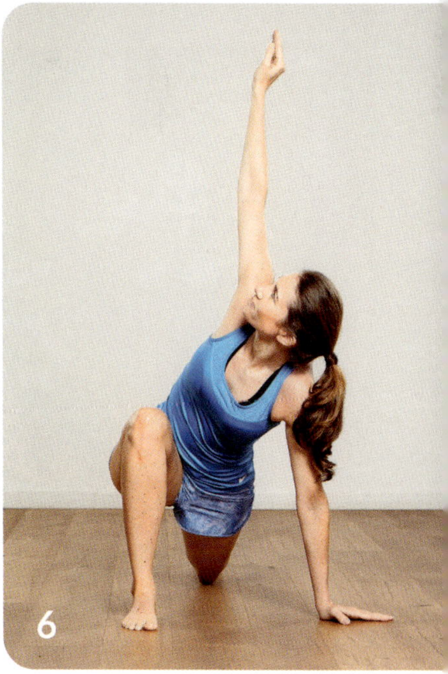
6

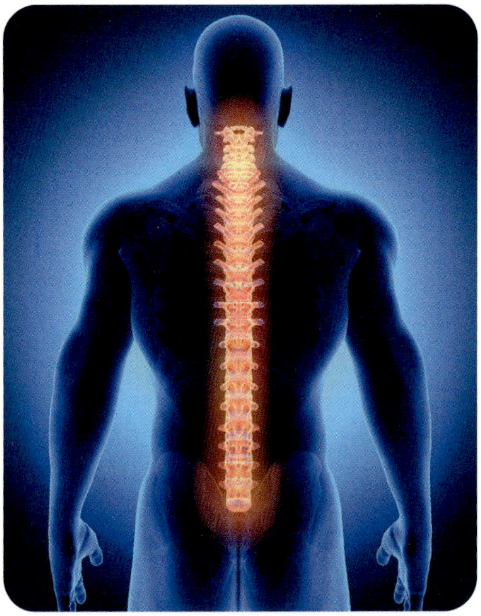

TRAINING DES RÜCKENS

Die Wirbelsäule ist ein einzigartiges Bauwerk: 24 freie Wirbelkörper mit den dazwischen liegenden Bandscheiben sowie das Kreuz- und Steißbein bilden das Konstrukt aus Hals-, Brust- und Lendenwirbelsäule. Die anliegenden Muskeln und Bänder geben der Wirbelsäule die notwendige Stabilität und halten den menschlichen Körper aufrecht.

Die Wirbelsäule ist als Zentrum des Körpers mit Ihren zahlreichen Gelenken und der Doppel-S-Schwingungsform gesondert zu betrachten und zu trainieren. Besonders da aufgrund des Aufbaus die Beweglichkeit der einzelnen Abschnitte von Kopf bis Steißbein hin abnimmt, während die Belastbarkeit der Strukturen zunimmt. Vergleichbar ist dies mit einer Pyramide aus Akrobaten: Die kräftigsten und massivsten Turner möchte man nicht ganz oben stehen haben. Diese Last würde nicht nur die darunterliegenden Schultern stark strapazieren, sondern ebenfalls den Schwerpunkt nach oben verlagern, sodass die Pyramide leichter ins Wanken gerät.

Der Halswirbelsäulenbereich zeichnet sich durch eine hohe Beweglichkeit aus, die es uns ermöglicht, den Kopf zu neigen und zu drehen. Zwar tragen die Wirbel anatomisch gesehen die geringste Last, die verantwortliche Muskulatur muss jedoch sowohl beweglich bleiben, als auch genügend Kraft besitzen, um das Haupt die meiste Zeit des Tages aufrecht halten zu können. Doch auch Stabilität beziehungsweise Robustheit und

Ansteuerungsfähigkeit spielen eine große Rolle, da sie uns ermöglichen, einwirkenden Kräften standhalten zu können.

Der Brustwirbelsäulenbereich besitzt eine geringere Mobilität als die Halswirbelsäule, durch die massiveren Wirbelkörper jedoch ebenso mehr Tragfähigkeit. Mit den zwölf Brustwirbeln ist in der Regel jeweils ein Rippenpaar verbunden. Ihre Aufgabe besteht nicht nur in der Sicherstellung der Beweglichkeit sowie Stabilität des Rumpfes, sondern ebenfalls des Schutzes der inneren Organe. Die Kyphose der Wirbelsäule (Rundrücken) verstärkt sich in der Regel im Altersverlauf, weshalb ein Training der Schulterblatt- und Schultergürtelmuskulatur – neben der Entlastung der Halswirbelsäule – auch einen immens positiven Effekt auf die Haltung hat.

Die Lendenwirbelkörper sind anatomisch die größten Wirbel, da Sie die meiste Last des aufrechten Gangs tragen müssen. Bei 80 Prozent aller Menschen treten Beschwerden innerhalb dieses Wirbelsäulenabschnitts mindestens einmal im Leben auf. Der Wandel unseres Lebensstils mit langen Sitzphasen und weniger Bewegung zeichnet ein düsteres Bild für unsere Bandscheiben. Gerade bei chronisch unspezifischen Beschwerden ist jedoch zu berücksichtigen, dass es sich hierbei in der Regel nicht um eine schwerwiegende Erkrankung handelt! Im Gegenteil: Sehr häufig sind die Beschwerden eigenständig in den Griff zu bekommen. Zahlreiche nationale und internationale Studien zeigen, dass die wirksamste Behandlung bei derartigen Beschwerden (mittel- bis langfristig) physische Aktivität ist!

An dieser Stelle möchten wir auf das bundesweite Forschungsprojekt »Ran Rücken« hinweisen, das vom Bundesinstitut für Sportwissenschaft gefördert wird und an dessen Umsetzung wir fünf Jahre lang beteiligt waren. Hierbei wurde ein Trainingsprogramm entwickelt, das auf chronische Beschwerden des Rückens sowohl im Spitzensport als auch der Allgemeinbevölkerung abzielt. Im Rahmen dieser Studie wurden zahlreiche Erkenntnisse publiziert, die sowohl die Diagnose als auch die Behandlung besagter Beschwerden betreffen. Als Ergebnis ist festzuhalten, dass sich besonders die Kompensation von außen einwirkender Kräfte als vielversprechend in der Behandlung und Prävention von Beschwerden erwiesen hat. Als entscheidend werden nicht nur sensomotorische Übungen angesehen, sondern vor allem auch die Applikation zufälliger beziehungsweise unerwarteter Störreize. Alle Informationen zur Studie inklusive Trainingshinweise und Übungsanleitungen hat das Forscher-Netzwerk Medicine in Spine Exercise (Mispex) zusammengetragen.[10]

Doppelkinnposition

Im Alltag neigt man dazu, den Kopf nach vorn unten zu ziehen. Das führt zu Schmerzen im Nackenbereich, da die hintere Halswirbelsäule dauerhaftem Zug ausgesetzt ist, während die vordere Halsmuskulatur nicht beansprucht wird. Die folgende Übung hilft aktiv, Fehlhaltungen entgegenzusteuern und Schmerzen zu verhindern.

1. Stellen Sie sich hüftbreit und aufrecht hin, schauen Sie geradeaus.
2. Ziehen Sie aktiv aus eigener Kraft des Nackens das Kinn nach hinten und halten Sie diese Spannung für drei bis vier Sekunden.
3. Sie können die Last auf die vordere Muskulatur erhöhen, indem Sie die identische Übung in leichter Rücklage ausführen. Dafür können Sie entweder den Rumpf aus eigener Muskelkraft halten oder Sie lehnen sich gegen einen niedrigen Gegenstand (zum Beispiel Sitzbank oder Faszienrolle). Achten Sie beim Zurücklehnen vor allem darauf, dass sich Ihr Kopf in der Verlängerung der Wirbelsäule befindet und Sie leicht nach oben blicken.

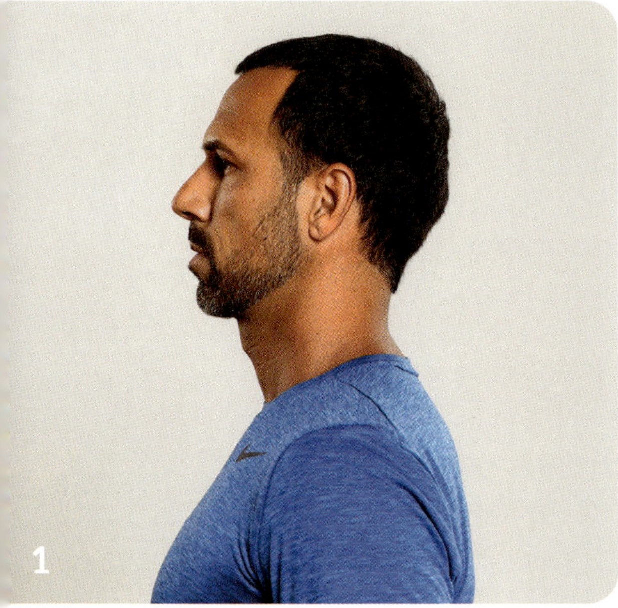
1

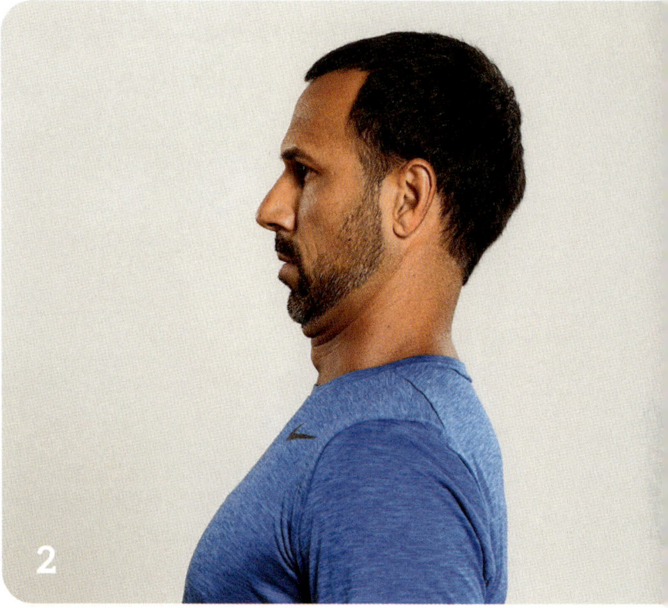
2

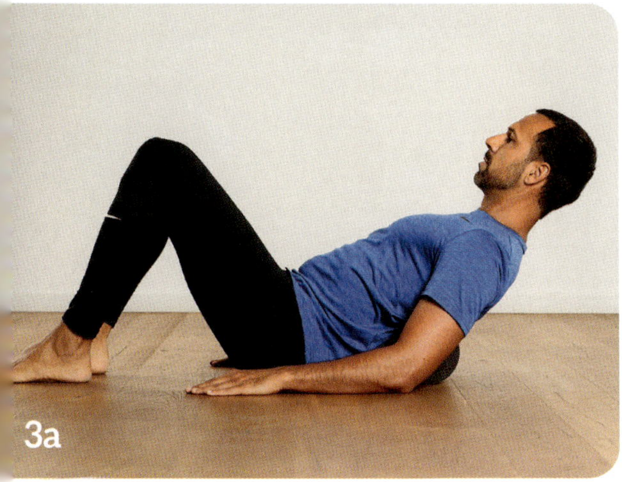
3a

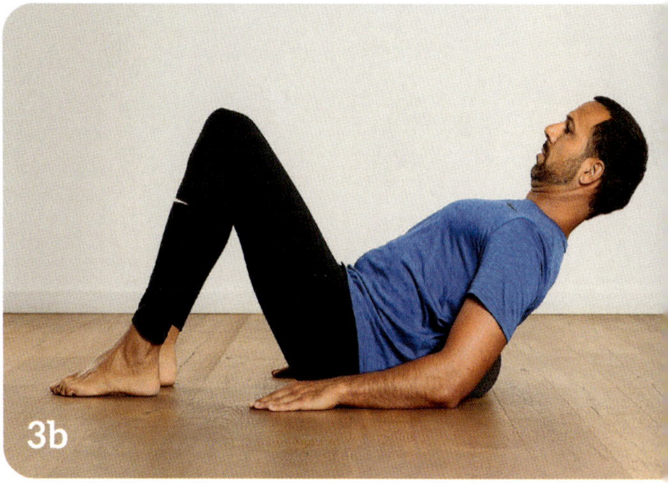
3b

Schulterheben

Durch die kurze, maximale Kontraktion der Nacken- sowie Schultermuskeln werden diese aktiviert und so Verspannungen gelindert. Diese Übung lässt sich, wie alle Nackenübungen, jederzeit in den Alltag einbinden. Versuchen Sie, sich diese Routine zur Gewohnheit zu machen, um auch lange Arbeitstage im Büro schmerzfrei zu überstehen.

1. Stellen Sie sich hüftbreit und aufrecht hin. Zentrieren Sie die Schulterblätter und verlagern Sie Ihr Gewicht gleichmäßig zwischen Ferse und Fußballen.
2. Ziehen Sie die Schultern maximal nach oben in Richtung der Ohren und halten Sie diese Position für drei bis vier Sekunden. Lösen Sie die Anspannung und lassen Sie die Schultern locker nach unten fallen. Schütteln Sie nach jeder Wiederholung Ihre Arme und Schultern etwas aus.

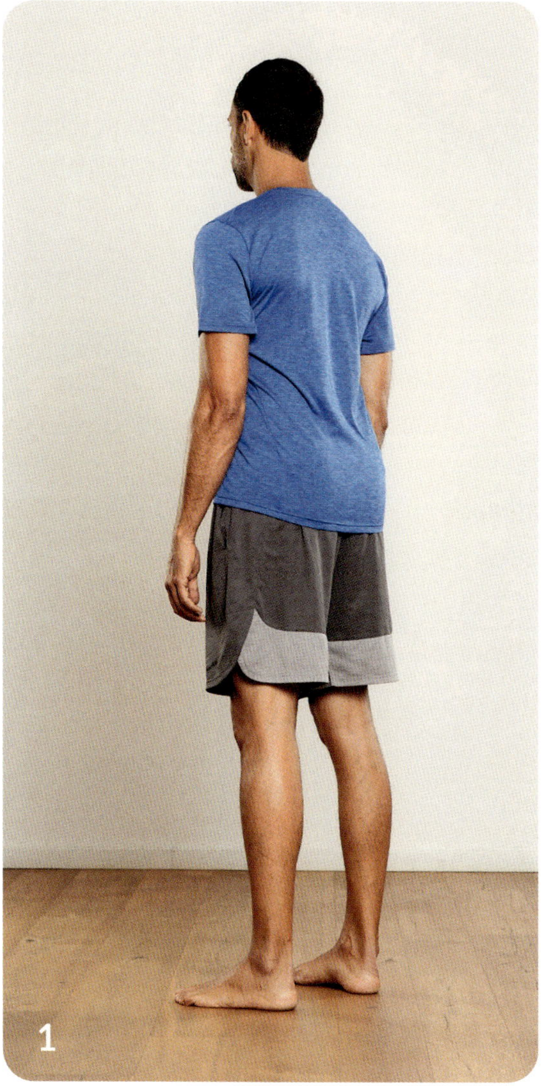
1

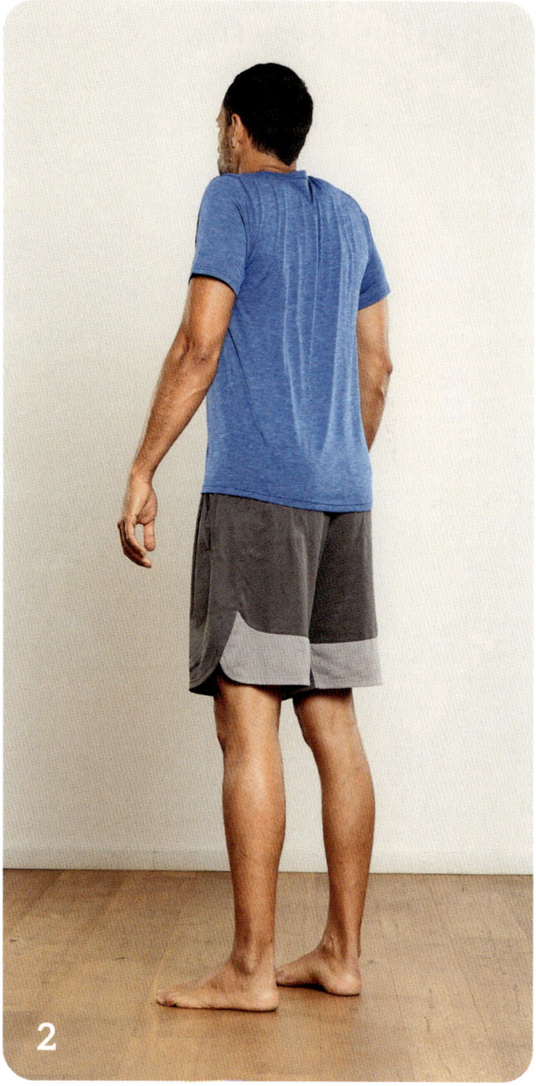
2

Schulterkreisen

Beim Schulterkreisen wird die Nackenmuskulatur mobilisiert und durchblutet, wodurch diese gelockert wird und sich Spannungen reduzieren lassen. Diese Übung sollten Sie auch im Alltag beim längeren Arbeiten vor dem PC immer wieder durchführen.

1. Stellen Sie sich hüftbreit und aufrecht hin. Zentrieren Sie die Schulterblätter und verlagern Sie Ihr Gewicht gleichmäßig zwischen Ferse und Fußballen.
2. Führen Sie Ihre Schultern in großen Kreisen langsam und kontrolliert nach oben.
3. Aktivieren Sie Ihre Schulterblattmuskulatur und ziehen Sie die Schultern nach hinten unten.
4. Lassen Sie die Schultern nach vorne unten und anschließend in einem Bogen in die Ausgangsposition wandern. Probieren Sie dies vorwärts und rückwärts.

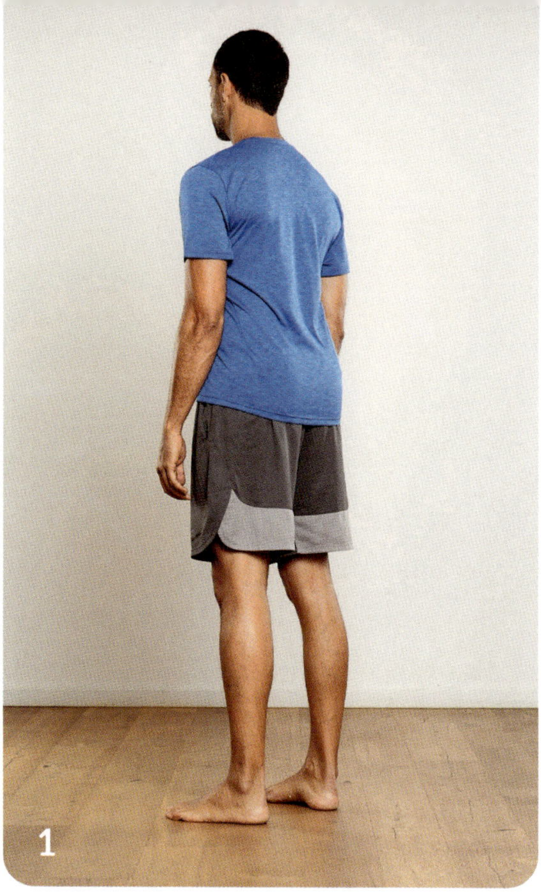
1

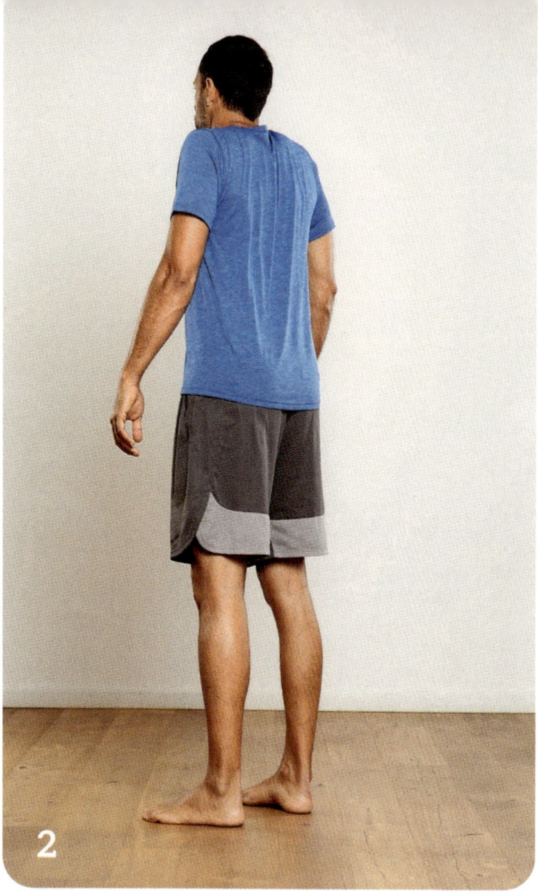
2

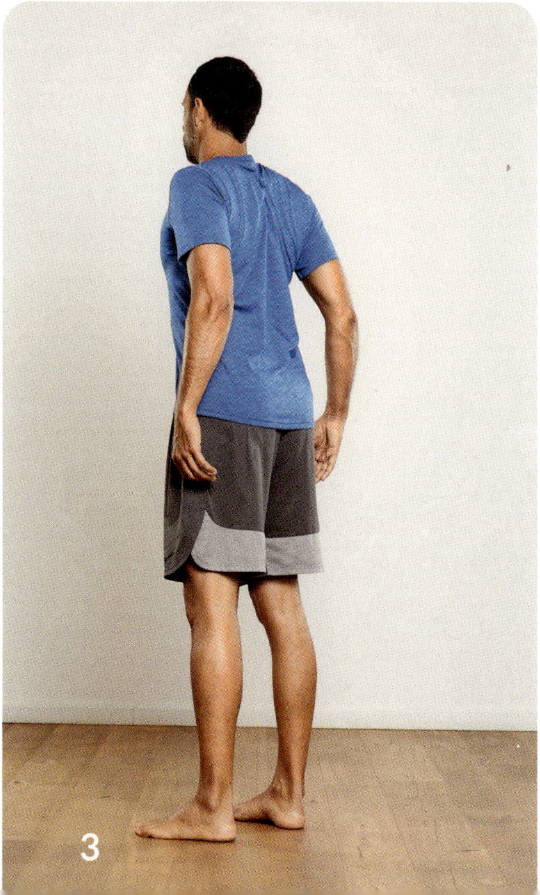
3

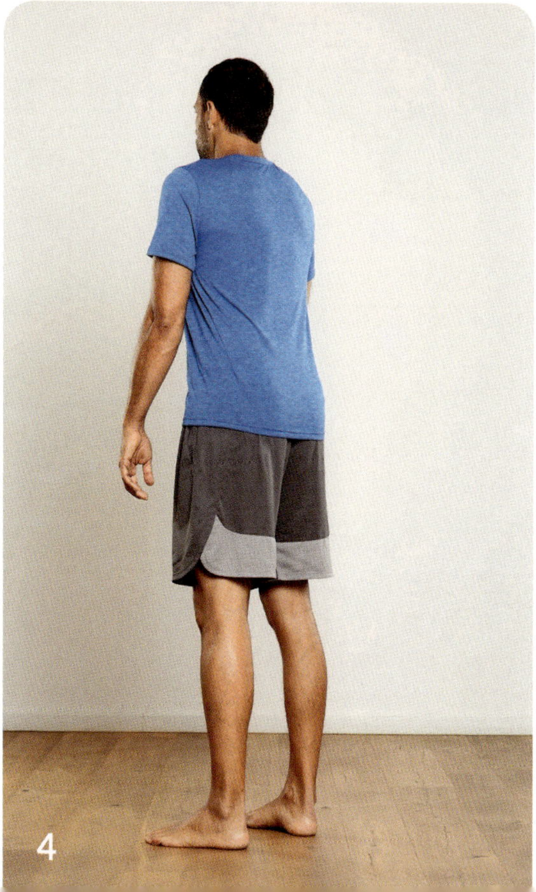
4

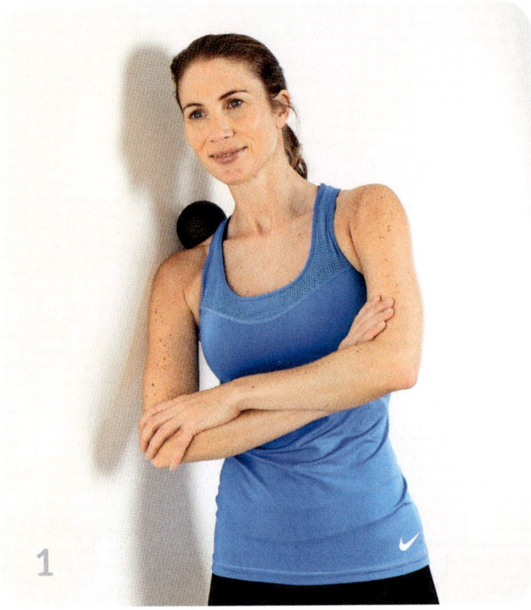

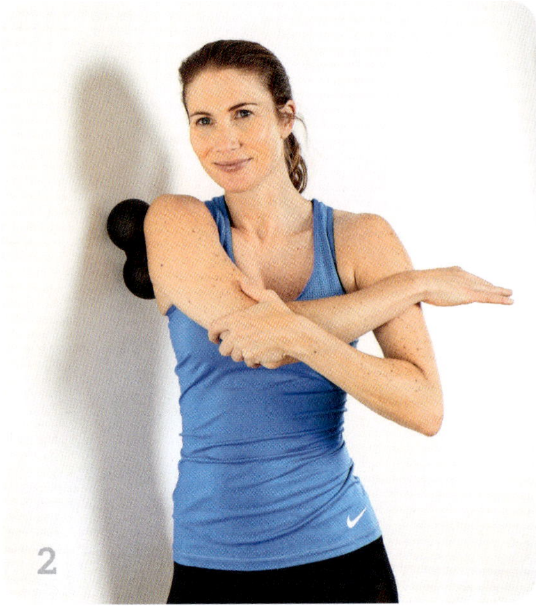

Nacken und Schultern lockern

Durch das Massieren der Nackenmuskeln mit der Faszienrolle beziehungsweise dem Faszienball werden Verspannungen gelöst. Das Equipment ermöglicht es Ihnen, ohne Hilfe Ihren Nacken zu massieren. Diese Übung ist besonders nach einem stressigen Arbeitstag eine Wohltat für Ihren Körper.

1. Stehen Sie mit dem Rücken etwa zehn bis 20 Zentimeter zur Wand. Positionieren Sie den Faszienball auf dem Schmerzpunkt im Nacken und drücken Sie ihn leicht gegen die Wand. Üben Sie konstanten Druck auf den Schmerzpunkt aus. Achten Sie dabei darauf, nicht auf die Halswirbel zu drücken. Gehen Sie langsam und kontrolliert zu kreisenden Bewegungen mit wenig Druck über. Bewegen Sie den Ball auf und ab, die Bewegung kommt dabei aus den Knien.
2. Entspannend wirkt es ebenfalls, wenn Sie nicht nur den Nacken massieren, sondern auch Partien der Schulter. Hierzu ziehen Sie den Arm leicht nach innen vor die Brust.

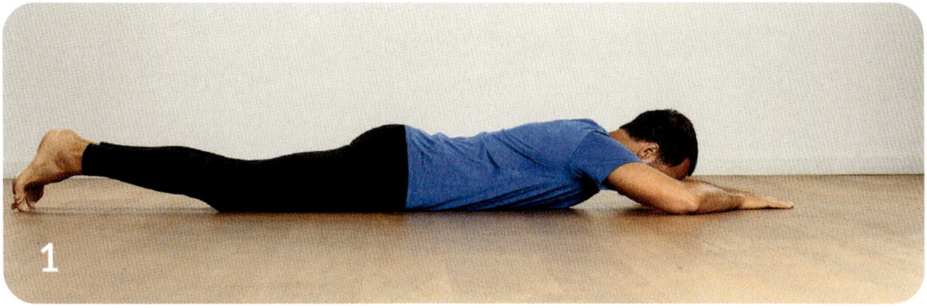

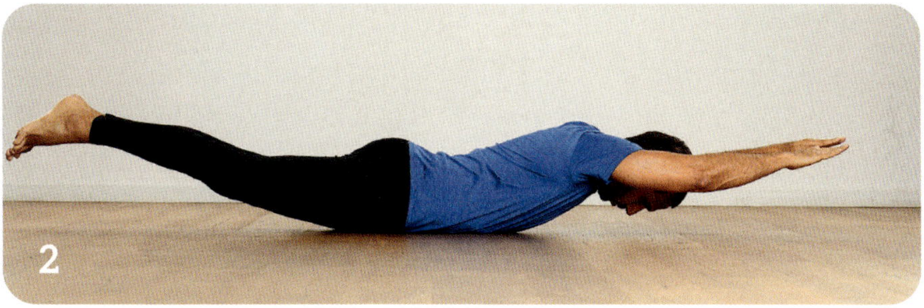

Superman

Diese Übung stärkt die gesamte Körperrückseite und mobilisiert gleichzeitig die Brustwirbelsäule. Zusätzlich hilft sie dabei, eine übermäßige Innenrotation im Schulter- und Brustbereich zu lindern beziehungsweise proaktiv dagegen zu arbeiten.

1. Begeben Sie sich in Bauchlage auf Ihre Matte und legen Sie die Arme leicht gebeugt vor sich ab. Blicken Sie geradeaus Richtung Boden, während Sie die Beine locker nach hinten strecken.
2. Heben Sie beide Arme und Beine gleichzeitig vom Boden ab und konzentrieren Sie sich darauf, den Brustkorb vor allem aus der Kraft der Rückenmuskulatur anzuheben. Den Kopf dürfen Sie nicht zu sehr zu heben, um die Halswirbelsäule nicht zu überstrecken. Achten Sie deshalb auch hier auf eine leichte Doppelkinnposition.

Oberkörperrotation im Liegen

Durch die Rotation der Wirbelsäule werden die seitlichen Bauchmuskeln gedehnt und die Brustwirbelsäule mobilisiert. Zudem wird der Schultergürtel gelockert und der vordere Brustmuskel (*Musculus pectoralis major*) gedehnt.

1. Legen Sie sich seitlich auf den Boden oder eine Matte. Winkeln Sie Ihre Knie und Hüfte um 90 Grad an. Ihre Position ähnelt der Embryonalstellung, allerdings liegen die Arme dabei nach vorn gestreckt aufeinander.
2. Halten Sie die Beine geschlossen, während Sie Ihre Arme wie ein Buch öffnen. Dabei dreht sich die Brustwirbelsäule mit. Achten Sie darauf, dass sich der Kopf mit dreht, immer in Verlängerung der Wirbelsäule.
3. Drehen Sie sich bis zur anderen Seite, sodass der obere Teil des Rückens flach auf dem Boden liegt. Bleiben Sie für drei bis vier Sekunden in dieser Position liegen, bevor Sie langsam wieder in die Ausgangsstellung zurückwandern.

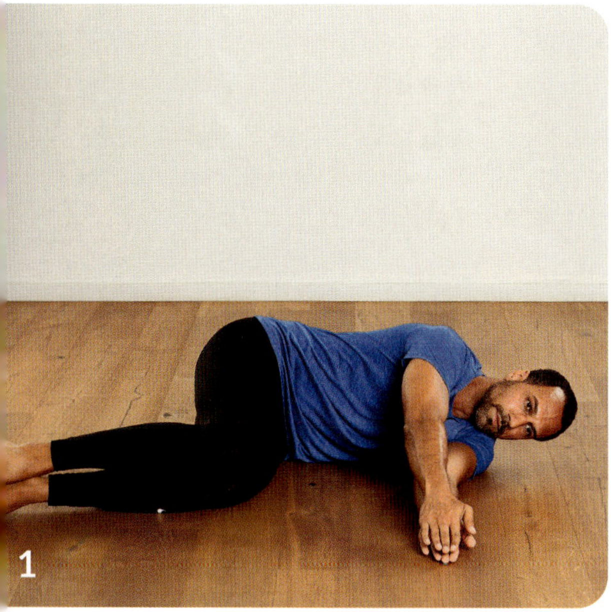

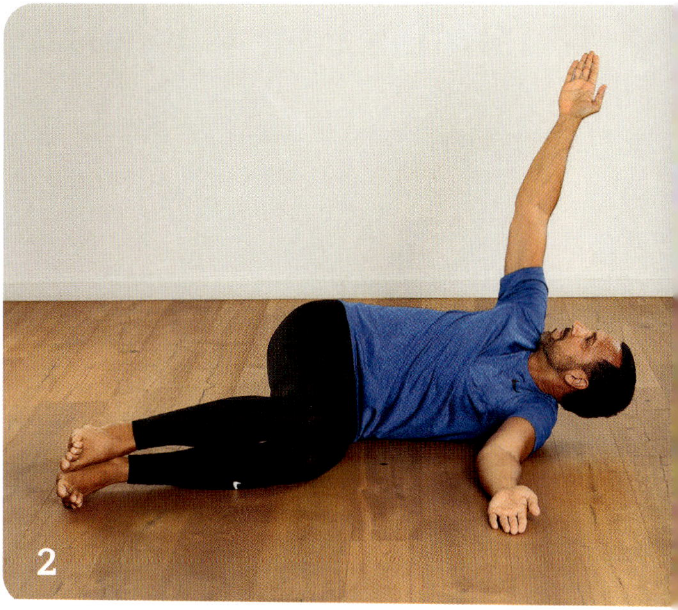

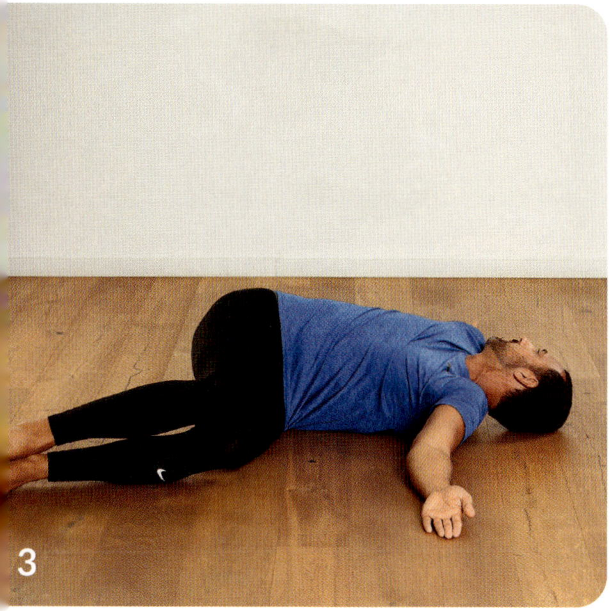

Einrollen der Wirbelsäule

Bei dieser Vorwärtsbeuge wird die Wirbelsäule in die Länge gezogen, während die Hüfte gedehnt wird. Auf diesem Weg können Schmerzen und Verspannungen im Bereich des unteren Rückens und des Nackens gelöst werden. Achten Sie während der gesamten Ausführung auf eine langsame und tiefe Atmung.

1. Stellen Sie sich hüftbreit und aufrecht hin. Zentrieren Sie die Schulterblätter und verlagern Sie Ihr Gewicht gleichmäßig zwischen Ferse und Fußballen.
2. Bringen Sie zunächst das Kinn Richtung Brust, indem Sie – von oben beginnend – Wirbel für Wirbel nach vorne neigen.
3. Fahren Sie mit der Brustwirbelsäule fort und lassen Sie die Arme dabei entspannt seitlich hängen.
4. Rollen Sie sich so weit ein, dass Sie mit den Armen den Boden berühren. Sollte dies nicht möglich sein, halten Sie sich für drei bis vier Sekunden in der Endstellung. Richten Sie sich wieder ganz langsam, Wirbel für Wirbel, auf. Entscheidend ist, dass der gesamte Vorgang langsam und kontrolliert stattfindet.

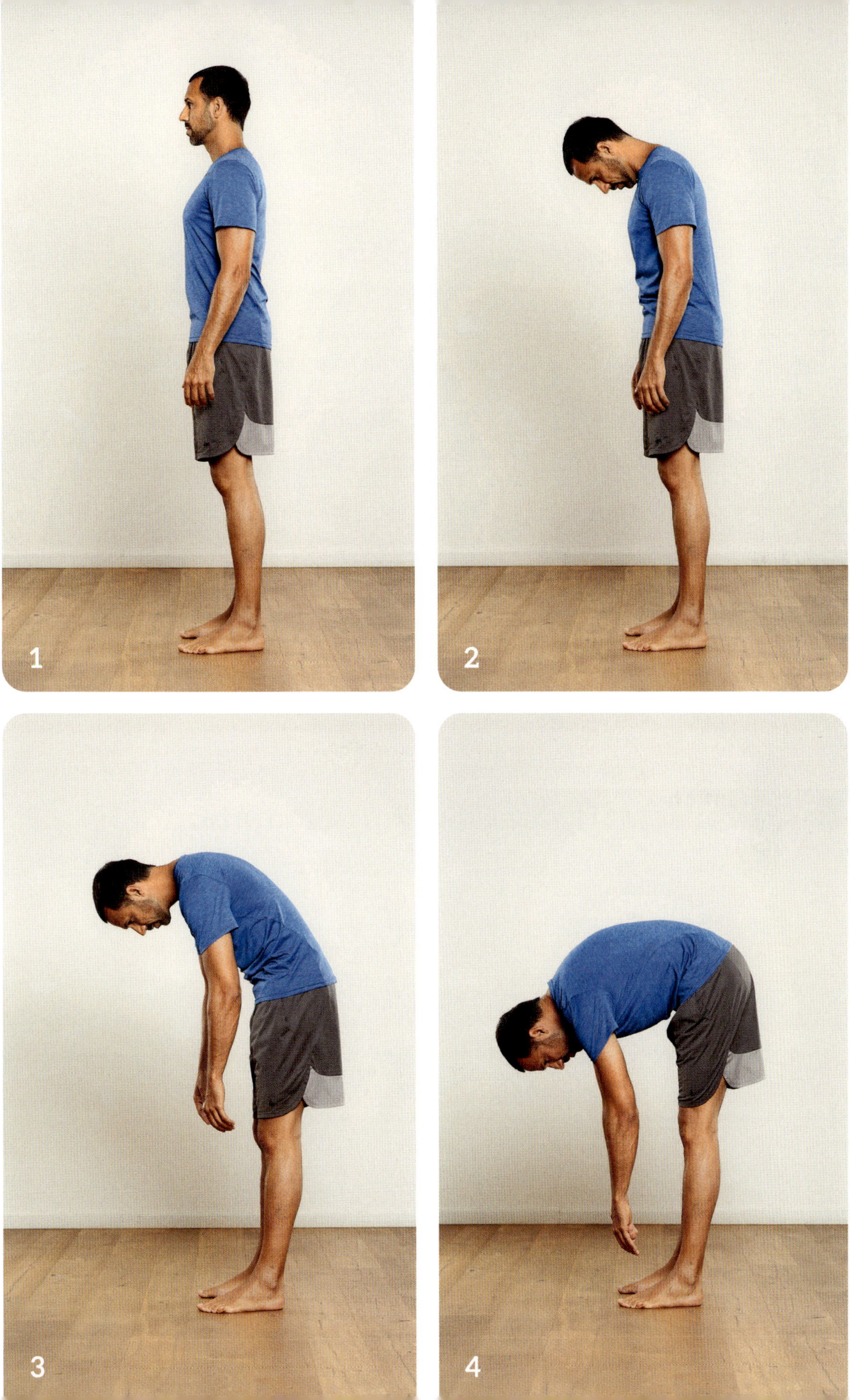
1
2
3
4

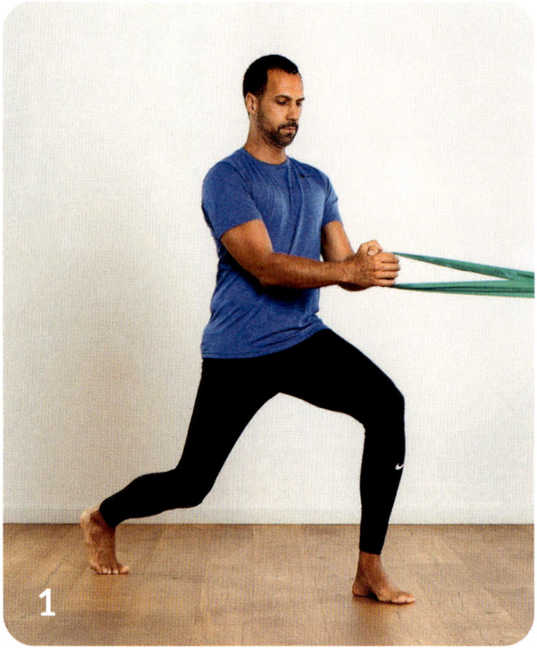

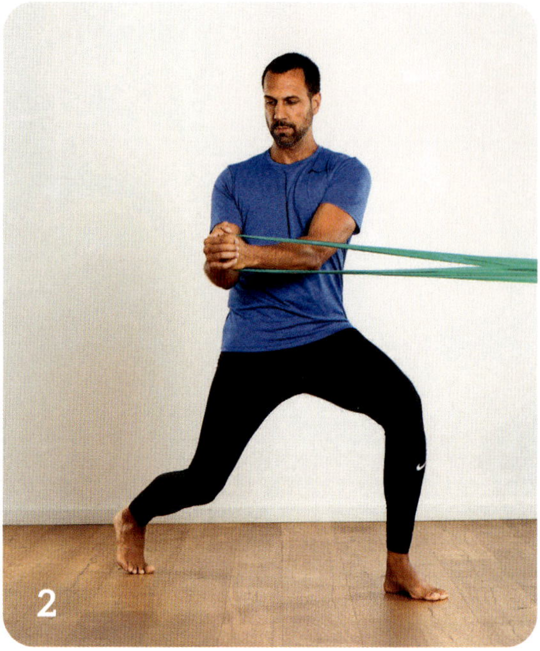

Ausfallschritt mit Oberkörperrotation

Der Ausfallschritt erfordert eine erhöhte Stabilität im Rumpf, während der Zug des Gymnastikbands Ihre seitliche Bauchmuskulatur anspricht. Wichtig ist, dass Sie nicht aus den Armen ziehen, sondern lediglich die Rotation des Rumpfes für die Dehnung des Gymnastikbands zuständig ist.

1. Nehmen Sie die Ausfallschrittposition ein. Stehen Sie aufrecht und schieben Sie das Becken aktiv nach vorn. Befestigen Sie das Gymnastikband an einer Türklinke, sodass der Zug seitlich auf Sie einwirkt.
2. Bauen Sie langsam Spannung auf, indem Sie den Oberkörper gegen den Widerstand rotieren. Achten Sie darauf, den Schultergürtel und die Arme angespannt zu lassen, sodass die Rotation lediglich aus der Rumpfmuskulatur erfolgt und Sie nicht aktiv mit den Armen ziehen.

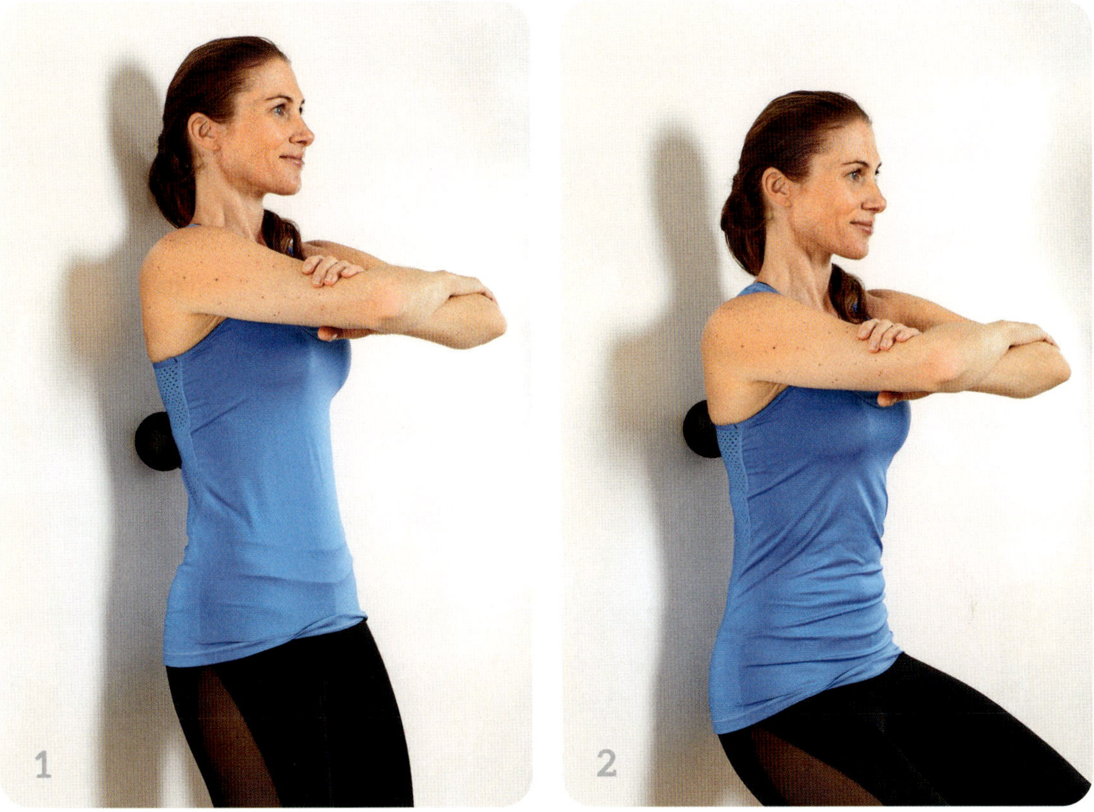

Faszientraining der Brustwirbelsäule

Im Bereich der Brustwirbelsäule werden die Muskeln der Körperrückseite massiert und durchblutet. Das fördert die Mobilität in diesem Bereich. Eine Entspannung der großen Rückenmuskeln kann sich ebenso positiv auf Beschwerden des Nackens auswirken, weshalb eine Kombination aus dem Faszientraining des Nackens und der Brustwirbelsäule sinnvoll ist.

1. Klemmen Sie auf Höhe der unteren Brustwirbelsäule einen Faszienball (oder eine Faszienrolle) zwischen sich und die Wand. Üben Sie leichten Druck gegen den Ball aus, sodass Sie einen angenehmen Massageeffekt erzielen.
2. Beginnen Sie, sich über das Gerät zu rollen, indem Sie die Knie beugen und strecken. Halten Sie dabei den Druck aufrecht und spannen Sie zudem die Bauchmuskulatur an.

Oberkörperrotation im Vierfüßlerstand

Die Rotation der Wirbelsäule lässt sich im Vierfüßlerstand gut umsetzen, da wir uns nicht auf die untere Wirbelsäule konzentrieren müssen. Achten Sie bei der gesamten Übungsausführung darauf, dass der Kopf mit rotiert und Sie ihn nicht aktiv über das Maß der Brustwirbelsäule hinaus drehen.

1. Begeben Sie sich in den Vierfüßlerstand. Sie können auch eine weiche Unterlage verwenden, sollte es für Ihre Knie unangenehm sein. Nehmen Sie eine Hand auf den Rücken.
2. Rotieren Sie langsam und kontrolliert Ihren Rumpf in Richtung der offenen Seite. Folgen Sie mit Ihrem Blick der Rotation und halten Sie diese Stellung für drei bis vier Sekunden in der maximalen Position, bevor Sie Ihren Oberkörper zurückführen.

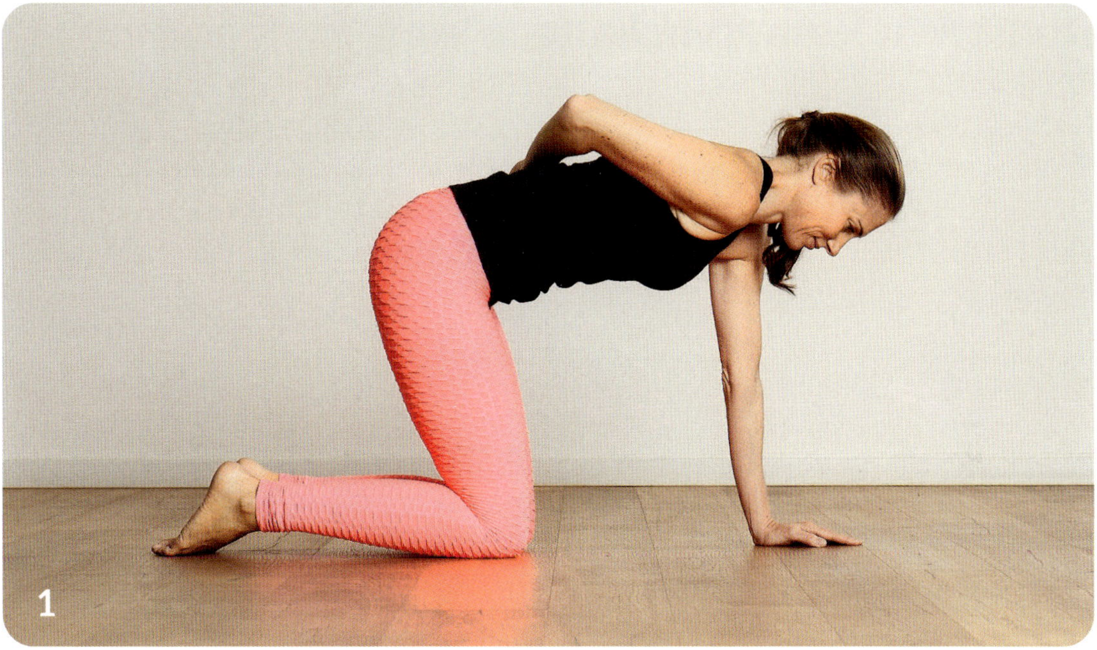
1

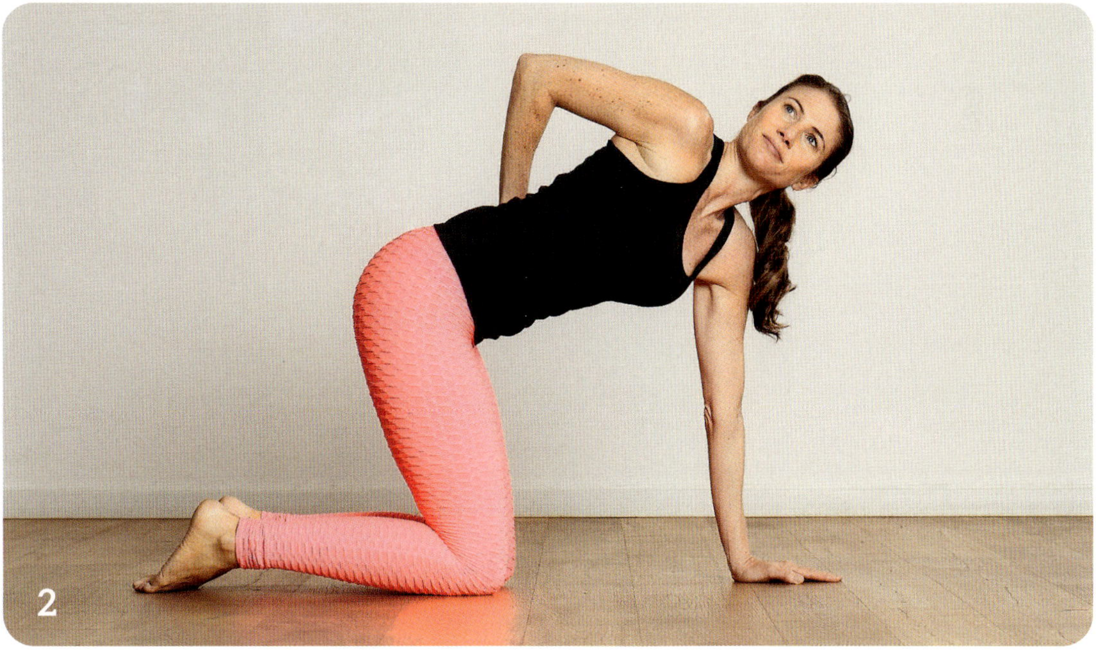
2

Rudern in Rumpfvorhalte

Die statische Haltekraft der Muskulatur wird im Alltag sehr häufig gefordert, sei es beim Staubsaugen, Abwaschen, Bügeln oder bei sonstigen Tätigkeiten, in denen wir in leicht gebeugter Haltung agieren. Umso wichtiger ist es, durch Training genau diese Tätigkeiten zu verbessern und Stabilität aufzubauen, damit wir nicht an unsere Belastungsgrenzen stoßen.

1. Begeben Sie sich im Stand in eine leicht vorwärtsgebeugte Position. Nehmen Sie je eine Wasserflasche oder leichte Hantel in eine Hand und führen Sie sie zur Brust.
2. Strecken Sie ausschließlich aus der Bewegung der Arme die Wasserflaschen nach vorn. Achten Sie darauf, den Rumpf angespannt zu lassen. Atmen Sie ruhig und kontrolliert.
3. Sie können den Schwierigkeitsgrad etwas erhöhen, indem Sie diese Übung auf einer instabilen Unterlage durchführen und somit etwas aufpeppen. Die Durchführung auf wackeligem Untergrund hat den wohlbekannten Vorteil, dass wir unsere Ganzkörperkontrolle beziehungsweise neuromuskuläre Kontrolle verbessern.

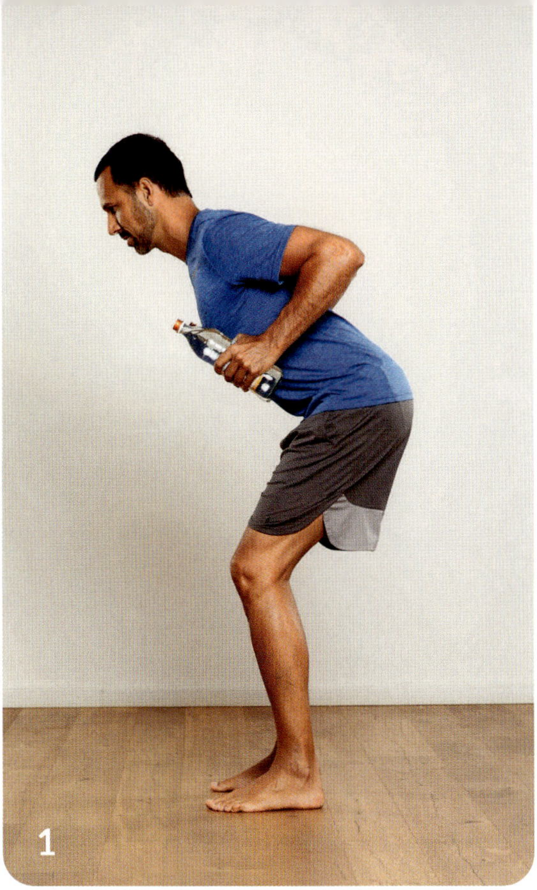

1

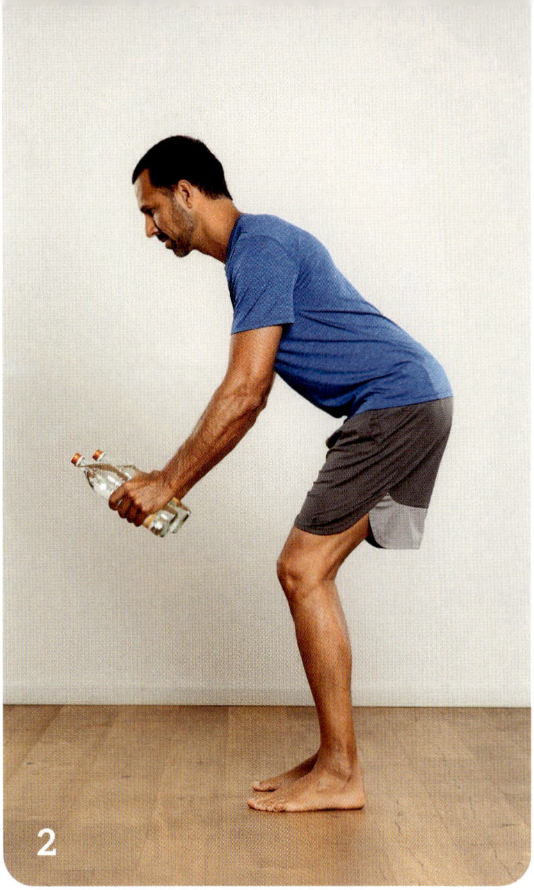

2

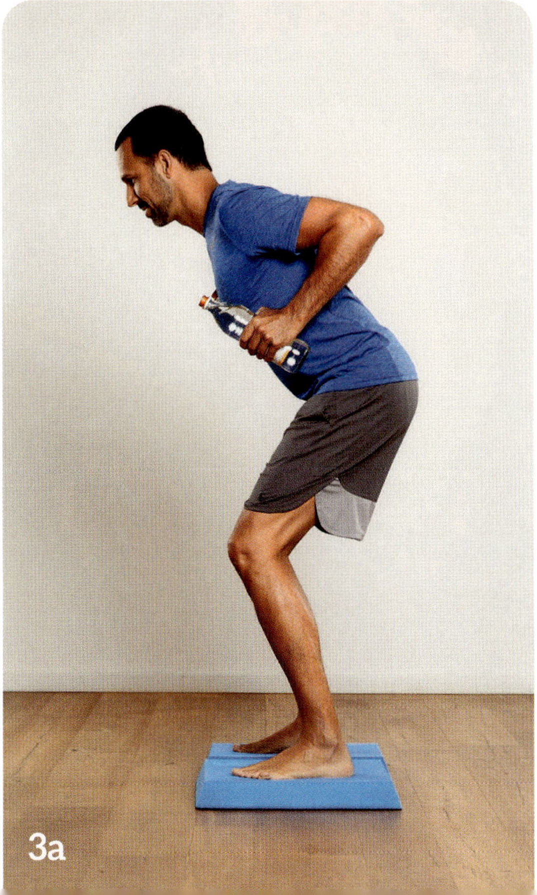

3a

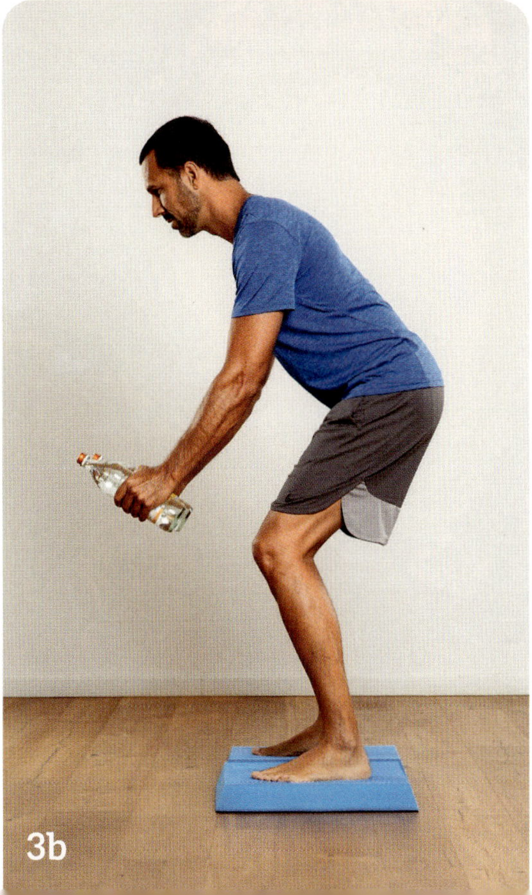

3b

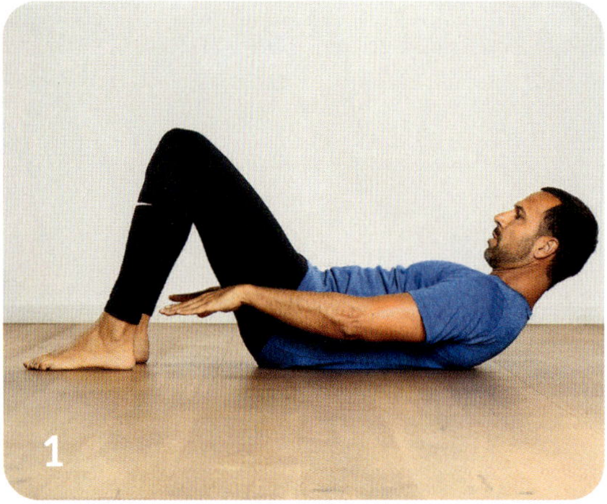

1

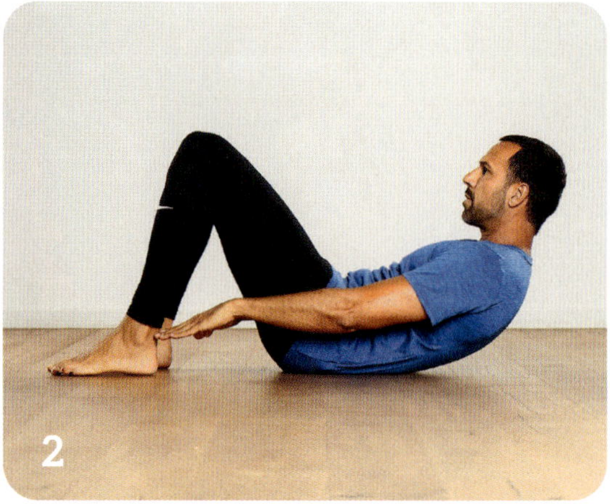

2

Crunches

Zielmuskel dieser bekannten Übung ist vor allem der gerade Bauchmuskel (*Musculus rectus abdominis*), der zu einer aufrechten Körperhaltung sowie einer robusten Körpermitte beiträgt. Aufgrund zahlreicher Tätigkeiten im Sitzen werden die Bauchmuskeln heutzutage häufig vernachlässigt. Deshalb sollte das Training dieser in jedem guten Trainingsplan in irgendeiner Form enthalten sein.

1. Legen Sie sich mit dem Rücken auf Ihre Matte oder den Boden. Stellen Sie Ihre Füße hüftbreit und parallel auf, sodass Sie Ihre Fersen mit den Fingerspitzen leicht berühren können. Achten Sie darauf, dass der untere Rücken permanent den Boden berührt, indem Sie die untere Bauchmuskulatur anspannen.
2. Bringen Sie das Kinn leicht in Richtung der Brust. Heben Sie Ihren Oberkörper ohne Schwung, nur mit der Kraft Ihrer Körpermitte in Richtung der angewinkelten Knie. Heben Sie den Rumpf nur soweit an, bis sich die Schulterblätter vom Boden lösen und führen Sie Ihren Oberkörper wieder zurück.

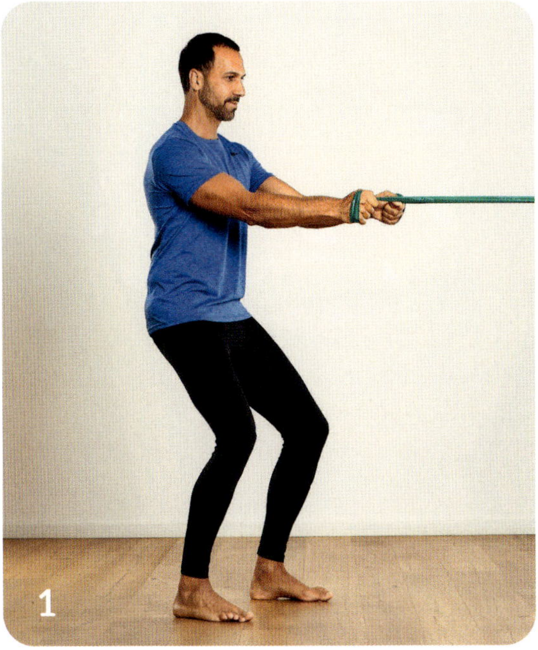

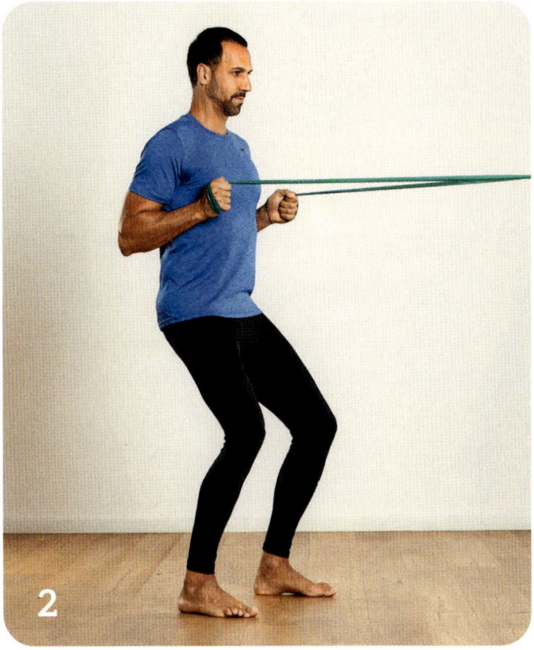

Rudern im Stand

Diese Übung stärkt die Schultermuskulatur sowie die großen Rückenmuskeln, zum Beispiel den breiten Rückenmuskel (*Musculus latissimus dorsi*) oder den Trapezmuskel (*Musculus trapezius*). Dadurch können Fehlhaltungen im Schulterbereich reduziert und Schmerzen in der Lendenwirbelsäule gelindert werden. Außerdem benötigen wir während der Übung eine gute Rumpfspannung, um dem Zug des Gymnastikbands standzuhalten.

1. Befestigen Sie das Gymnastikband circa hüfthoch, beispielsweise an einer Türklinke, sodass die beiden Enden ungefähr gleich lang sind. Stellen Sie sich etwas weiter als hüftbreit rund 50 bis 70 Zentimeter von der Befestigung entfernt auf. Greifen Sie die Enden des Bandes mit gestreckten Armen. Das Band sollte hier bereits etwas unter Spannung stehen.
2. Zentrieren Sie die Schulterblätter und spannen Sie die Körpermitte an, bevor Sie die Bandenden in Richtung Ihrer unteren Brust ziehen. Dafür werden nur die Unterarme bewegt, der Oberkörper bleibt konstant in der Ausgangsposition. Führen Sie diese Bewegung langsam durch und halten Sie die Endposition für drei bis vier Sekunden. Führen Sie das Band ebenso kontrolliert wieder zurück, bis Sie wieder in der Ausgangsposition sind.

Unterarmstütz (Plank)

Der Unterarmstütz, der sogenannte Plank, ist eine fordernde Übung für die gesamte Köpermuskulatur. Sie kräftigt Rumpf-, Rücken-, Bein-, Hüft- und Gesäßmuskulatur und trainiert so die Körperspannung sowie eine aufrechte Haltung im Stand.

1. Begeben Sie sich in eine Stützposition (bevorzugt auf den Ellbogen). Achten Sie darauf, dass während der gesamten Haltedauer der Kopf immer in Verlängerung der Wirbelsäule verbleibt. Ziehen Sie aktiv das Kinn nach hinten. Versuchen Sie ebenfalls, die Schulterblätter nach hinten unten zu ziehen, und spannen Sie die untere Bauchmuskulatur an, damit Sie nicht ins Hohlkreuz fallen.
2. Sollte die normale Position etwas zu schwierig für Sie sein, können Sie den Stütz zunächst auch auf den Knien ausüben. Das verringert die Anforderungen an den Rumpf und schafft Erfolgserlebnisse, bis Sie fit genug für die Schritte eins und drei sind.
3. Besonders anzuraten ist auch hier wieder die Durchführung der Übung auf einem instabilen Untergrund. Sie können auch jeweils ein Kissen unter Ihre Unterarme und unter Ihre Füße legen.

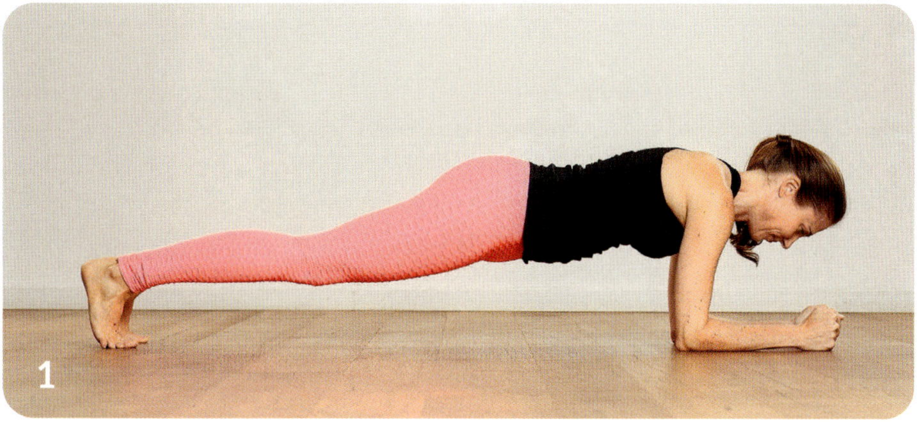
1

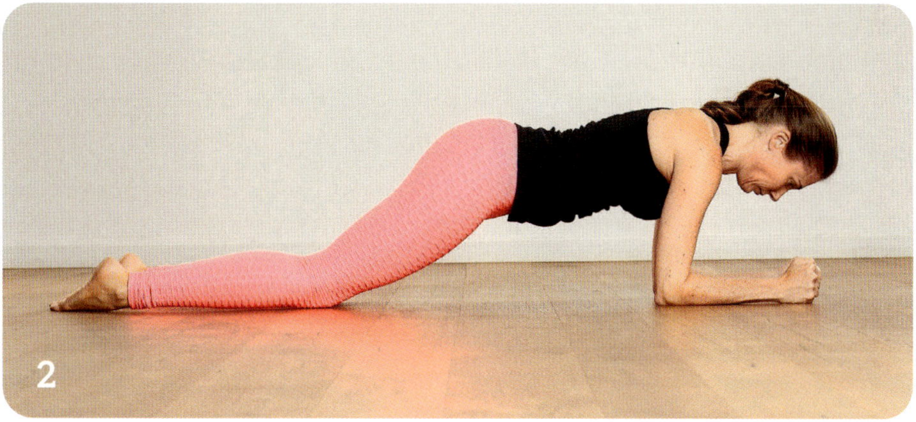
2

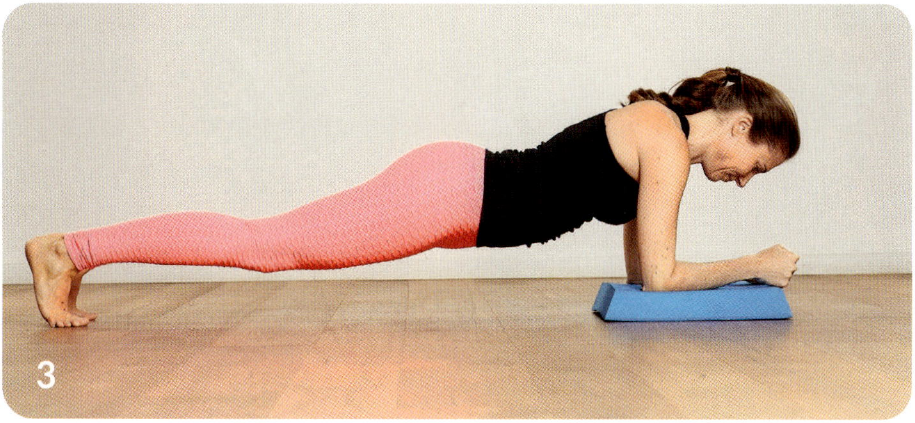
3

Bird Dog

Diese Übung stärkt die Rückenmuskulatur, vor allem im Bereich der Lendenwirbelsäule, und trainiert gleichzeitig die Sensomotorik. Achten Sie jedoch darauf, die Wirbelsäule nicht zu sehr zu überstrecken, sondern führen Sie jede Bewegung kontrolliert aus.

1. Sie beginnen im Vierfüßlerstand. Die Handgelenke befinden sich senkrecht unter den Schultern, die Finger zeigen nach vorn. Strecken Sie einen Arm gerade nach vorn und das dazu entgegengesetzte Bein nach hinten. Die Hüfte bleibt hierbei geschlossen und Arm, Körpermitte und Bein sollten eine Linie ergeben.
2. Führen Sie Knie und Ellbogen unterhalb des Oberkörpers zusammen. Versuchen Sie während der gesamten Bewegungsausführung die Wirbelsäule stabil zu halten.
3. Wenn Sie fortgeschritten sind, absolvieren Sie die Übung auf einer instabilen Unterlage. Bei korrekter Ausführung könnten Sie an Ihr sensomotorisches Limit kommen.

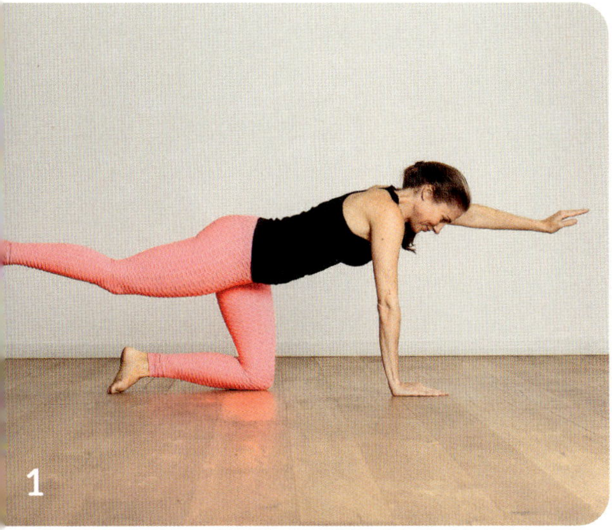
1

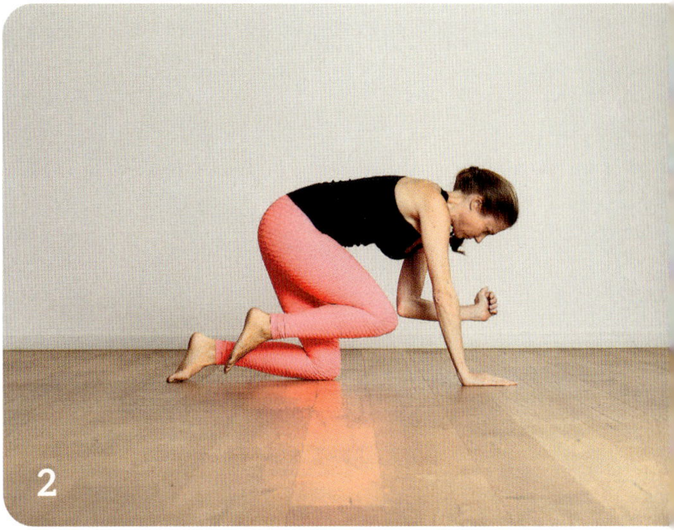
2

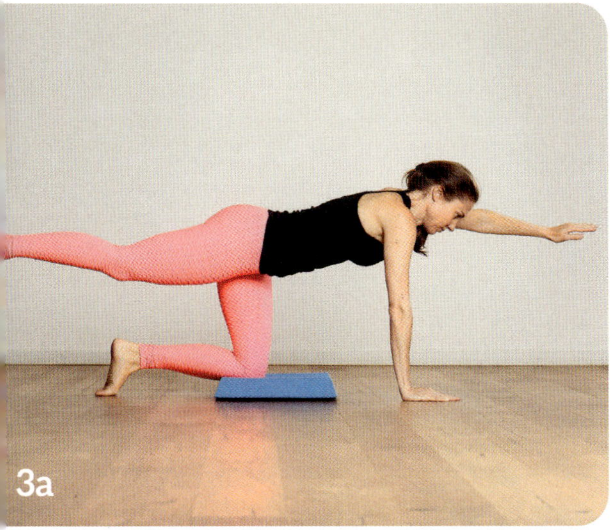
3a

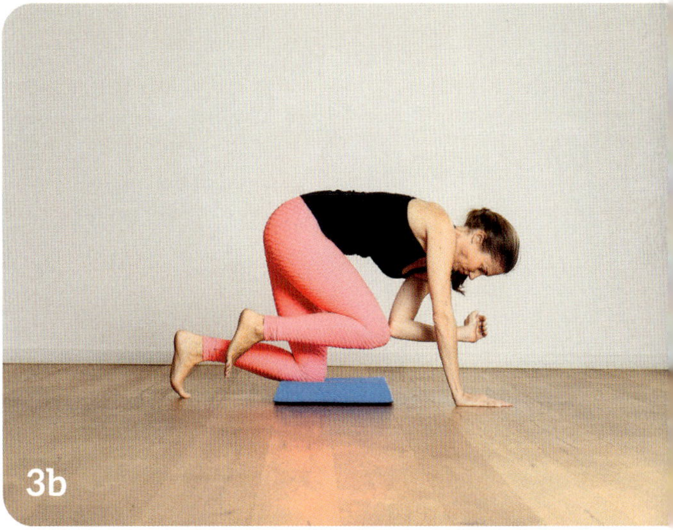
3b

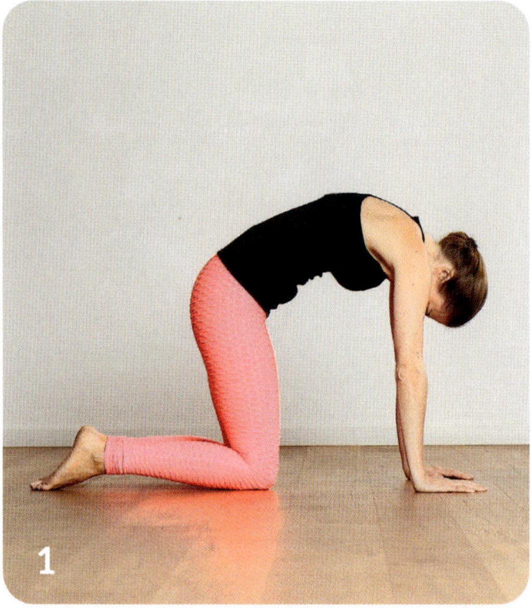

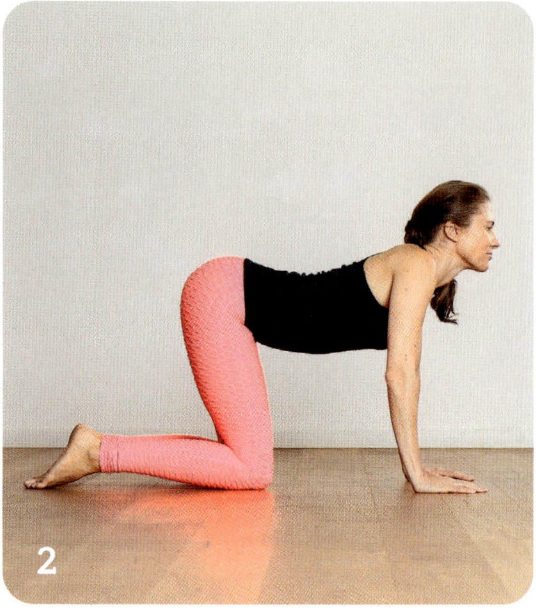

Katze-Kuh

Mit dieser klassischen Übung wird die komplette Wirbelsäule mobilisiert und auf Belastung vorbereitet. Sie eignet sich hervorragend zur Durchführung nach dem Aufstehen, wenn die Wirbelsäule aufgrund der nächtlichen Liegeposition etwas steif und unbeweglich geworden ist.

1. Begeben Sie sich in den Vierfüßlerstand, die Knie und Handflächen berühren den Boden. Rollen Sie das Kinn zur Brust und runden Sie die Wirbelsäule maximal in Richtung Decke. Spannen Sie das Gesäß an und achten Sie darauf, dass Ihre Hüfte über den Knien bleibt. Bildlich gesprochen machen Sie einen Katzenbuckel.
2. Kippen Sie das Becken und rollen Sie die Wirbelsäule in ein leichtes Hohlkreuz. Der Bauch senkt sich in Richtung der Matte ab. Ziehen Sie die Schultern nach hinten, während Sie den Kopf anheben. Mit etwas Fantasie erkennen Sie in dieser Position eine Kuh.

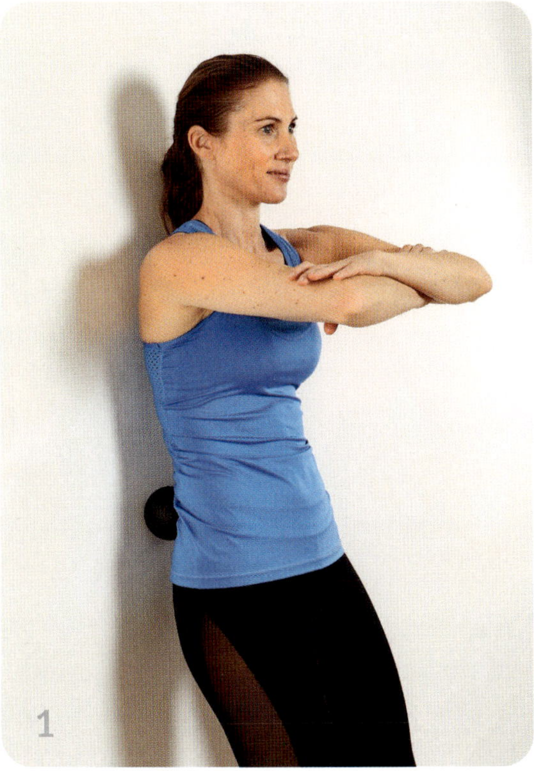

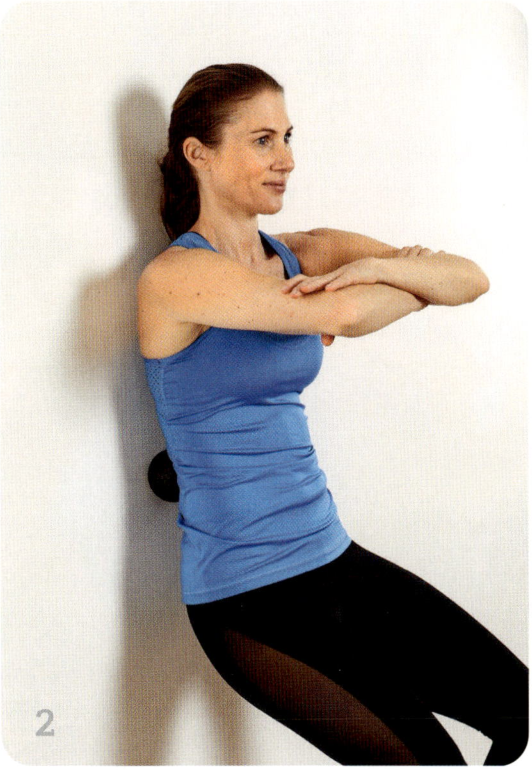

Faszientraining der Lendenwirbelsäule

Im Bereich der Lendenwirbelsäule werden die Muskeln der Körperrückseite massiert und durchblutet. Das fördert die Mobilität in diesem Bereich. Außerdem kann das Lösen potenzieller Verspannungen bei der Beseitigung von Beschwerden helfen.

1. Klemmen Sie auf Höhe der unteren Lendenwirbelsäule eine Faszienrolle oder einen Faszienball zwischen sich und die Wand. Üben Sie leichten Druck gegen den Ball aus, sodass Sie einen angenehmen Massageeffekt erzielen.
2. Beginnen Sie, ebenso wie bei der Brustwirbelsäule, sich über das Gerät zu rollen, indem Sie die Knie beugen und strecken. Halten Sie dabei den Druck aufrecht und spannen Sie zudem die Bauchmuskulatur an.

Beckenaufrichten

Die bewusste Anspannung der unteren Bauchmuskulatur ist eine exzellente Fähigkeit, um die Wirbelsäule zu entlasten. Besonders zur Verminderung eines Hohlkreuzes (Hyperlordose) ist es wichtig, die untere Bauchmuskulatur bewusst zu trainieren. Sollten Sie Beschwerden im unteren Lendenwirbelbereich plagen, ist diese Übung für Sie ein Muss.

1. Stellen Sie sich hüftbreit und aufrecht an eine Wand, die Hände können Sie entweder in die Hüfte stützen oder aber seitlich anheben.
2. Richten Sie das Becken bewusst auf und pressen Sie Ihre untere Wirbelsäule gegen die Wand, ohne den Oberkörper nach vorn zu nehmen oder in die Knie zu gehen. Schaffen Sie dies allein mithilfe Ihrer Bauchmuskulatur.
3. Wenn Sie eine einfachere Variante bevorzugen, führen Sie die Übung im Liegen durch. Legen Sie sich rücklings auf den Boden. Ihre Lendenwirbelsäule wird sich bei gestreckten Beinen vom Boden abheben.
4. Versuchen Sie bewusst, dies zu unterbinden, indem Sie der Schwerkraft folgend mit dem unteren Bauch gegen den Boden drücken. Halten Sie diese Spannung vier Sekunden aufrecht und lassen Sie anschließend wieder locker.

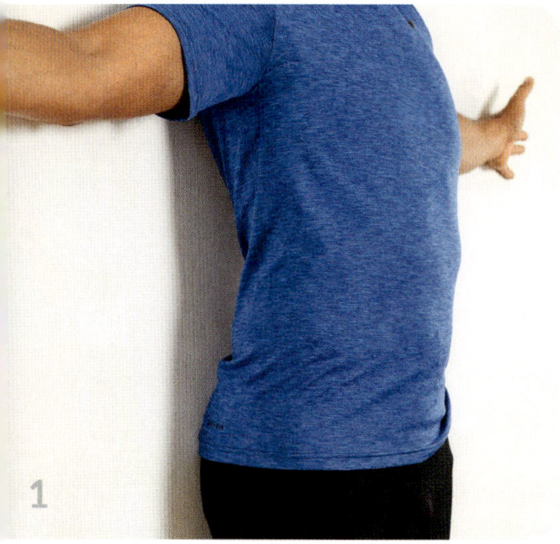
1

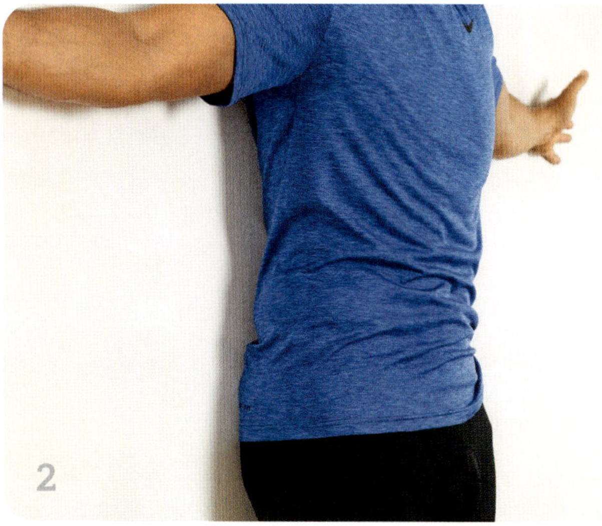
2

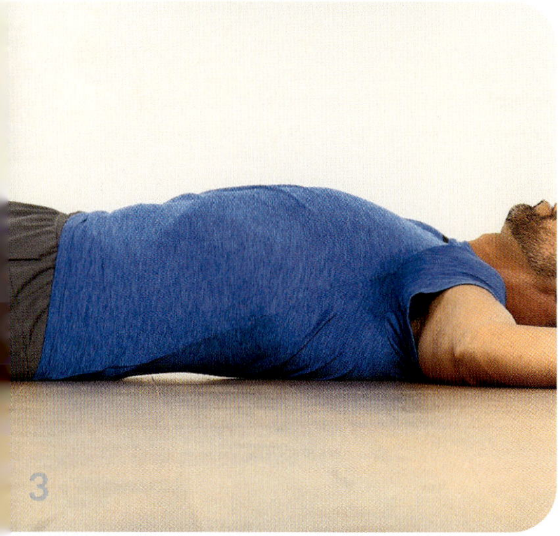
3

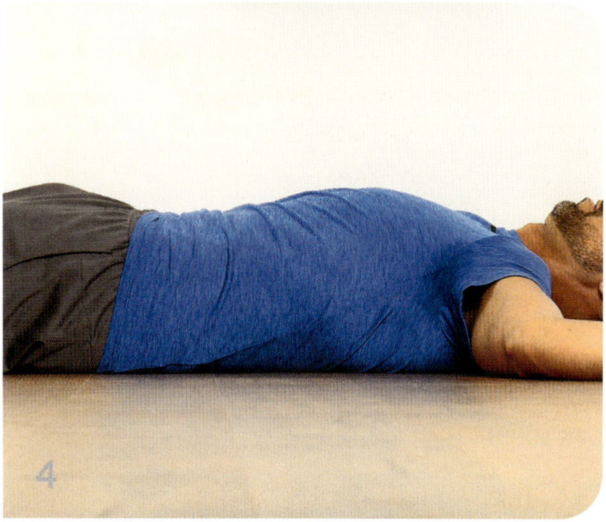
4

Beinheben in Rückenlage (Leg Raise)

Diese Übung stärkt die unteren Bauchmuskeln, die bei der Aufrichtung des Beckens mitwirken, um die Lendenwirbelsäule zu strecken. Allerdings handelt es sich hierbei um eine sehr herausfordernde Kraftübung, die in akuten Beschwerdephasen lieber nicht durchgeführt werden sollte. Generell möchten wir Ihnen raten, zunächst mit Ihrem Arzt oder Therapeuten zu besprechen, ob diese Übung für Sie gewinnbringend ist, da bei falscher Durchführung beziehungsweise nicht ausreichend starker Bauchmuskulatur die Last auf die Wirbelsäule enorm hoch ausfällt.

1. Begeben Sie sich in Rückenlage auf den Boden. Achten Sie auf den Kontakt des unteren Rückens mit der Matte, bevor Sie die Füße senkrecht über die Hüfte heben.
2. Spannen Sie die Bauchmuskulatur an und senken Sie die gestreckten Beine so weit in Richtung des Bodens ab, wie Sie den Kontakt zwischen Lendenwirbelsäule und Boden halten können. Bringen Sie die Füße anschließend wieder über die Hüfte. Wichtig: Die Lendenwirbelsäule sollte zu jeder Zeit Kontakt zum Boden haben!
3. Sollten Sie Probleme damit haben, die Anspannung im unteren Bauch aufrechtzuerhalten, führen Sie diese Übung zunächst mit angewinkelten Beinen durch.

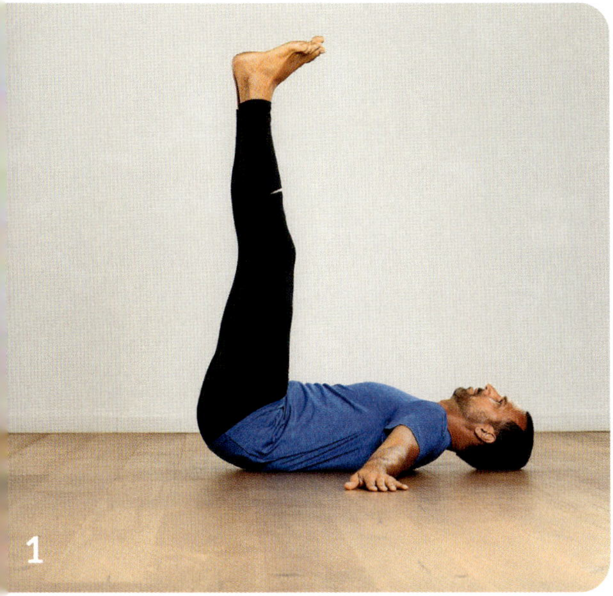
1

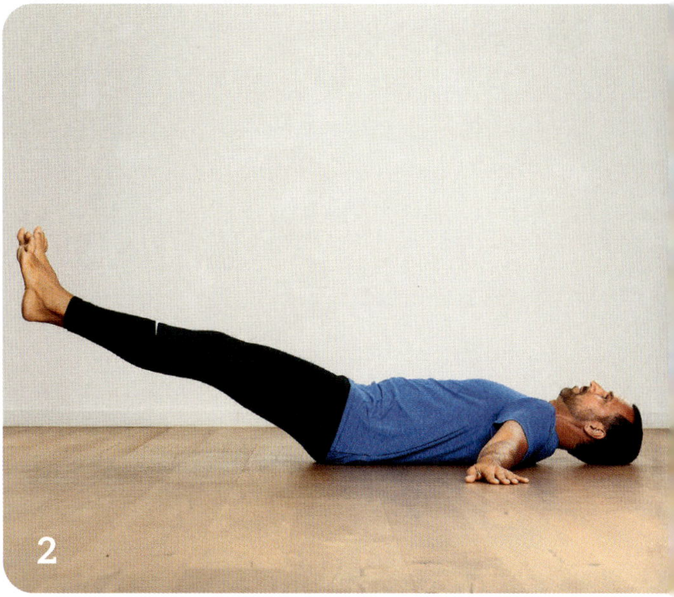
2

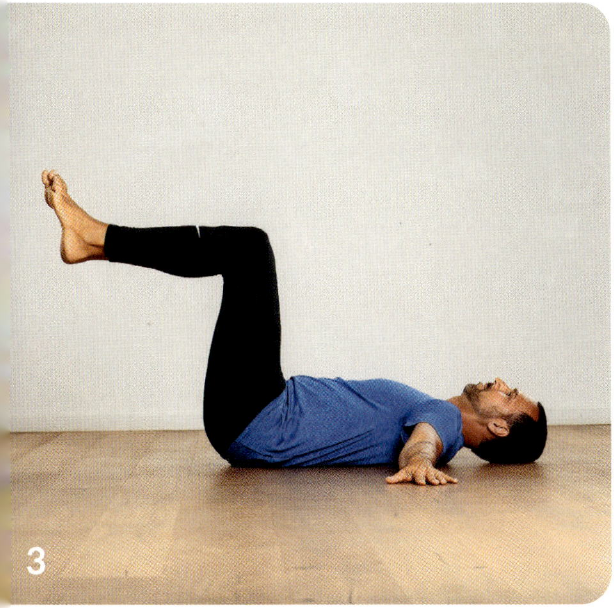
3

Seitstütz

Der Seitstütz ist eine äußerst wertvolle Übung für die Rumpfstabilisation. Da vor allem Seitneigungen und Rotationen bekannte Schmerzauslöser bei unteren Rückenbeschwerden sind, ist es ratsam, die Robustheit der Rumpfmuskulatur diesbezüglich aufzubauen. Hier kann der Seitstütz einen wichtigen Beitrag leisten. Somit gehört er, wie auch der normale Stütz, zu jeder guten Trainingsroutine dazu.

1. Legen Sie sich seitlich auf den Boden. Stellen Sie den Ellbogen unter der Schulter auf und heben Sie die Hüfte ab. Halten Sie diese Position so lange wie möglich, achten Sie auf eine gerade Körperhaltung. Als Hilfe können Sie den seitlichen Unterarmstütz zum Beispiel einfach parallel zu einer Wand ausführen.
2. Sollten Sie Probleme haben, den Stütz länger als 20 Sekunden aufrecht zu halten, starten Sie zunächst auf den Knien. Nehmen Sie die angezeigte Position auf Knien ein und halten Sie die Spannung so lange wie möglich, bevor Sie auf die andere Seite wechseln.
3. Wie bei allen Rumpfübungen empfiehlt es sich auch hier wieder, unabhängig davon, ob Sie die Übung auf Knien oder im kompletten Stütz ausführen, eine instabile Unterlage zu verwenden. Diese erhöht nicht nur die sensomotorischen Anforderungen, sondern verringert zudem den Druck auf Ihren Ellbogen.

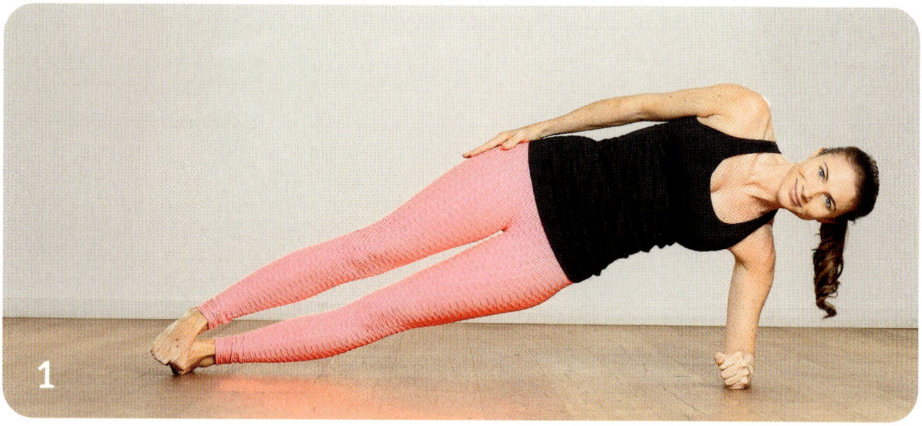
1

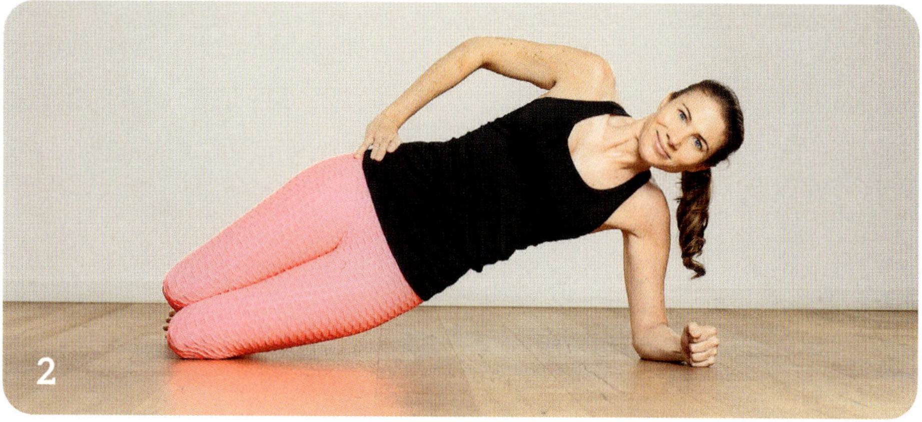
2

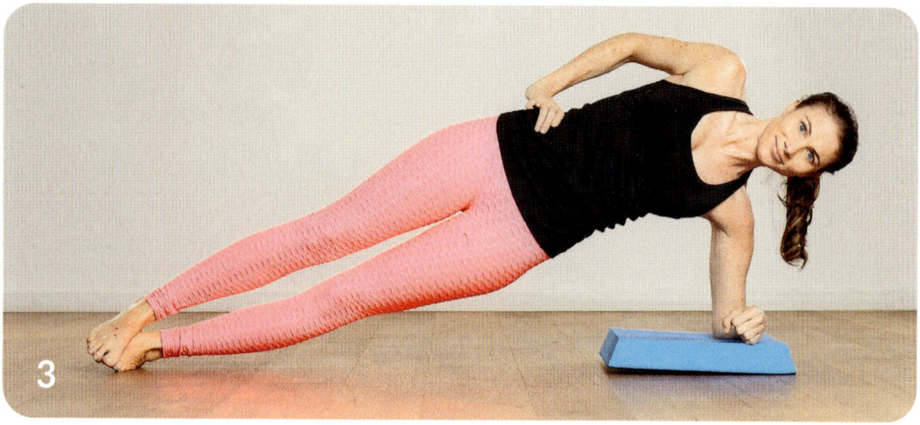
3

Hüftheben im Stütz (Delfin)

Diese Übung trainiert den Schultergürtel, während die Wirbelsäule gestreckt und die Hüfte mobilisiert wird. Zudem ist sie hervorragend für Ihre Bauchmuskulatur und nicht besonders anfällig für Fehler in der Ausführung.

1. Begeben Sie sich in den Unterarmstütz. Achten Sie auf die Doppelkinnposition, spannen Sie den unteren Bauch an. Halten Sie Ihren Körper von den Sprunggelenken bis zur Schulter gerade.
2. Laufen Sie mit den Füßen in Richtung der Ellbogen, das Gesäß hebt sich hierbei in Richtung der Decke. Kippen Sie das Becken und laufen Sie nur so weit, dass Ihre Wirbelsäule sich nicht krümmt.
3. Führen Sie diese Übung auf einer weichen Unterlage durch. Beim Verwenden einer instabilen Unterlage erhöhen Sie die sensomotorischen Anforderungen und verringern den Druck auf Ihre Ellbogen.

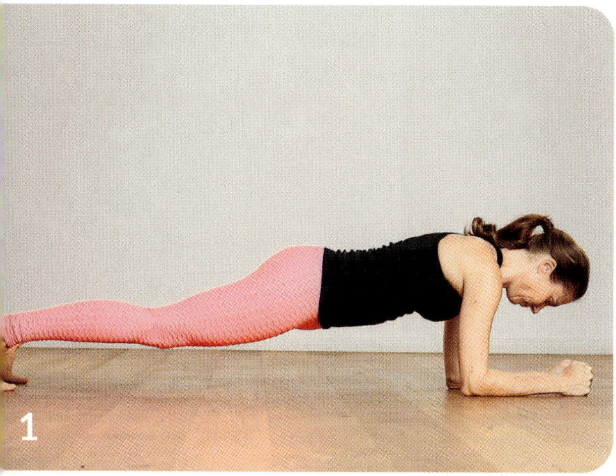
1

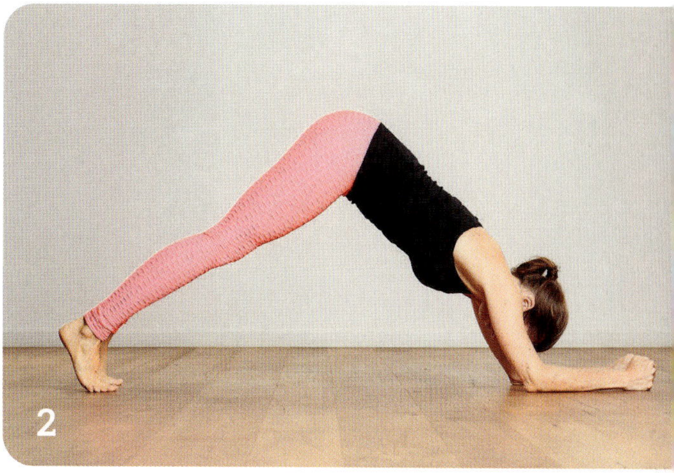
2

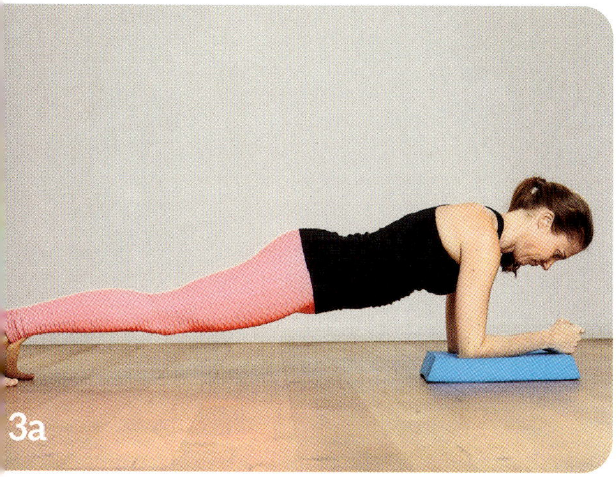
3a

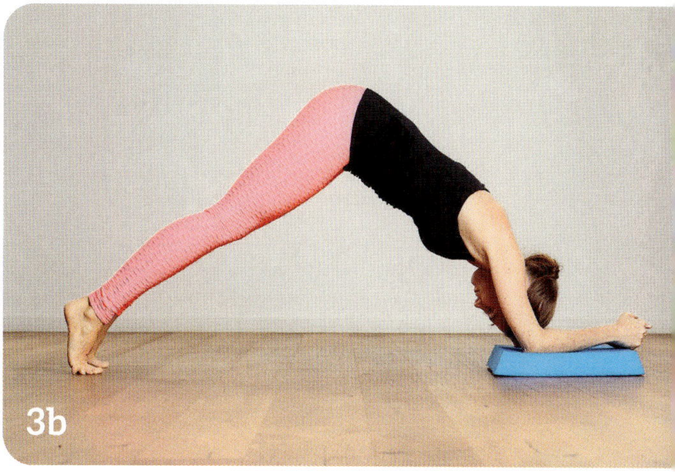
3b

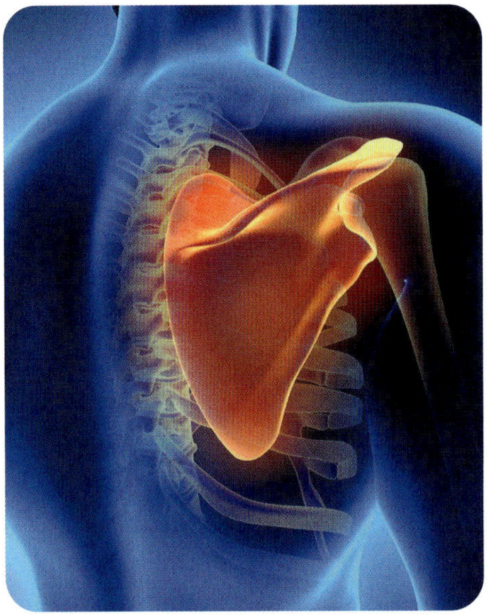

TRAINING DER SCHULTER

Die Schulter setzt sich aus dem Schulterhauptgelenk und Nebengelenken, dem Schultergürtel, bestehend aus Schulterblatt und Schlüsselbein, sowie anliegender Muskeln, Sehnen, Bänder und Schleimbeutel zusammen. Die Schulter ist hauptsächlich muskulär stabilisiert, weshalb gezieltes Training umso wichtiger ist.

Als überwiegend aktiv stabilisiertes Gelenk ist die Schulter besonders abhängig von unserer muskulären Leistungsfähigkeit und gezieltem Krafttraining. Da wir fast all unsere Tätigkeiten mit den Armen ausführen, kann ein starker Schultergürtel dem Rumpf einiges an Last abnehmen, weshalb gerade bei Halswirbelsäulen-Patienten ein Training der Schultermuskulatur unverzichtbar ist. Speziell die schulterblattnahe Muskulatur dient der Aufrichtung des Oberkörpers und wirkt so den altersbedingten Krümmungserscheinungen entgegen. Da jedoch wenig passive Strukturen zur Stabilität beitragen, ist es umso wichtiger, die Muskulatur vor Beginn des Trainings gewissenhaft aufzuwärmen.

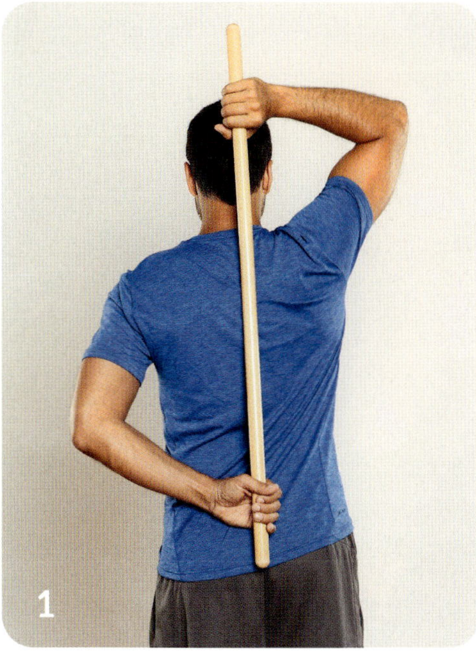

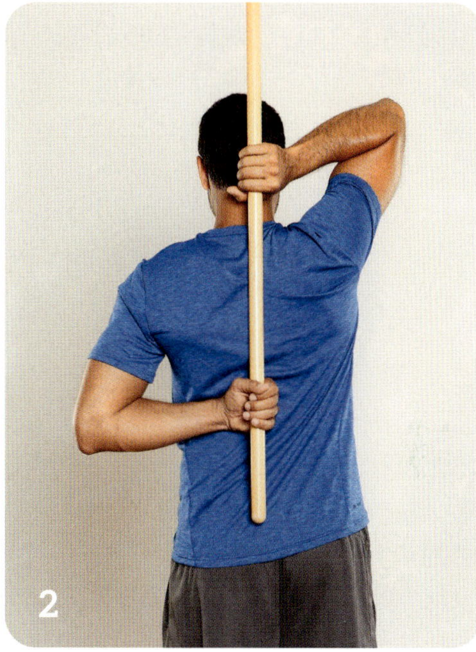

Mobilisation mit Stab

Diese Übung dient der Dehnung der Brustmuskeln sowie des Schultergürtels und löst Verspannungen im oberen Rücken. Außerdem ist Sie ein gutes Maß für die Beweglichkeit der Schulter und kann Ihnen so die eine oder andere Schwachstelle aufzeigen.

1. Stellen Sie sich hüftbreit und aufrecht hin. Greifen Sie einen Besenstiel oder Stab und legen Sie ihn entlang der Wirbelsäule an Ihren Rücken, sodass er den Kopf und die Wirbelsäule berührt. Eine Hand greift den Stab über dem Kopf, die andere im Bereich der Lendenwirbelsäule.
2. Führen Sie die Hände zueinander in Richtung der Schulterblätter. Schaffen Sie es, dass sich die Hände berühren? Wechseln Sie die Seite und wundern Sie sich nicht: Es ist ganz normal, dass die Übung auf einer Seite besser gelingt als auf der anderen. Halten Sie die Spannung in der Endposition für drei bis vier Sekunden aufrecht.

Schulterkreisen an der Wand

Mit dieser Übung mobilisieren Sie Ihren Schultergürtel und erhöhen die Bewegungsreichweite. Achten Sie bitte vor allem darauf, sich nicht passiv zu dehnen, also keinen Druck gegen die Wand auszuüben. Versuchen Sie, die Wand lediglich als Hilfsmittel zu nutzen, um das ganze Bewegungsausmaß Ihrer Schulter zu nutzen.

1. Stellen Sie sich hüftbreit und aufrecht seitlich in einem Abstand von knapp 30 bis 50 Zentimetern zu einer Wand. Strecken Sie Ihren Arm mit der Handinnenfläche zur Wand nach vorn aus.
2. Beginnen Sie, mit dem Arm gegen den Uhrzeigersinn in einem möglichst großen Bogen die Wand entlangzufahren. Achten Sie darauf, dass die Handinnenfläche immer zur Wand zeigt. In jeder Position wird Ihre Schulter unterschiedlich stark beansprucht und mobilisiert.
3. Zum Übungsende sollten Sie bei fast 350 Grad angelangt sein und Ihre Handfläche nicht länger zur Wand zeigen lassen können. Lösen Sie die Spannung auf und wiederholen Sie die Übung in die andere Richtung.

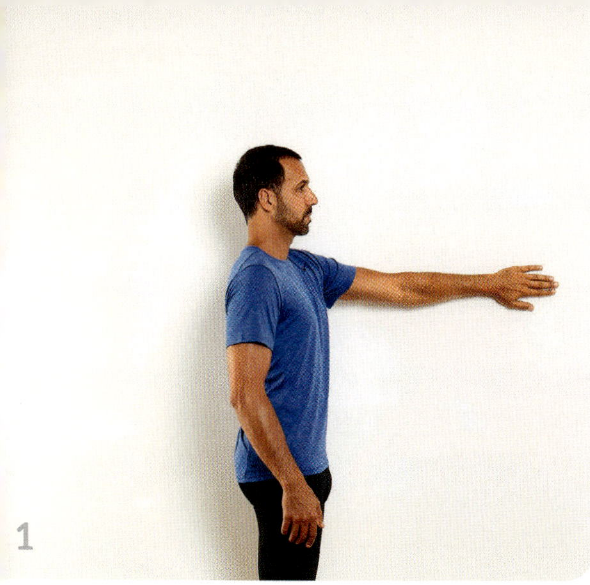

1

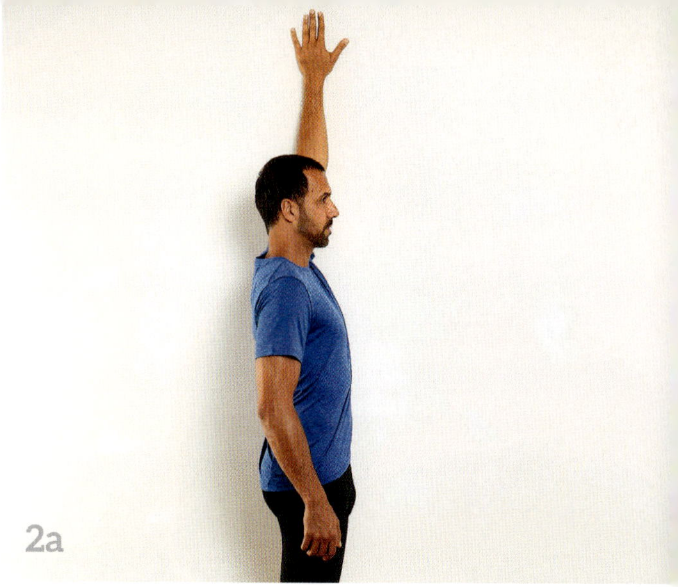

2a

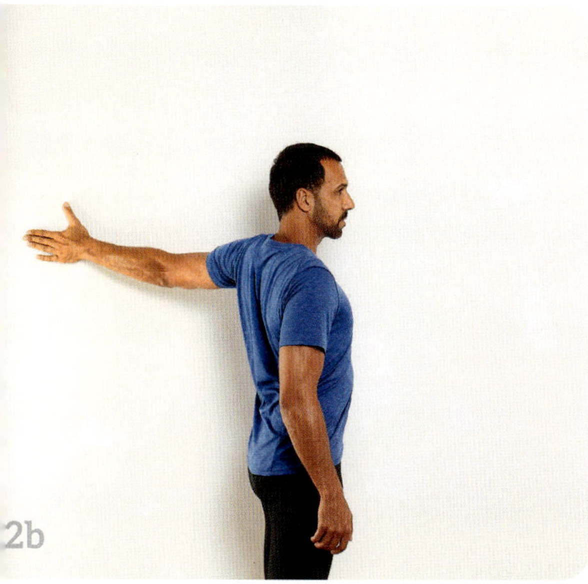

2b

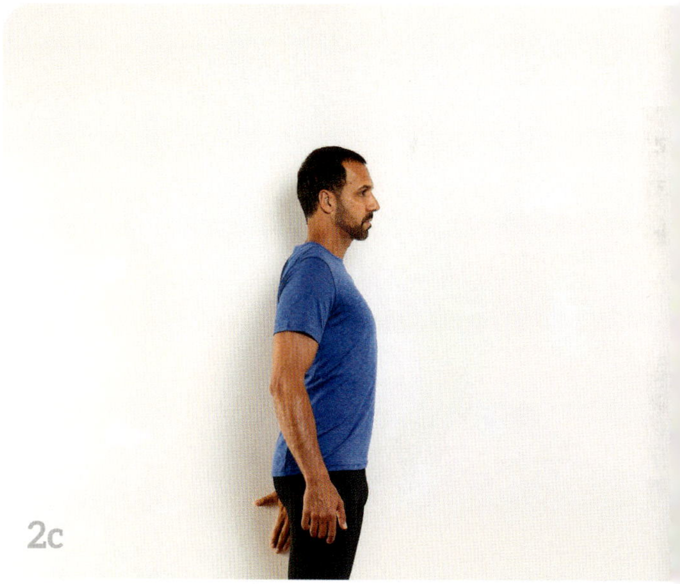

2c

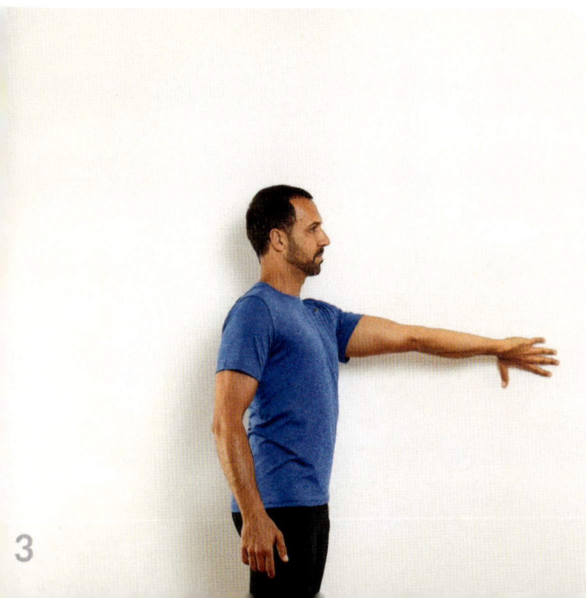

3

Armheben

Mit dieser Übung mobilisieren Sie Ihren Schultergürtel und bereiten auch Ihren Rumpf auf Belastung vor. Entscheidend ist, dass Sie besonders bei leichten Rotationsübungen immer Ihre Grundspannung in Bauch- und Rückenmuskulatur aufrechterhalten.

1. Stellen Sie sich aufrecht hin, die Füße hüftbreit mit leicht angewinkelten Knien. Achten Sie darauf, dass Sie zu den Seiten ausreichend Platz haben.
2. Strecken Sie die Arme maximal und führen Sie sie seitlich von unten nach oben, bis Sie im Schultergürtel eine gerade Linie bilden. Ziehen Sie anschließend die Schultern hoch.
3. Kehren Sie in die Ausgangsposition zurück. Arbeiten Sie nun kontralateral und führen Sie einen Arm nach vorn und den anderen nach hinten. Halten Sie die Spannung im Rumpf. Versuchen Sie, der Rotation im Rumpf durch muskuläre Anspannung entgegenzuwirken.
4. Wechseln Sie die Armpositionen. Führen Sie die Bewegung kontrolliert und langsam aus. Es handelt sich hierbei nicht um eine dynamische Schwungübung!

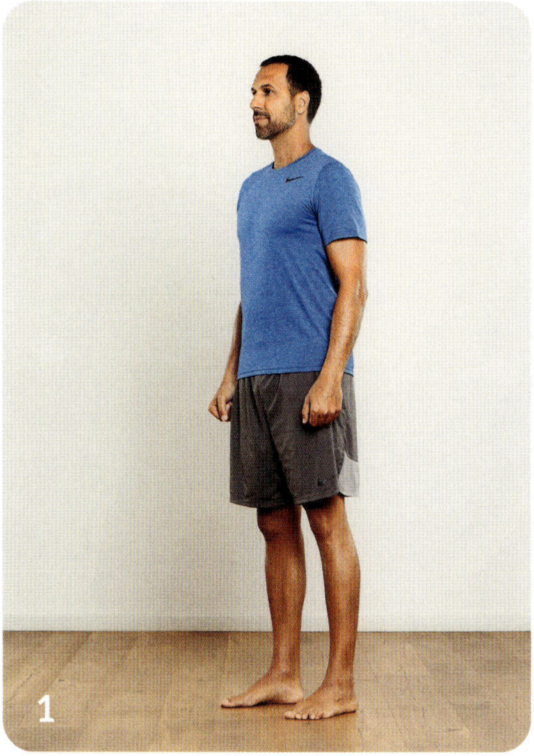
1
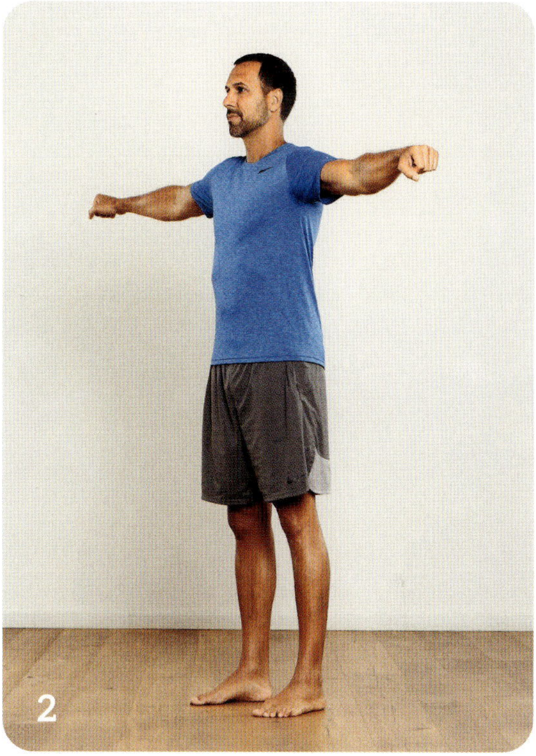
2
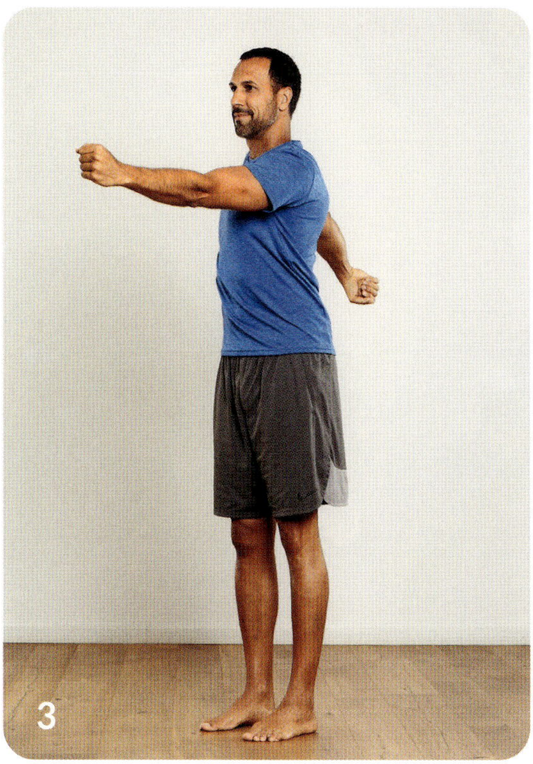
3
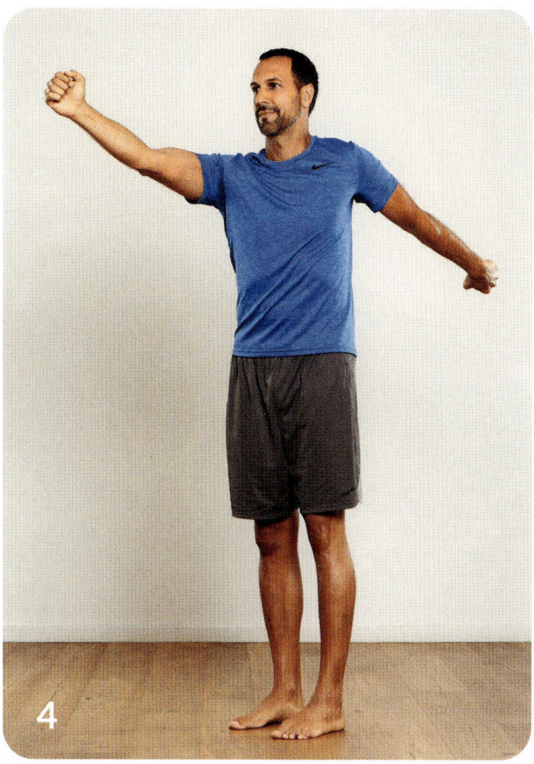
4

Liegestütz

In unzähligen Varianten können wir mit Liegestütz nahezu den gesamten Oberkörper ansprechen und trainieren gleichzeitig die Spannung des hinteren Schultergürtels. Auch in unserem Portfolio darf eine derart anstrengende Übung nicht fehlen. Achten Sie bei der Ausführung besonders darauf, das Kinn bewusst nach hinten zu ziehen (Doppelkinnposition) sowie den Bauchnabel ein- und die Schulterblätter nach hinten unten zu ziehen.

1. Nehmen Sie die bekannte Liegestützposition ein, die Arme sind in einem Winkel von ungefähr 45 Grad vom Oberkörper abgespreizt.
2. Winkeln Sie Ihre Arme an, um den Körper in einer Linie, bis kurz vor dem Boden, abzusenken. Drücken Sie sich von hier zurück in die Ausgangsposition.
3. Sollten normale Liegestütze für Sie noch zu anstrengend sein oder Sie bereits ein schweißtreibendes Workout hinter sich haben, können Sie Liegestütze selbstverständlich auch auf den Knien absolvieren.
4. Bei dieser Variante haben Ihre Arme in der Übungsausführung deutlich weniger Gewicht zu bewegen.

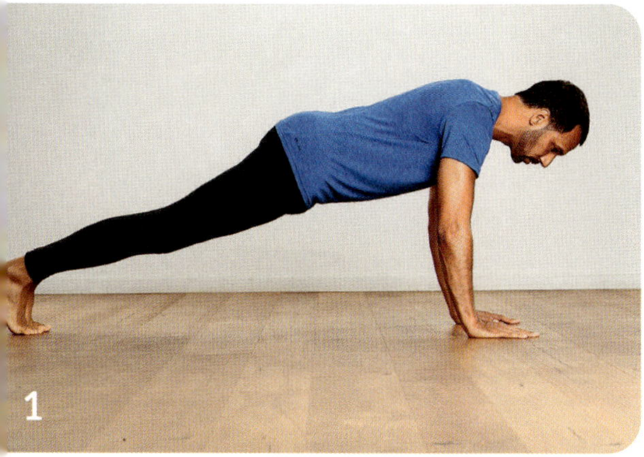
1

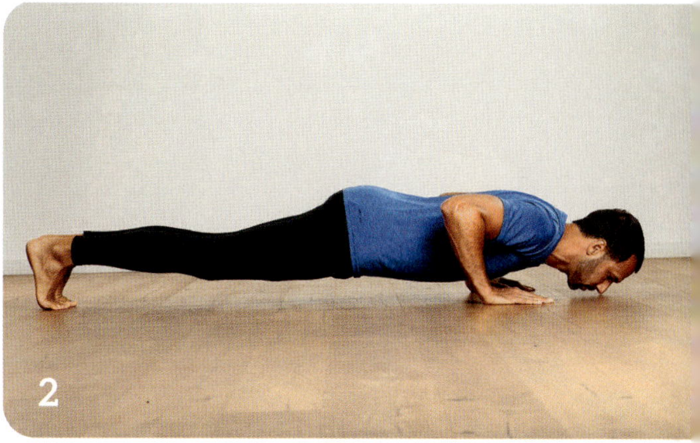
2

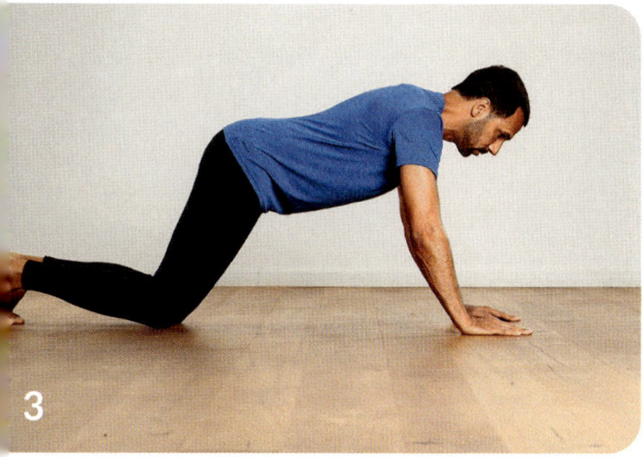
3

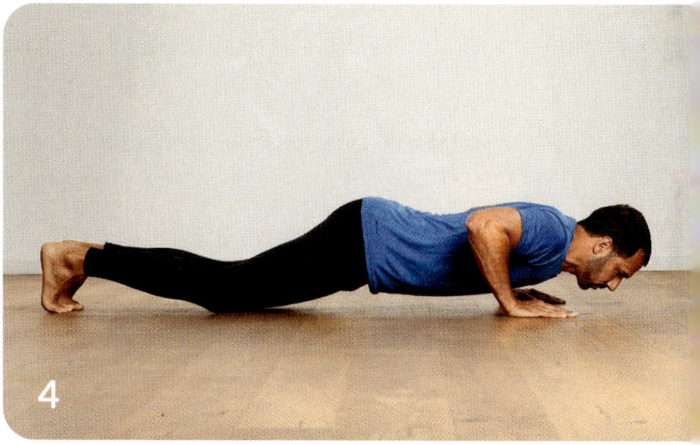
4

Rotation des Arms

Die Rotatorenmanschette lässt sich wie ein Muskelring beschreiben, der sich um die Schulter zieht. Es handelt sich hierbei hauptsächlich um Muskeln, die für die Rotation der Schulter beziehungsweise des Oberarms zuständig sind. Besonders bei Stürzen auf die Schulter ist die Wahrscheinlichkeit hoch, sich an einem der beteiligten Muskeln zu verletzen. Durch die Kräftigung der Rotatorenmanschette wird das Schultergelenk stabilisiert und auch die Nackenmuskulatur etwas entlastet. Entscheidend bei der folgenden Trainingsübung ist, dass Sie jederzeit Ihren Ellbogen am Oberkörper anliegen haben.

1. Befestigen Sie das Band an einer Türklinge und stellen Sie sich mit Ihrem rechten Arm seitlich zur Tür. Mit diesem greifen Sie nun das Gymnastikband. Legen Sie den Oberarm seitlich am Körper an. Beugen Sie den Ellbogen, bis Ober- und Unterarm einen Winkel von 90 Grad bilden. Entfernen Sie sich ein wenig von der Tür, bis das Band gespannt und Ihr Arm leicht nach außen rotiert ist (circa 50 bis 60 Grad).
2. Rotieren Sie nun den Arm aus dem Schultergelenk zur Körpermitte hin und wieder zurück in die Ausgangsposition. Führen Sie die Bewegung langsam und kontrolliert aus und halten Sie Ihre Spannung im Rumpf konsequent aufrecht.
3. Halten Sie das Band fest und drehen Sie sich nun um, sodass der Zug des Bandes von links kommt.
4. Führen Sie die Rotationsbewegung mit dem rechten Arm nach außen durch. Achten Sie auch hier wieder darauf, dass der Arm während der gesamten Übungsausführung am Oberkörper anliegt.

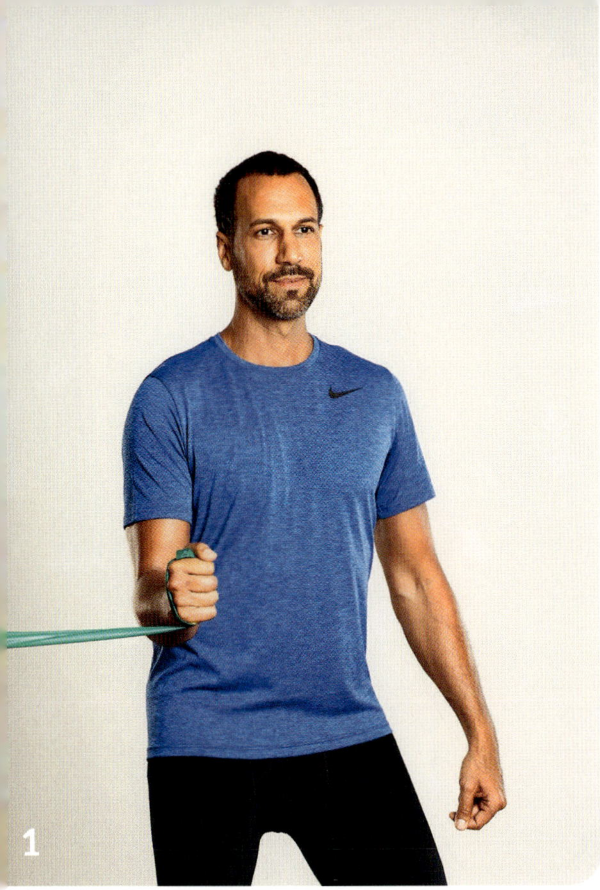

1

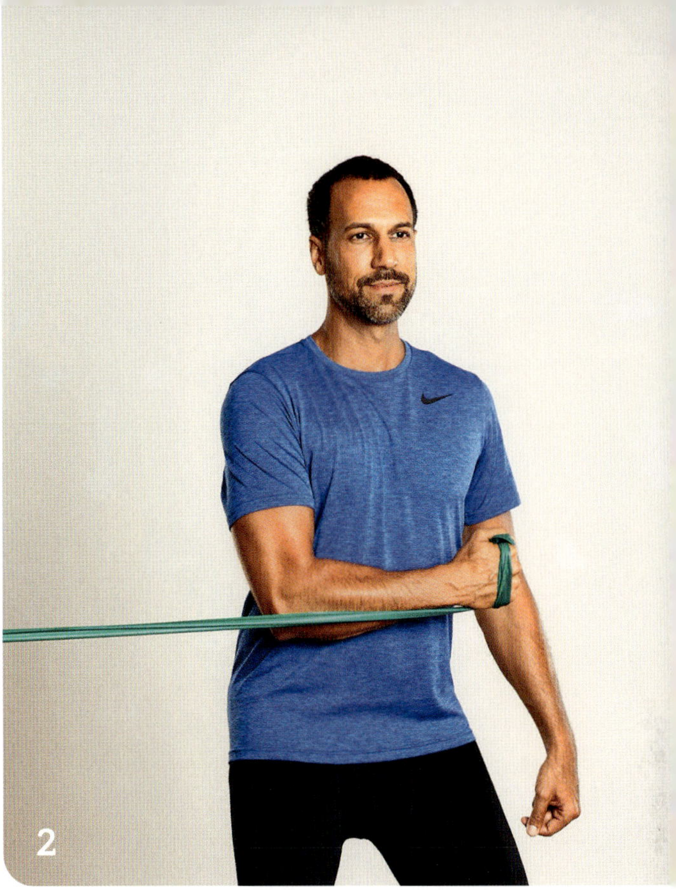

2

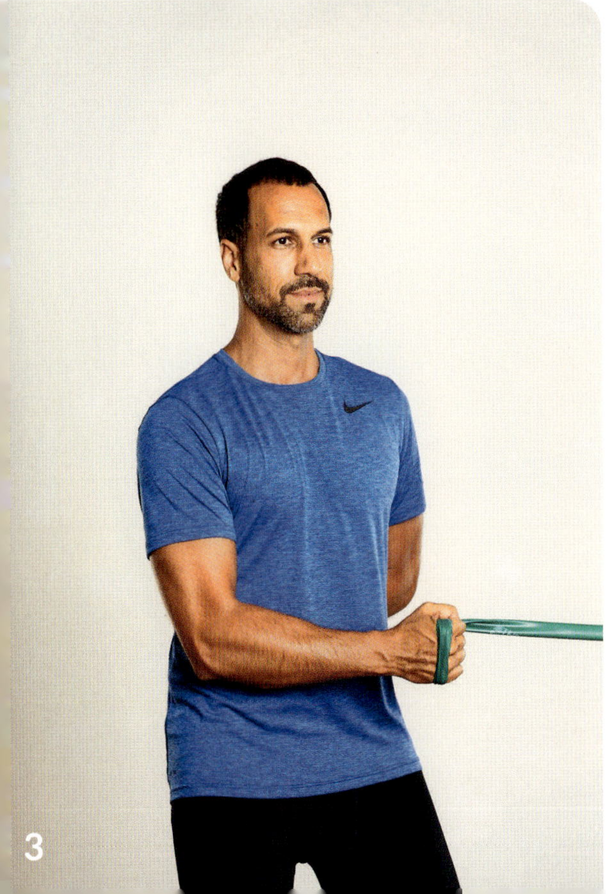

3

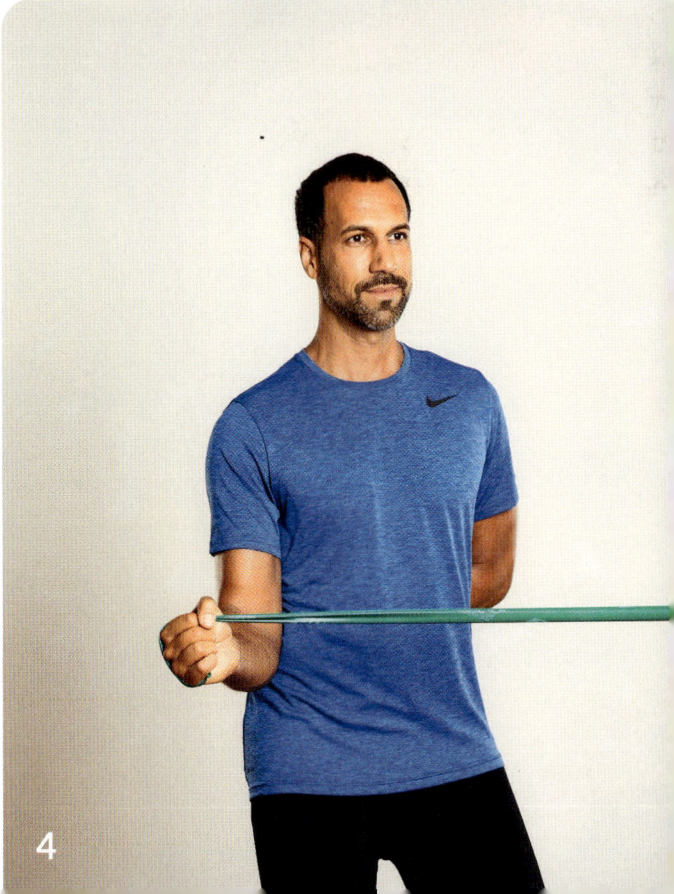

4

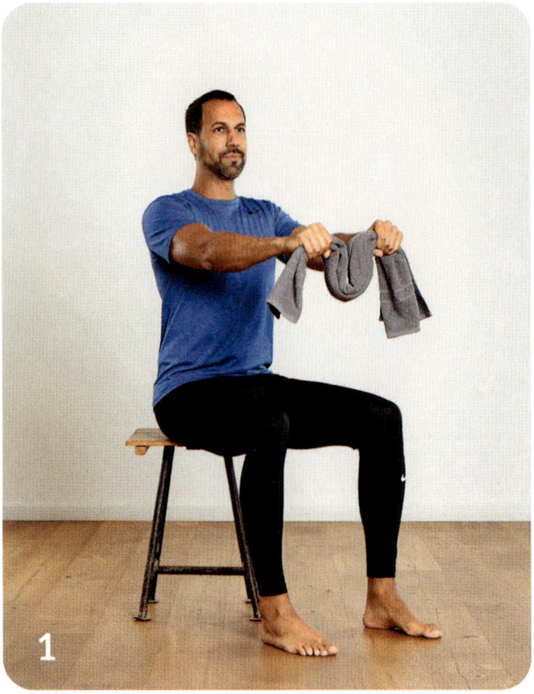

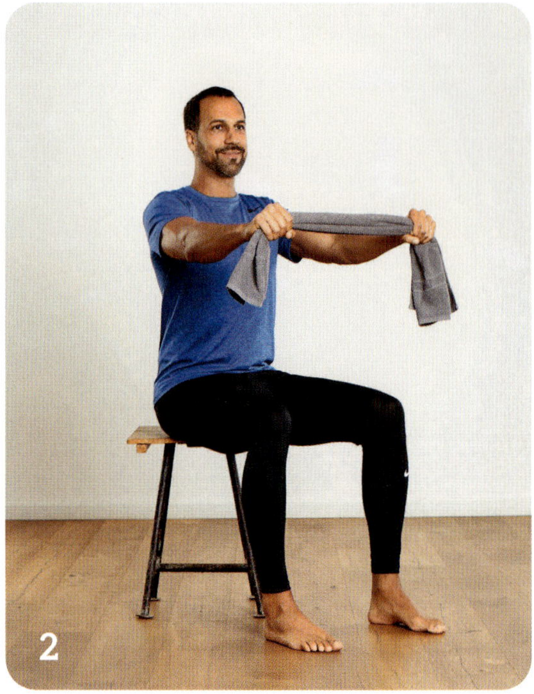

Handtuch ziehen

Diese Übung trainiert den Schultergürtel sowie den breiten Rückenmuskel (*Musculus latissimus dorsi*) und stabilisiert das Schultergelenk. Sie ist problemlos zu Hause oder auch auf Reisen durchführbar und somit eine ideale Ergänzung zu einem anständigen Schulterkräftigungsprogramm.

1. Setzen Sie sich aufrecht auf einen Stuhl und greifen Sie das Handtuch jeweils an dessen Enden, sodass die Hände etwas weiter als schulterbreit auseinander sind. Strecken Sie die Arme nach vorn aus, dabei sollte Ihr Blick geradeaus gerichtet sein.
2. Ziehen Sie die Hände maximal auseinander und bringen Sie dabei das Handtuch auf Spannung. Achten Sie besonders auf die Anspannung Ihrer Schulterblattmuskulatur. Halten Sie diese Spannung für drei bis vier Sekunden.

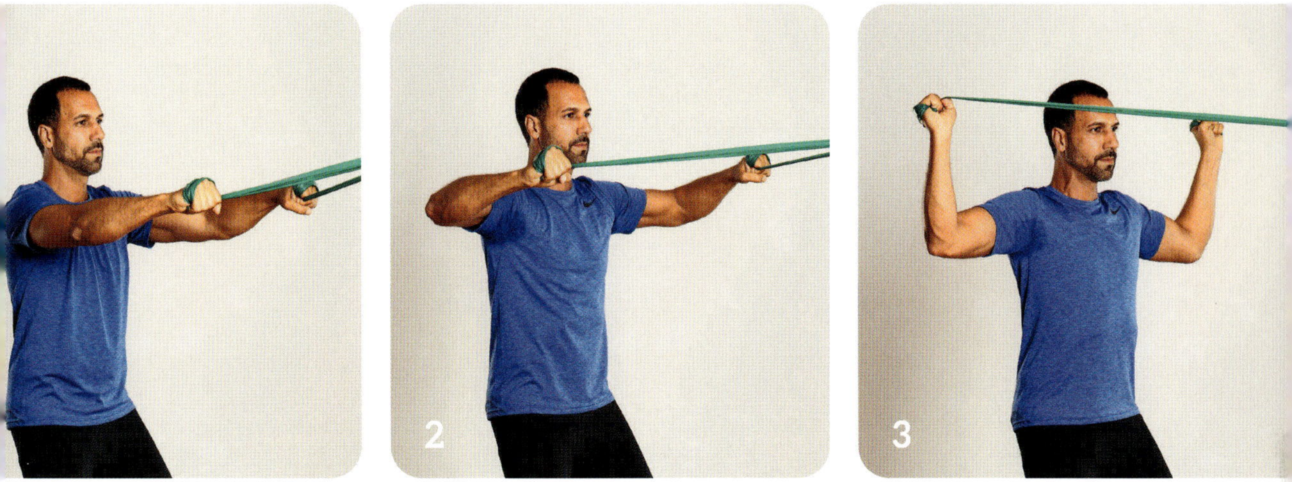

Face Pulls

Face Pulls kräftigen die hinten liegende Schultermuskulatur wie den Deltamuskel (*Musculus deltoideus*), den Untergrätenmuskel (*Musculus infraspinatus*) und den kleinen Rundmuskel (*Musculus teres minor*). Diese rotieren die Schulter nach hinten und tragen so zu einer aufrechten Körperhaltung bei. Sie sind in der Lage, Schmerzen im Schultergürtel und Nacken zu verringern, reduzieren den Stress auf die Bizepssehne in unterschiedlichen Sportarten und fördern die Schulterbeweglichkeit. Diese Übung ist ein Allrounder!

1. Befestigen Sie das Gymnastikband, wenn möglich auf Höhe Ihres Brustbeins, notfalls an einer Türklinke und greifen Sie beide Enden. Stellen Sie sich aufrecht davor mit Blickrichtung zur Tür.
2. Ziehen Sie die Enden des Gymnastikbands kontrolliert in Richtung Ihres Gesichts. Führen Sie dabei die Ellbogen nach hinten außen, etwas höher als Ihre Schultern, während Sie die Schulterblätter auf der Oberkörperrückseite zusammenbringen.
3. Rotieren Sie die Arme nach oben auf, ohne die Ellbogen abzusenken. Achten Sie darauf, dass die Oberarme in einem 90-Grad-Winkel zum Oberkörper stehen. Halten Sie die Spannung in der Endposition für zwei bis drei Sekunden.

YTWL-Übung

Diese Übung ist weltweit unter der identischen Abkürzung bekannt, da der Körper bei korrekter Ausführung diese Buchstaben formt. Sie dient in unserem Beispiel hauptsächlich der Mobilisation der Schultermuskulatur und soll Sie auf anstehende Kräftigungsübungen vorbereiten.

1. Stellen Sie sich mit dem Gesicht wenige Zentimeter vor eine Wand und heben Sie die Arme zu einer Y-Position über den Kopf.
2. Führen Sie die Arme – unter Anspannung der Schultermuskulatur – langsam kontrolliert hinunter bis Sie eine gerade Linie bilden (T).
3. Ziehen Sie die Ellbogen nach unten und versuchen Sie bewusst, Spannung in Ihren Schultern aufzubauen, indem Sie trotz Absenken der Ellbogen versuchen, die Hände weiterhin an Ort und Stelle zu halten (W). Das wird nicht möglich sein, allerdings bauen Sie so die notwendige Spannung auf.
4. Führen Sie die Ellbogen an den Oberkörper, rotieren Ihre Schultern auf und ziehen die Schulterblätter nach hinten unten (L).

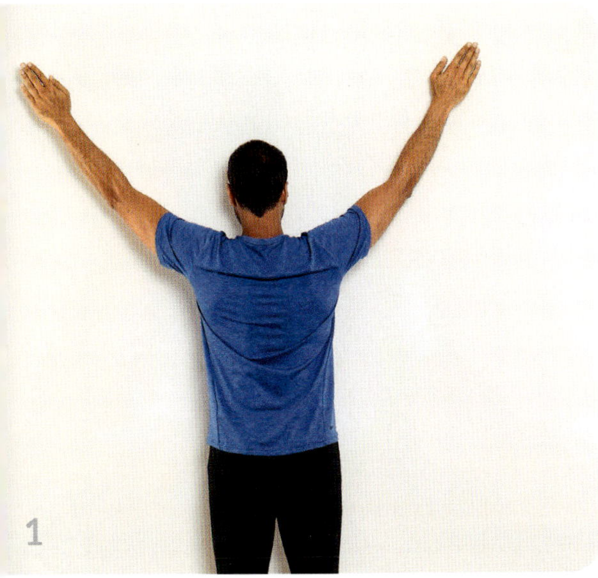
1

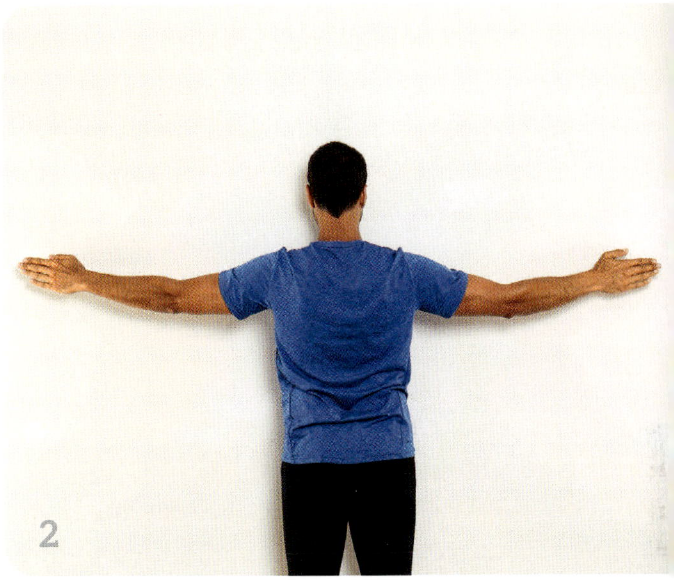
2

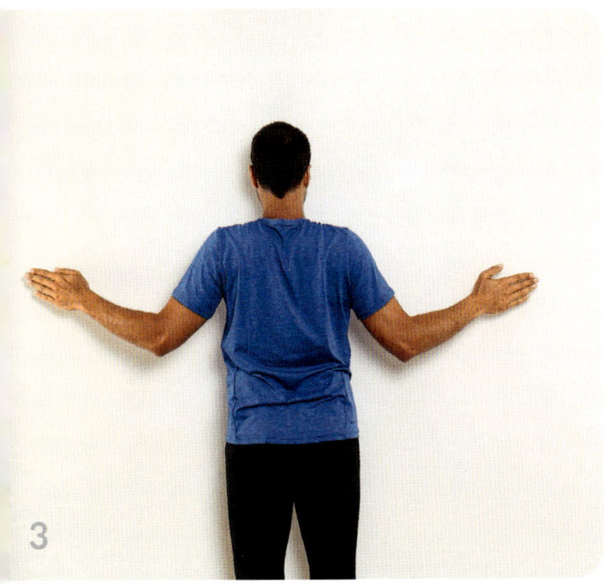
3

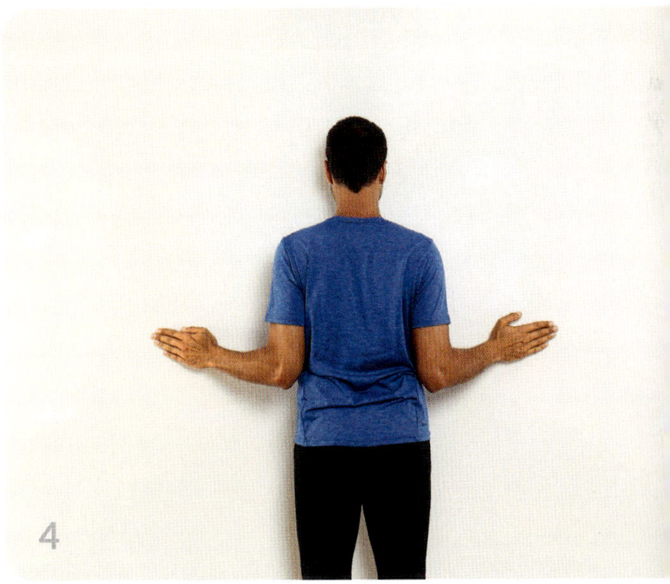
4

Faszientraining des Unter- und Oberarms

Ebenso wie bei anderen Übungen mit der Faszienrolle oder dem Faszienball können auch hier Verspannungen und Verklebungen der Faszie gelöst werden. Besonders um den Ellbogen herum kann die Entspannung der Muskeln und Sehnen klassischen Überlastungssyndromen wie dem Golfer- oder dem Tennisarm vorbeugen.

1. Stellen Sie sich seitlich an eine Wand. Klemmen Sie einen Faszienball zwischen sich und die Wand auf mittlere Höhe des Unterarms. Sie können den Zug und damit die Wirkung auf die Muskulatur erhöhen, indem Sie mithilfe der einen die andere Hand maximal beugen.
2. Rollen Sie aufwärts in Richtung des Ellbogens bis knapp unter das Gelenk. Machen Sie dies hauptsächlich durch eine Beugung der Knie und halten Sie den Druck während der gesamten Bewegung auf die Armmuskulatur aufrecht.
3. Platzieren Sie nun den Faszienball oberhalb des Ellbogens. Sollten Sie nicht genügend Druck ausüben können, machen Sie einen kleinen Schritt weg von der Wand. Üben Sie wieder gleichmäßigen Druck auf die Oberarmmuskulatur aus.
4. Rollen Sie, ebenso wie beim Unterarm, Stück für Stück die Muskulatur bis zur Schulter hoch. Halten Sie den Druck durchgehend aufrecht. Sollten Sie Stellen bemerken, die Ihnen verhärtet vorkommen, halten Sie sich an diesen etwas länger auf, bis sich ein Gefühl der Entspannung einstellt.

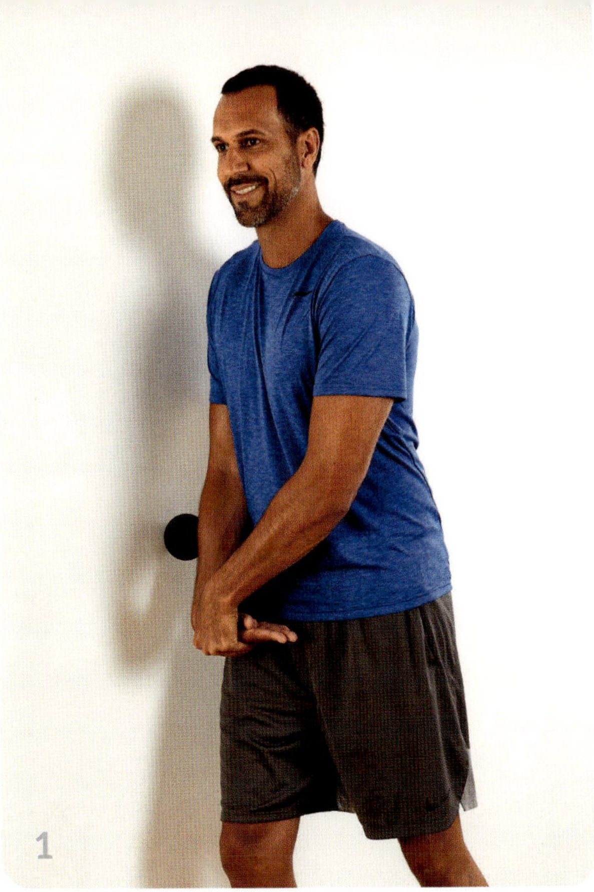

1

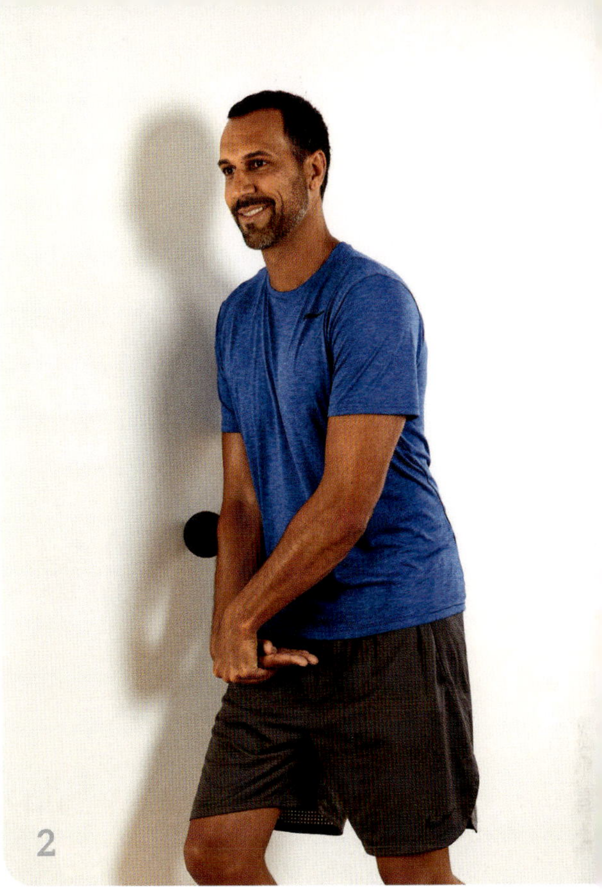

2

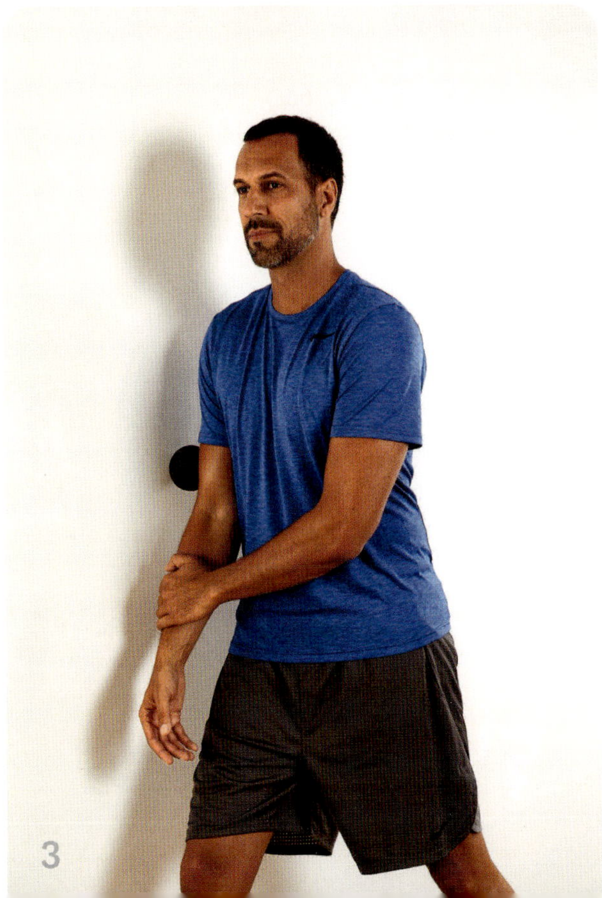

3

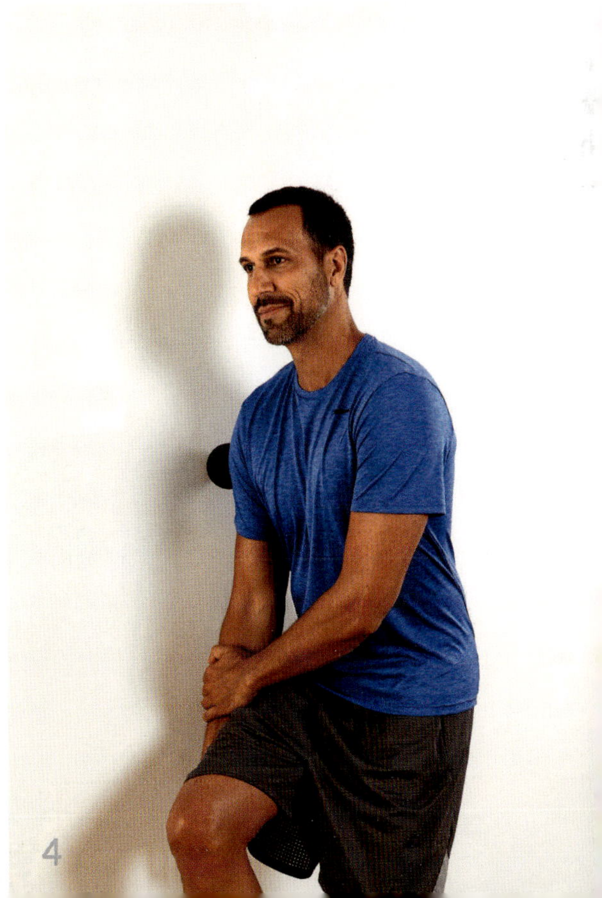

4

Aufrollen der Brustmuskulatur

Durch den Ball wird die Brustmuskulatur massiert und durchblutet. Auf diese Weise werden Verspannungen gelockert und Nackenschmerzen gelindert. Diese Übung empfiehlt sich sowohl zur Vorbereitung auf das Training als auch zur Regeneration danach.

1. Begeben Sie sich in Rückenlage und legen Sie sich den Faszienball auf Ihre Brustmuskulatur. Achten Sie darauf, den Ball nur seitlich vom Brustbein zu verwenden.
2. Fangen Sie erst mit kleinen, kreisförmigen Bewegungen an, Ihre Brustmuskulatur zu massieren.
3. Mit fortlaufender Übungsdauer erweitern Sie den Bewegungsradius und lassen den Ball in immer größer werdenden Kreisen über Ihre Brust wandern.

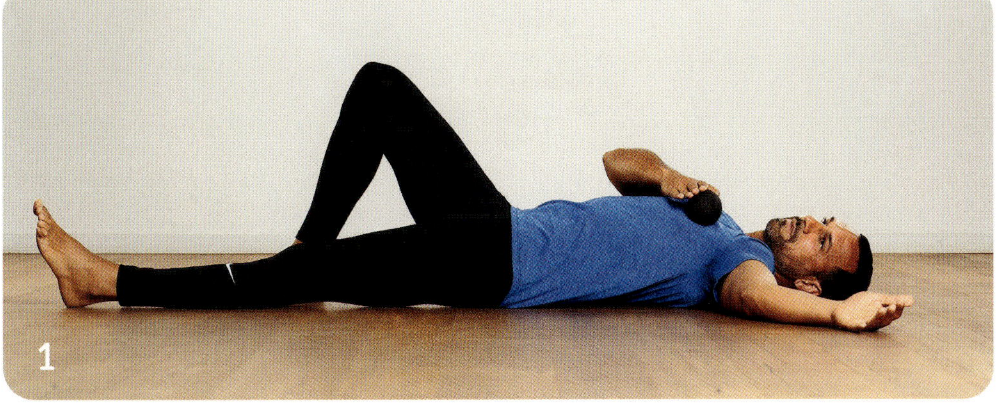
1

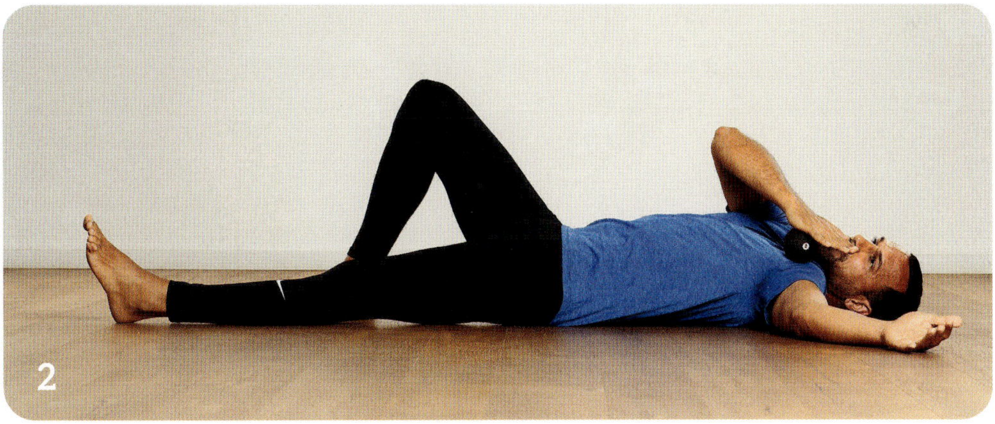
2

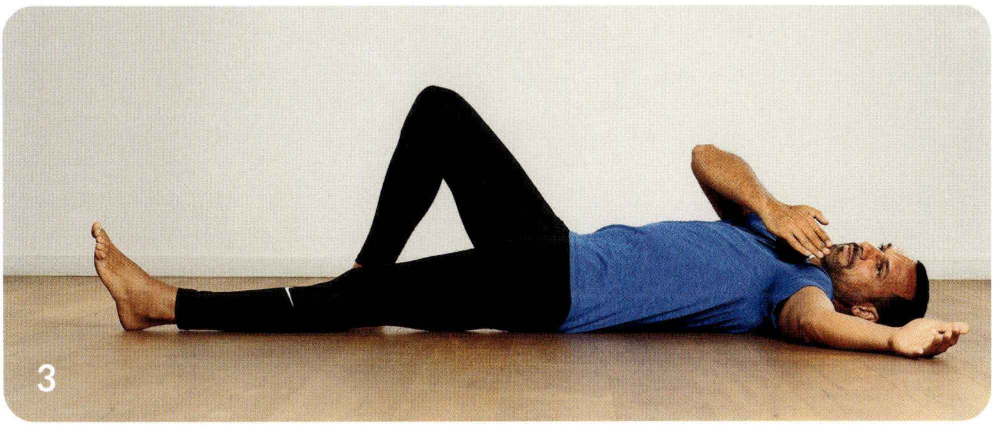
3

MINIMALPROGRAMME FÜR EINEN AKTIVEN ALLTAG

Zum Schluss wollen wir Ihnen ein paar Programme an die Hand geben, die Sie als Morgen- oder Abendroutine in den Alltag einflechten oder als einzelne Trainingseinheiten betrachten können. Bitte lassen Sie sich, bevor Sie intensiv in das Training einsteigen, die Übungsausführung nochmals von einem Experten zeigen. Zwar sind die Mobilisationsübungen in der Regel ungefährlich und es ist nicht davon auszugehen, dass sich gesunde Menschen bei ihrer Ausübung verletzen. Aber wenn man auch auf Mikrowellen schreiben muss, dass man keine Katzen hineinstecken darf, wollen wir mal lieber Vorsicht walten lassen. Für den Fall der Fälle.

Selbstverständlich sind diese Übungskombinationen nur Vorschläge und können, ja sollten von Ihnen auf Ihre eigenen Voraussetzungen, Bedürfnisse und nach Ihrem Gusto angepasst werden. Sie können sich auch aus den im vorigen Kapitel gezeigten Übungen selbstständig Trainingsprogramme zusammenstellen. Achten Sie hierbei unbedingt darauf, dass Sie zunächst ein leichtes Warm-up einbauen, das vor allem dynamische Mobilisationsübungen beinhaltet, bevor Sie sich zwei bis drei Hauptübungen aussuchen. Die vorgeschlagenen Programme sind bewusst etwas ausführlicher gehalten, um Ihnen Trainingsoptionen zu bieten. Die mit * markierten Übungen können Sie auch hin und wieder weglassen (sollten Sie aus zeitlichen Gründen etwas an Übungen sparen müssen).

MORGENROUTINE FÜR EINEN AKTIVEN START IN DEN TAG

Ein kleines, aber feines Routineprogramm für den Morgen. Kombinieren Sie diese Einheit mit den alltäglichen Anpassungen, die wir Ihnen genannt haben, wie einbeinigem Zähneputzen oder Anziehen des Pullovers für einen lebhaften Start in den Tag.

Warm-up	Wdh.	Serien	Pause	Equipment	Seite
Schulterkreisen	10	2	30 Sek.		142
Einrollen der Wirbelsäule	6	1			148
Stuhlkniebeuge	15	2	30 Sek.	Bettkante	106
Hauptteil					
Bird Dog	10–12 pro Seite	3	90 Sek.		160
Crunches	10–12	3	90 Sek.		156
Superman	10–12	3	90 Sek.		145
Unterarmstütz (Plank)	60 Sek.	3	60 Sek.		158
Seitstütz	30 Sek. pro Seite	3	60 Sek.		168
Cool-down					
Hüftdehnung im Sitzen	15 Sek.	5	10 Sek.	Stuhl	119
Dehnen des Hüftbeugers	15 Sek.	5	10 Sek.	weiche Unterlage	132

MOBIL DURCH DEN ALLTAG

Mobilität gilt als Grundvoraussetzung der Kraft. Nicht nur im Alltag, sondern vor allem auch im Spitzensport wirkt sich die aktiv nutzbare Gelenkreichweite in hohem Maße auf die Leistungserbringung aus und wird daher bereits in frühen Kindestagen trainiert. Mit diesen Übungen, die Sie regelmäßig durchführen können, werden Sie im Altersverlauf Ihre Aktivität und Lebensqualität unterstützen können.

Warm-up	Wdh.	Serien	Pause	Equipment	Seite
Schulterkreisen	10	2	30 Sek.		142
Einrollen der Wirbelsäule	6	1			148
YTWL-Übung	10	2	30 Sek.		184
Katze-Kuh	10	2	30 Sek.		162
Hüftkippen an der Wand	10	2	60 Sek.		125
Hauptteil					
Hüftdehnung im Sitzen	15 Sek.	5	10 Sek.	Stuhl	119
Komplexe Dehnübung für die Hüfte (Taube)	15 Sek.	5	10 Sek.		124
Mobilisation mit Stab	15 Sek.	5	10 Sek.	Besenstil	173
Tiefer Ausfallschritt	15 Sek.	5	10 Sek.		120
World's Best Stretch	6 pro Seite	2	60 Sek.		134
Wadendehnung	15 Sek.	5	10 Sek.		99

ABENDROUTINE ZUM ENTSPANNEN

Wer tagsüber wenig Zeit für sportliche Aktivität hat, sollte sich abends die Zeit nehmen, mit einer kurzen entspannenden Routine den Körper auf die Ruhephase vorzubereiten. Das fördert nicht nur die Beweglichkeit, sondern bereitet Sie auf den Schlaf vor und gibt Ihnen die Möglichkeit, den Tag Revue passieren zu lassen. Hier eignen sich vor allem Übungen, die den Kreislauf nicht mehr zu sehr beanspruchen, wie Dehnübungen, Faszientraining oder leichte Lockerungsübungen.

Warm-up	**Wdh.**	**Serien**	**Pause**	**Equipment**	**Seite**
Fußkreisen	10 pro Seite	2	30 Sek.		85
Wadendehnung	15 Sek.	5	15 Sek.		99
World's Best Stretch	6 pro Seite	1			134
Hauptteil					
Hüftdehnung im Sitzen	15 Sek.	5	10 Sek.	Stuhl	119
Faszientraining für die Hüfte	5–6 × pro 7–10 cm	1		Faszienrolle	122
Schulterkreisen	15	2	30 Sek.		142
Nacken und Schultern lockern	5–6 × pro 7–10 cm	1		Faszienrolle	144

PANDEMIE-WORKOUT FÜR MEHR AUSDAUER UND BEWEGLICHKEIT

Während einer Pandemie ist es schwierig, die Bewegungsmotivation aufrechtzuerhalten, da man überwiegend von anderen Sorgen geplagt ist. Doch gerade in einer solchen Ausnahmesituation ist es entscheidend, seinen Körper nicht zu vernachlässigen. Achten Sie besonders in einer derartigen Zeit auf eine Aktivierung des gesamten Körpers und den Mobilitätserhalt.

Warm-up	Wdh.	Serien	Pause	Equipment	Seite
Ausdauer	10–15 Minuten			Rad/ Rudergerät/ Joggen	
Schulterkreisen	15	2	30 Sek.		142
Mobilisation mit Stab	6 pro Seite	2	30 Sek.	Besenstil	173
Einrollen der Wirbelsäule	6	1			148
Krümmen und Strecken der Zehen	10 pro Seite	2	30 Sek.		90
World's Best Stretch	6 pro Seite	2	60 Sek.		134

Hauptteil	Wdh.	Serien	Pause	Equipment	Seite
Rotation des Arms	10–12	3	90 Sek.	Gymnastikband	180
Doppelkinnposition	10–12	3	90 Sek.		138
Beckenaufrichten	10–12	3	90 Sek.		164
Oberkörperrotation im Vierfüßlerstand	15 × tippen	2	30 Sek.		152
Kniebeuge auf instabiler Unterlage	10–12	3	120 Sek.	weiche Unterlage	144
Hüftheben im Stütz (Delfin)	60 Sek.	3	60 Sek.		170
Seitstütz	30 Sek. pro Seite	3	60 Sek.		168
Cool-down					
Ausdauer	5 Minuten			Rad/ Rudergerät/ Joggen	
Komplexe Dehnübung für die Hüfte (Taube)	15 Sek.	5	10 Sek.		124
Hüftdehnung im Sitzen	15 Sek.	5	10 Sek.	Stuhl	119
Faszientraining für die Hüfte	5–6 × pro 7–10 cm	1		Faszienrolle	122
Nacken und Schultern lockern	5–6 × pro 7–10 cm	1		Faszienrolle	144

VIELFÄLTIGES ÜBUNGSPROGRAMM ZUR STURZPRÄVENTION

Die Vermeidung von Stürzen ist mit steigendem Alter eine schwere, aber wichtige Aufgabe. Um Sie hier zu unterstützen, eignen sich vor allem Übungen, die die sensomotorische Kontrolle beanspruchen, die unteren Extremitäten kräftigen und die Mobilität wahren. Ein Trainingsprogramm könnte wie folgt aussehen:

Warm-up	Wdh.	Serien	Pause	Equipment	Seite
Ausdauer	10–15 Minuten			Rad/ Rudergerät/ Joggen	
Fußkreisen	15 pro Seite	2	30 Sek.		85
Unterschenkelpendeln	15 pro Seite	2	30 Sek.		100
Katze-Kuh	10	2	30 Sek.		162
World's Best Stretch	6 pro Seite	2	60 Sek.		134

Hauptteil	Wdh.	Serien	Pause	Equipment	Seite
Wadenheben	10–12	3	90 Sek.	weiche Unterlage	94
Beinstrecken im Sitzen	10–12	3	90 Sek.	Ball	104
Einbeinstand	15 × tippen	2	30 Sek.	weiche Unterlage	96
Stuhlkniebeuge	10–12	3	120 Sek.	Stuhl	106
Rotation des Arms	10–12	3	120 Sek.	Gymnastik-band	180
Unterarmstütz (Plank)	60 Sek.	3	60 Sek.		158
Seitstütz	30 Sek. pro Seite	3	60 Sek.		168
Cool-down					
Ausdauer	5 Minuten			Rad/ Rudergerät/ Joggen	
Dehnen des Hüftbeugers	15 Sek.	5	10 Sek.	weiche Unterlage	132
Hüftdehnung im Sitzen	15 Sek.	5	10 Sek.	Stuhl	119
Faszientraining für die Hüfte	5–6 × pro 7–10 cm	1		Faszienrolle	122
Wadendehnung	15 Sek.	5	10 Sek.		99

PROGRAMM GEGEN SCHMERZEN UND VERSPANNUNGEN IM NACKEN

Wer kennt sie nicht, die klassischen Nackenschmerzen und Verspannungen? Diesen können wir entgegenwirken, indem wir uns von der Halswirbelsäule etwas wegbewegen und stattdessen vor allem den Schultergürtel trainieren. Hierdurch entlasten und kräftigen wir die Muskulatur, die ebenfalls für die Stabilität des Kopfes verantwortlich ist.

Warm-up	Wdh.	Serien	Pause	Equipment	Seite
Schulterkreisen	10	2	30 Sek.		142
Oberkörperrotation im Liegen	8 pro Seite	2	30 Sek.		146
YTWL-Übung	10	2	30 Sek.		184
Hauptteil					
Doppelkinnposition	10–12	3	90 Sek.		138
Rotation des Arms	10–12	3	90 Sek.	Gym.-Band	180
Rudern im Stand	10–12	3	90 Sek.	Gym.-Band	152
Face Pulls	10–12	3	90 Sek.	Gym.-Band	183
Cool-down					
Nacken und Schulter lockern	5–6 × pro 7–10 cm	1		Faszienrolle	144
Faszientraining des Unter- und Oberarms	5–6 × pro 7–10 cm	1		Faszienrolle	186
Faszientraining der Brustwirbelsäule	5–6 × pro 7–10 cm	1		Faszienrolle	151

PROGRAMM FÜR EINE STARKE WIRBELSÄULE

Die Rumpfmuskulatur muss den gesamten Tag über nicht nur den aufrechten Gang sichern, sondern diverse Kräfte abfangen, die auf uns einwirken. Eine gestärkte Körpermitte trägt dazu bei, robust und fit zu bleiben, und kann auch Stürzen vorbeugen.

Warm-up	Wdh.	Serien	Pause	Equipment	Seite
Schulterkreisen	10	2	30 Sek.		142
Oberkörperrotation im Liegen	8 pro Seite	2	30 Sek.		146
Katze-Kuh	10	2	30 Sek.		162
Hauptteil					
Doppelkinnposition	10–12	3	90 Sek.		138
Rudern im Stand	10–12	3	90 Sek.	Gym.-Band	157
Beckenaufrichten	10–12	3	90 Sek.		164
Hüftheben (Hip Thrust)*	10–12	3	90 Sek.	Ball, Gym.-Band	112
Unterarmstütz (Plank)*	60 Sek.	3	60 Sek.		158
Seitstütz	30 Sek./Seite	3	60 Sek.		168
Cool-down					
Dehnen des Hüftbeugers	15 Sek.	5	10 Sek.	weiche Unterlage	132
Hüftdehnung im Sitzen	15 Sek.	5	10 Sek.	Stuhl	119
Faszientraining der Brustwirbelsäule	5–6 × pro 7–10 cm	1		Faszienrolle	151

TRAINING DER HÜFTE GEGEN RÜCKENSCHMERZEN

Selbstverständlich haben wir kein allgemeingültiges Training gegen Rückenschmerzen für Sie parat. Aber wie wir bereits suggeriert haben, ist Bewegung in der Behandlung chronisch unspezifischer Beschwerden unverzichtbar und vielversprechend. Der Ansatz, den wir hier wählen, zielt auf die Reduktion der Lendenlordose ab. Bei Leistungssportlern des Volleyballs mag dies ungeeignet sein, da diese unserer Erfahrung nach ohnehin schon mit einem sehr flachen Rücken zu kämpfen haben. Im Normalfall ist dies jedoch ein guter Ansatz, da sich der Druck auf die Bandscheiben der optimalen axialen Belastungslinie (kranio-kaudal) angleicht.

Warm-up	Wdh.	Serien	Pause	Equipment	Seite
Ausdauer	10–15 Minuten			Rad/ Rudergerät/ Joggen	
Katze-Kuh	10	2	30 Sek.		162
Unterschenkelpendeln	15 pro Seite	2	30 Sek.		100
World's Best Stretch	6 pro Seite	2	60 Sek.		134

Hauptteil	Wdh.	Serien	Pause	Equipment	Seite
Bird Dog	10–12 pro Seite	3	90 Sek.		160
Beckenaufrichten	10–12	3	90 Sek.	Ball, Gym.-Band	164
Hüftheben (Hip Thrust)	10–12	3	90 Sek.		112
Einbeinstand	15 × tippen	2	30 Sek.	weiche Unterlage	96
Beinheben in Rückenlage (Leg Raise)	10–12	3	120 Sek.		166
Unterarmstütz (Plank)	60 Sek.	3	60 Sek.		158
Seitstütz	30 Sek. pro Seite	3	60 Sek.		168
Cool-down					
Ausdauer	5 Minuten			Rad/ Rudergerät/ Joggen	
Dehnen des Hüftbeugers	15 Sek.	5	10 Sek.	weiche Unterlage	132
Hüftdehnung im Sitzen	15 Sek.	5	10 Sek.	Stuhl	119
Faszientraining für die Hüfte	5–6 × pro 7–10 cm	1		Faszienrolle	122

KNIEBESCHWERDEN IN DEN GRIFF BEKOMMEN

Zur Beseitigung von Kniebeschwerden unterschiedlicher Art eignet sich häufig das Training der hinteren Muskelkette sowie ein Stabilisationstraining, um potenziellen Spielraum im Knie zu reduzieren. Abhängig von den Symptomen kann es sinnvoll sein, einzelne Anteile der vorderen Oberschenkelmuskulatur oder die Adduktoren verstärkt aufzubauen. Erfahrungsgemäß ist der Hüftbeugemuskel überrepräsentiert, weshalb sich Dehnungen und Entspannung ebenfalls positiv auswirken können. Zudem hat die Fußmuskulatur einen starken Einfluss auf die Kraftverteilung innerhalb des Knies, weshalb auch Übungen für die Plantarfaszie oder die Wadenmuskulatur sinnvoll sind. Bevor Sie sich übernehmen oder Schmerzen verschleppen, suchen Sie am besten zunächst einen Orthopäden auf.

Warm-up	Wdh.	Serien	Pause	Equipment	Seite
Ausdauer	10–15 Minuten			Rad/ Rudergerät/ Joggen	
Fußkreisen	15 pro Seite	2	30 Sek.		85
Unterschenkelpendeln	15 pro Seite	2	30 Sek.		100
Greifen mit den Zehen	8 pro Seite	1		Stift, Handtuch	89
World's Best Stretch	6 pro Seite	2	60 Sek.		134
Beinstrecken im Sitzen	15	2	60 Sek.	Ball	104

Hauptteil	Wdh.	Serien	Pause	Equipment	Seite
Laufen auf Zehenspitzen	10–12	3	90 Sek.		88
Wadenheben	10–12	3	90 Sek.	weiche Unterlage	94
Kräftigung der Gesäßmuskulatur	10–12	3	90 Sek.	weiche Unterlage	129
Hüftheben (Hip Thrust)	10–12	3	90 Sek.	Ball, Gym.-Band	112
Einbeinstand	15 × tippen	2	30 Sek.	weiche Unterlage	96
Hüftrotation mit Gymnastikband	10–12	3	120 Sek.	Gym.-Band	128
Unterarmstütz (Plank)	60 Sek.	3	60 Sek.		158
Seitstütz	30 Sek. pro Seite	3	60 Sek.		168
Cool-down					
Ausdauer	5 Minuten			Rad/Rudergerät/Joggen	
Entspannung der Plantarfaszie	5–6 × pro 7–10 cm	1		Faszien-rolle/-ball	86
Wadendehnung	15 Sek.	5	15 Sek.		99
Rumpfbeuge mit Haltungskontrolle	8	1		Besenstil	121
Faszientraining für die Hüfte	5–6 × pro 7–10 cm	1		Faszienrolle	122

ÜBUNGSÜBERSICHT

Training der Füße

Training der Knie

Training der Hüfte

Training des Rückens

Training der Schulter

ANMERKUNGEN UND QUELLEN

1 Zitiert nach Gustav Schwab: *Die schönsten Sagen des klassischen Altertums*. Stuttgart: Reclam, 1986

2 Belastung bezieht sich auf die Kraft, mit der ein System konfrontiert wird. Eine Hantel mit fünf Kilogramm Gewicht belastet jeden Menschen mit fünf Kilogramm.

3 Beanspruchung bezieht sich auf die individuelle Auswirkung einer Belastung. Eine Hantel mit fünf Kilogramm Gewicht beansprucht jeden Menschen unterschiedlich, je nach anatomischen und konditionellen Voraussetzungen.

4 Wen, C. P., Wai, J. P. M., Tsai, M. K., Yang, Y. C., Cheng, T. Y. D., Lee, M.-C., Chan, H. T., Tsao, C. K., Tsai, S. P. und X. Wu (2011): »Minimum amount of physical activity for reduced mortality and extended life expectancy: a prospective cohort study«. In: *The Lancet* 378 (9798): S. 1244–1253

5 Schnohr, P., O'Keefe, J. H., Holtermann, A., Lavie, C. J., Lange, P., Jensen, G. B. und J. L. Marott (2018): »Various Leisure-Time Physical Activities Associated With Widely Divergent Life Expectancies: The Copenhagen City Heart Study«. In: *Mayo Clinic Proceedings* 93 (12): S. 1775-1785

6 https://www.who.int/news-room/fact-sheets/detail/physical-activity (Zugriff am 10.07.2020)

7 Friedrich, Wolfgang: *Optimales Sportwissen*. Balingen: Spitta Verlag, 2005
Hohmann, Andreas; Lames, Martin; Letzelter, Manfred und Mark Pfeiffer: *Einführung in die Trainingswissenschaft*. Wiebelsheim: Limpert Verlag, 2020
Weineck, Jürgen: *Optimales Training*. Balingen: Spitta Verlag, 2000

8 Für weitere Erklärungen und Anwendungsbeispiele empfehlen wir: Andrä, Marcel; Graumann, Lutz und Torsten Pfitzer: *Funktionelles Faszientraining mit der BLACKROLL®*. München: riva Verlag, 2015

9 Gesundheitsberichterstattung des Bundes, RKI, Berlin, 2013

10 https://mispex.de/studien/multicenterstudie-b-mcsb/ (Zugriff am 10.07.2020)

ÜBER DIE AUTOREN

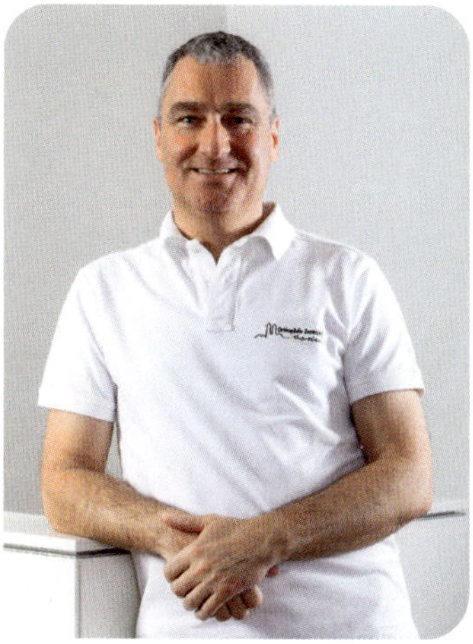

Die berufliche Ausbildung zum Facharzt für Orthopädie von **Dr. med. Christian Schneider** ist immer mit einer direkten Beziehung zur aktiven Sportmedizin verbunden gewesen. Die zunehmende Spezialisierung auf Rückenschmerzen auch im Spitzensport wurde seitens der Gesellschaft für Orthopädisch-Traumatologische Sportmedizin (GOTS) 2018 mit der Wahl zum Sportarzt des Jahres honoriert.

Seit Jahren suchen Patienten aus aller Welt bei Dr. Christian Schneider Rat mit ihren Beschwerden – egal ob Hals-, Brust- oder Lendenwirbelsäule. Die Diagnosen reichen von Bandscheibenvorfällen, Spinalkanalstenosen, Wirbelbrüchen, Ischias-»Schmerzen«, Hexenschuss, Blockierung, Iliosakralgelenk-Probleme, Instabilitäten, Osteochondrosen bis zu muskulären Disbalancen. Natürlich erfolgt die Diagnostik ganzheitlich über Gelenke, Sehnen und die stabilisierende Muskulatur, um Funktions- und Belastungsdefizite aufzuzeigen und gezielt zu behandeln.

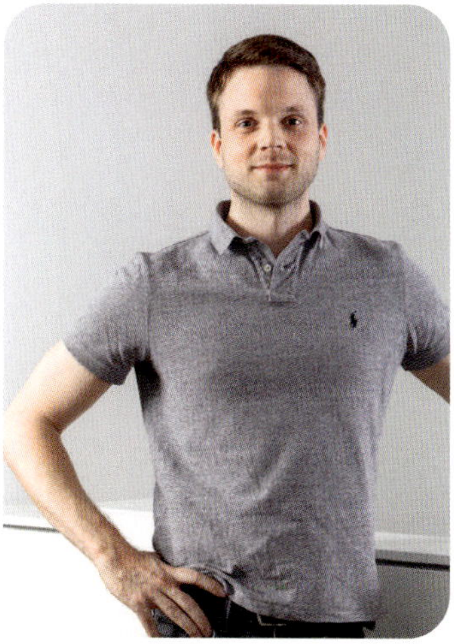

Dr. Thore-Björn Haag war vor seiner Tätigkeit am Orthopädiezentrum Theresie München als sportwissenschaftliche Leitung am sportorthopädischen Institut der Schön Klinik München Harlaching tätig. Der Schwerpunkt seiner Arbeit liegt auf der wissenschaftlich fundierten Behandlung von Beschwerden des Bewegungsapparates. Durch seine eigenen Erfahrungen im Hochleistungssport Volleyball ist er bestens mit Trainingsmethoden jedes Aktivitätsniveaus vertraut.

Mit seinem Erfahrungsschatz im Leistungssport macht er als Partner des Munich eSports e.V. seit 2019 am Puls der Zeit auch E-Sportler wieder fit und hält Vorträge sowie Seminare zu Themen wie »Effects of physical Training on eSports Performance« oder »Behandlung klassischer Verletzungsmuster im eSport« und vieles andere mehr.